SCORPIO

Wolfgang Mießner · Peter Schlösser

AERIAL YOGA

Schwerelos glücklich

GRUNDLAGEN UND ÜBUNGEN FÜR EINSTEIGER

SCORPIO

INHALT

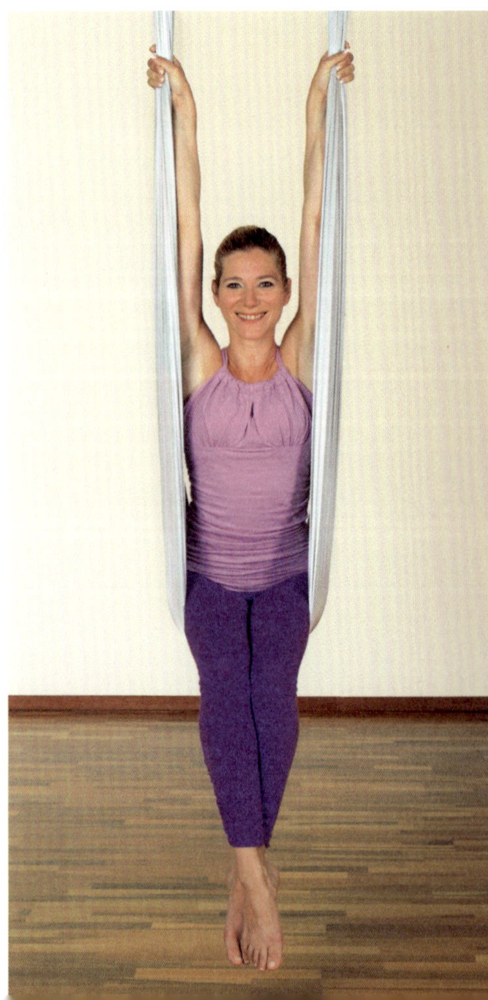

DIE PRAXIS 30

VORWORT

YOGA IN THE AIR. SCHWERELOS. GLÜCKLICH SCHWEBEND.

Als Lehrer mit über 30 Jahren Unterrichtspraxis haben wir viele Bewegungstrends in der Yoga-Branche kommen und gehen sehen. Man könnte also der Annahme sein, dass wir diesen Hypes gegenüber emotional auf dem Boden blieben und mit all unserer Erfahrung und Kenntnis jeder Neuerung erst einmal kritisch begegneten. Beim Aerial Yoga war das irgendwie anders. Allein schon die wenigen »statischen« Bilder, die man anfangs im Internet finden konnte, haben uns ungewöhnlich neugierig gemacht und in ihrer Ästhetik sehr angesprochen. Als dann die ersten kleinen Videos bei YouTube veröffentlicht wurden, war klar: Das wollen wir auch. So kam es, dass wir zusammen mit einigen Lehrerkollegen einen Fortbildungslehrgang besuchten und erstaunt waren, wie viel Spaß Aerial Yoga wirklich macht. Neben diesem fantastischen und zugleich ungewohnten Gefühl, in und mit einem herabhängenden Tuch zu arbeiten, begeisterte uns vor allem die Tatsache, dass hier völlig neue Dinge geschahen. Unter anderem war nun echtes Loslassen möglich. Der Körper wurde bezüglich Koordination, Balance und Kraft völlig neu gefordert, während bisher vernachlässigte Bereiche durch das Training dazu angehalten wurden, sich positiv weiterzuentwickeln. Vor allem die Phase der Entspannung am Ende einer Unterrichtseinheit war faszinierend, da man jetzt nicht mehr den harten Boden unter seinem Körper spürte, sondern leicht war und schwebte.
Zusammen mit unseren Kollegen haben wir über mehrere Wochen und Monate das neu Gelernte so umgebaut und konzeptioniert, dass wir es Menschen unterrichten können, die keine professionellen Tänzer, Lehrer oder Leistungssportler sind. Ganz normale Menschen eben, die vielleicht schon seit einiger Zeit klassisches Hatha Yoga oder Pilates üben und eventuell auch die ein oder andere körperliche Einschränkung haben. Seit vielen Jahren unterrichten wir begeisterte Schüler in allen Altersklassen und Leistungsstufen, und den meisten ist klar: Freiheit hört da auf, wo wir uns selbst unsere Grenzen setzen. Es ist immer wieder schön zu beobachten, wie Schüler im Laufe der Zeit behutsam ihre eigenen Grenzen verschieben und mit dem Tuch Dinge vollbringen, die sie vorher nicht für möglich gehalten hätten.

Einen Teil unserer wertvollen Erfahrungen, die wir im Unterricht mit unseren Schülern, aber auch mit uns selbst gemacht haben, möchten wir in diesem Buch systematisch darstellen und mit Ihnen teilen. Es ist eine große Herausforderung, eine so »bewegende« Yoga-Form in statischen Bildern darzustellen. Nicht zuletzt aus diesem Grund haben wir auch einige kleine Videofilme für Sie hinterlegt, die über den QR-Code in der vorderen Klappe aufgerufen werden können.
Wir hoffen sehr, dass dieses Buch in Ihnen die gleichen Emotionen entfacht, wie Aerial Yoga es bei uns getan hat.

Wolfgang Mießner und Peter Schlösser

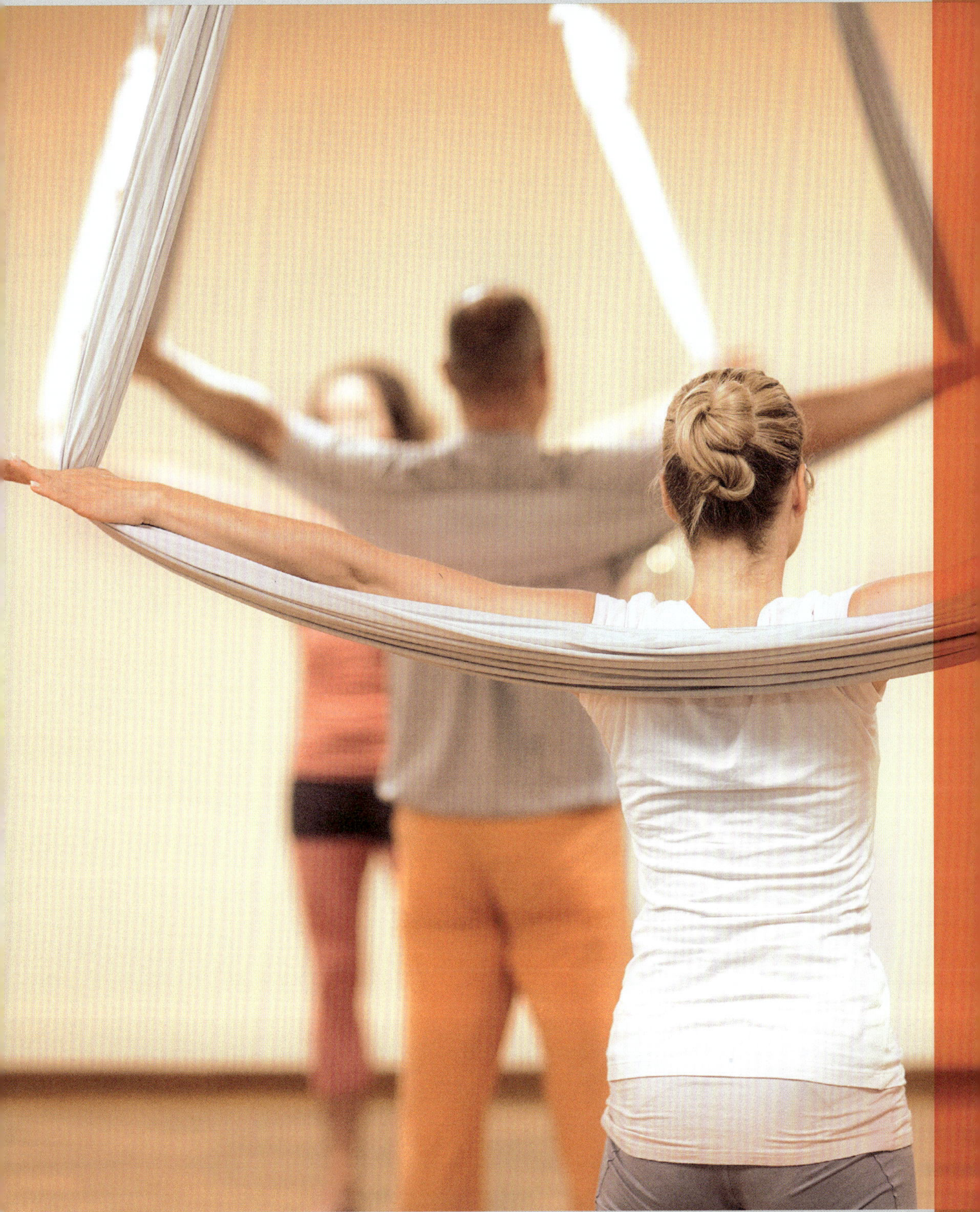

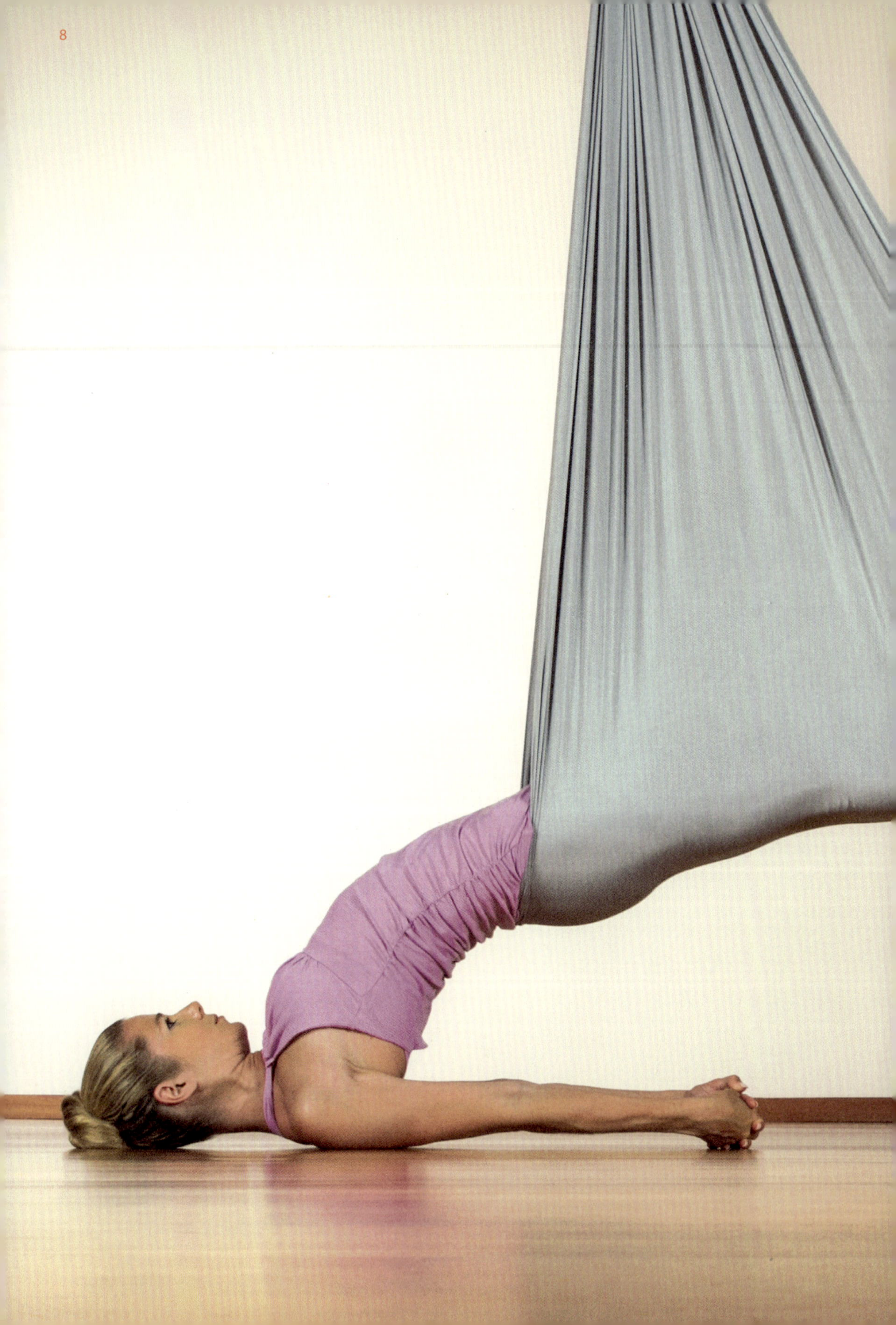

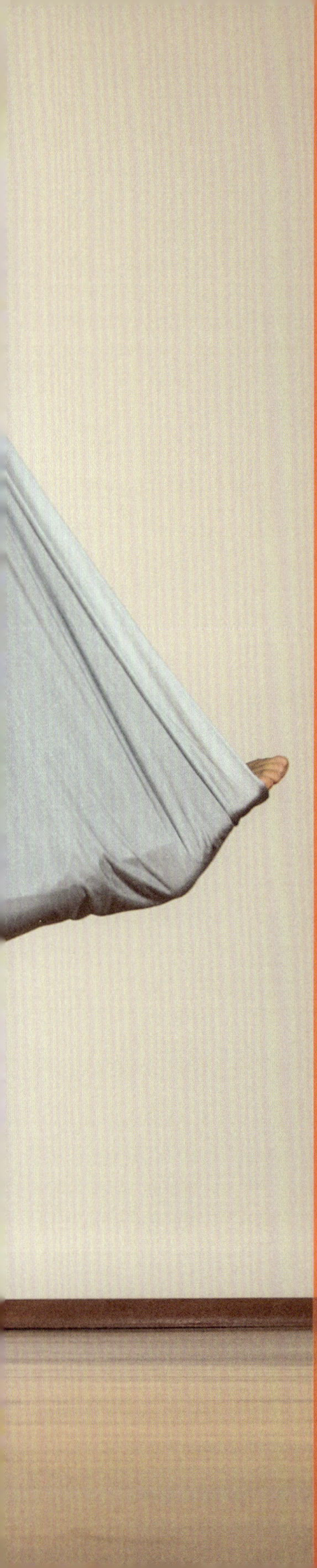

AERIAL YOGA: EINE EINFÜHRUNG

Aerial Yoga ist eine faszinierende Art der Körperarbeit. Es macht Spaß und ist gleichzeitig eine der besten Methoden, um den Körper mit seinen mannigfaltigen Funktionskreisen zu trainieren. Neben den positiven Effekten für unsere physische Gesundheit trägt das Thema Yoga allgemein auch dazu bei, unsere geistig-mentale Ebene zu harmonisieren. In unserer schnelllebigen und auf Leistung orientierten Gesellschaft kann Aerial Yoga einen wunderbaren Ausgleich in unser Leben bringen. Wir kommen wieder bei uns an, wir lernen uns körperlich und geistig neu auszurichten. Ein sagenhaftes Erlebnis, das Sie sich nicht entgehen lassen sollten.

DAS IST AERIAL YOGA

Akrobatische Übungen an herabhängenden Seilen oder Stoffbahnen kennt man, seitdem es Jahrmärkte und den Zirkus gibt. Die moderne Variante ist sicher jedem durch die spektakulären Auftritte von Cirque de Soleil oder anderen Dance-Companies ein Begriff, bei denen die Künstler etwa zwanzig Meter über dem Boden fantastische und unmöglich scheinende Bewegungen kreieren und dabei die Schwerkraft spielerisch auszutricksen scheinen. Bekannt ist diese Tanzkunst unter dem Begriff Anti Gravity- oder Aerial-Dance. Die Vorführungen ernten auf der ganzen Welt große Bewunderung, und manch ein Zuschauer blickt mit stockendem Atem in die Höhe.

VON DER BÜHNE IN DEN ÜBUNGSRAUM

Der Amerikaner Christopher Harrison, selbst Choreograf und Tänzer mit beneidenswert athletischen Eigenschaften, beherrschte diese Anti-Gravity-Tanztechnik wie kaum ein anderer und war auf den großen Bühnen dieser Welt zu bestaunen. Harrison setzte das trapezförmige Aerial-Tuch bis auf etwa einen Meter Abstand zum Boden herunter und mixte akrobatische Elemente mit Bewegungstechniken aus den Bereichen Yoga, Pilates und Tanz. Er entwickelte Übungen – mit verständlicherweise englischsprachigen Bezeichnungen –, die letztendlich für die breite Masse bestimmt waren und vor allem die Yoga-Jünger in Amerika begeistern sollten. Der Erfolg gab seinem Konzept recht.

Heute findet man diese Übungstechnik auch in Deutschland. Das außergewöhnliche Körpertraining wird unter verschiedenen Bezeichnungen, meist jedoch unter dem Begriff Aerial Yoga angeboten. Die Grundidee ist aber immer die gleiche: Mithilfe eines leicht dehnbaren Tuches, das wie ein Trapez von der Decke herabhängt, werden verschiedene Übungen absolviert. Dabei ist der Unterricht oft unterschiedlich gewichtet. In manchen Übungsstunden findet man überwiegend tänzerisch orientierte Bewegungselemente, in anderen mehr vom Yoga inspirierte. Man kann die Schwerpunkte aber genauso gut in Richtung Pilates, Tanztechnik oder Akrobatik legen. In diesem Buch bemühen wir uns, die Schnittstelle zum körperlich orientierten Hatha Yoga darzustellen. Dennoch werden in dieser Lektüre auch ein paar »Luftsprünge« nicht fehlen, bei denen Sie den Boden unter den Füßen für einen kleinen Moment mithilfe des Tuches auf positive Weise verlieren werden.

HATHA YOGA MIT TUCH

Wir Autoren sind vom Yoga-Meister B.K.S. Iyengar inspirierte Yoga-Lehrer. Dieser Yoga-Stil ist vor allem durch seine physiologisch korrekte Übungstechnik bekannt. Ein weiteres Merkmal ist die Verwendung von unterschiedlichem Yoga-Equipment, wie Yoga-Gurt, Blöcken, Polstern oder Schulterplatten. Dahinter steckt die Idee, dass alle Yoga-Übenden unterschiedliche körperliche Fähigkeiten mitbringen und einige Schüler eine Art Hilfestellung gut gebrauchen können. Mithilfe des Equipments werden manche Asanas erst möglich bzw. können gesundheitsgerechter durchgeführt werden. In diesem Sinne betrachten wir auch das Aerial-Tuch als Equipment, als hilfestellendes Yoga-Tool. Mit diesem Tuch werden etliche Übungen machbarer, physiologischer. Es dient aber auch dazu, völlig neue Bewegungen zu erfahren und den Bewegungsschatz jedes Einzelnen zu bereichern.

HINWEIS

Sofern bei einer Aerial-Übung ein deutlicher Bezug zu einer klassischen Yoga-Übung besteht, finden Sie im Übungskatalog ab Seite 30 auch die klassische Sanskritbezeichnung.

DAS BRAUCHEN SIE

Ein Aerial-Übungsplatz besteht aus einigen festgelegten und einigen variablen Komponenten. Unabdingbar ist natürlich das Tuch (**1**), im amerikanischen Original als »hammock« bezeichnet. Dieses Tuch ist ein speziell hergestelltes Mischgewebe aus funktionellen Fasern, die in eine Richtung (vertikal) recht straff und in die andere Richtung (horizontal) dehnbar sind. Durch diese Kombination wird ein wunderbar weiches und gleichzeitig Aktivität forderndes Training möglich. Das weitere Equipment kann sich bezüglich der Komponenten leicht unterschieden. Dies liegt schlichtweg an den individuellen Gegebenheiten des Übungsplatzes, besonders an der technischen bzw. baulichen Konstruktion der Decke. Wir persönlich verwenden sehr sicheres und haltbares Material aus dem Profiklettersport. Es ist langlebig, strapazierfähig und gibt unseren Schülern Sicherheit und das nötige Vertrauen. Mit einem speziellen Knoten wird an den Enden des Tuches jeweils ein sogenannter O-Sling (**2**) angebracht, an denen wiederum je ein Karabiner (**3**) befestigt wird. Das nächst höhergelegene Teil nennt man Daisy Chain (**4**): ein Schlaufenband, das es in verschiedenen Längen gibt und mit dem sich das Tuch und somit die Übungshöhe individuell an die Körpergröße anpassen lässt. Die von uns verwendete Deckenhalterung (**5**) hält auch stärksten Belastungen stand und ist ein TÜV-geprüftes Bauteil. Es eignet sich besonders gut für Betondecken. Alternativ kann man auch andere Lösungen für Deckenbefestigungen finden. Wir persönlich haben uns für diese Variante entschieden, um unseren Schülern ein Höchstmaß an Sicherheit zu gewährleisten.

Lassen Sie sich bei der Kaufentscheidung eines Aerial-Sets nicht allein vom Preis beeinflussen. Richten Sie Ihr Augenmerk auch auf die Qualität des Tuches und auf die Technik des Aufhängungszubehörs. Einige Lieferanten bieten zum Beispiel mittlerweile professionelle Deckenhakensysteme mit Rollenlagern an. Von einfachen Deckenhaken ohne Maximallastangaben ist allein schon aus Sicherheitsgründen abzuraten. Aufmerksame Lieferanten bieten in Abhängigkeit von der Deckenbeschaffenheit (Betondecke, Holzbalkendecke) ihre Aerial-Sets mit verschiedenen Befestigungsmöglichkeiten an.

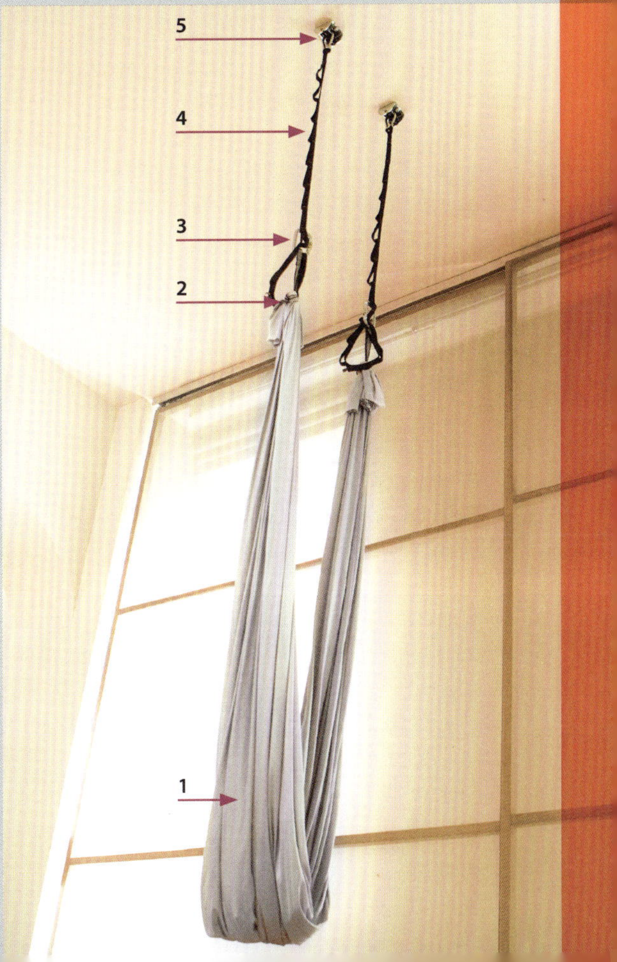

Ein eingerichteter Übungsplatz mit dem hängenden Aerial-Tuch

FÜR JEDEN GEEIGNET

Sie müssen kein geübter Yogi sein, um das Aerial-Training zu praktizieren. Wenn Sie bereits regelmäßig Yoga üben, erkennen Sie sicher eine Menge Parallelen zu den klassischen Asanas, wie beispielweise der Heldenstellung, dem Hund oder dem Kamel. Für Ihre Aerial-Praxis benötigen Sie diese Vorkenntnisse aber nicht. Die Übungen in diesem Buch sind klar strukturiert und Schritt für Schritt so erklärt, dass Sie diese auch ohne praktische Yoga Erfahrung nachvollziehen können.

KRAFT UND BEWEGLICHKEIT

Manche Übungen in diesem Buch verlangen vor allem in den Armen ein besonderes Maß an Kraft, was Sie gewissermaßen herausfordern kann. Sollte Ihnen noch ein wenig von dieser Armkraft fehlen, dann können Sie diese schrittweise aufbauen, indem Sie mit wenigen Wiederholungen beginnen, die Anzahl allmählich steigern und in Ihre Aerial-Praxis inbesondere die Übungen auf Seite 122, 156 und 158 einbeziehen. Geben Sie auf keinen Fall auf! All unsere Schüler berichten uns regelmäßig, wie schnell sie eine Veränderung bezüglich des Kraftfaktors am eigenen Leib erfahren. Denken Sie daran: Der Körper entwickelt sich nur entsprechend der Belastung, der man ihn aussetzt. Das Gleiche gilt für die Beweglichkeit. Wenn Sie anfangs noch etwas weniger beweglich sind, gehen Sie einfach nicht so tief in eine Dehnübung hinein. Sie können und sollen sich bezüglich der Dauer oder Wiederholungen individuell an Ihren Möglichkeiten orientieren. Hier gibt es keine festgelegten Regeln. Einzig und allein Ihr Wohlbefinden ist entscheidend! Mögliche Angaben in den Übungsbeschreibungen sind lediglich Orientierungswerte.

RÜCKEN UND GELENKE

Die meisten zivilisationsbedingten Handicaps am Bewegungsapparat, wie schwache Bauchmuskeln, ein zu runder Rücken, Nackenverspannungen oder Defizite in der Beweglichkeit, stellen keinen Grund dar, nicht mit dem Aerial Yoga zu beginnen, im Gegenteil. Viele der vorgestellten Übungen sind gerade für unseren Rücken und die Gelenke ein besonders wertvolles Training. Durch die Aufhängung des Aerial-Tuches an der Decke will es in alle Richtungen ausweichen. Dank dieser Instabilität müssen wir nun zu einem großen Teil mit unserer Tiefenmuskulatur das Tuch wieder stabilisieren. Bauch-, Rücken- und viele weitere Rumpfmuskeln sind hierbei aktiv beteiligt. Bei etlichen anderen Trainingsarten und auch bei vielen Yoga-Stilen kommt deren Aktivierung viel zu kurz. Und es ist allgemein bekannt, dass es vor allem diese tiefen Muskelschichten sind, die zu einem großen Teil für unsere Rücken- und Gelenkgesundheit verantwortlich sind. Gerade die Wirbelsäule profitiert von einem regelmäßigen Aerial-Training, das man deshalb auch als »fliegende Gesundheitsgymnastik« bezeichnen könnte. In Abstimmung mit Ihrem Arzt oder Physiotherapeuten können Sie ausgesuchte Übungen sogar bei Bandscheibenproblemen praktizieren.

BEHUTSAM ÜBEN

Mit Sicherheit können wir festhalten, dass trotz gewisser körperlicher Einschränkungen eine individuelle Praxis mit einer Auswahl an passenden Übungen für wirklich jeden machbar ist. Im Yoga geht es nämlich auch darum, die eigenen Möglichkeiten zu erfahren und sensibel mit ihnen umgehen zu lernen. Dies gilt beim Üben mit dem Tuch gleichermaßen. Auch wenn beim Aerial Yoga der Spaßfaktor stets ein positiv spürbarer Begleiter des Übungsprozesses ist, stehen Achtsamkeit, Behutsamkeit und gesundheitsorientiertes Üben im Vordergrund. Unkontrolliertes Training birgt wie bei jeder körperlichen bzw. sportlichen Betätigung immer eine gewisse Verletzungsgefahr.

INDIVIDUELL ÜBEN

Aerial Yoga hat das Potenzial für ein physiologisch wertvolles Therapietraining. Physiotherapeuten spitzen längst ihre Ohren und interessieren sich für die vielen positiven Wirkungen und Effekte auf den Körper. Sobald sie es ausprobiert haben, erkennen sie die Komplexität des Trainings und möchten im Anschluss mehr über die Möglichkeiten wissen. Und wenn wir gerade über die therapeutischen Möglichkeiten sprechen, sollte auch erwähnt werden, bei welchen körperlichen Einschränkungen eine Abklärung mit dem behandelnden Arzt ratsam erscheint. Ein Fachmann, der Ihnen persönlich zur Seite steht, kann viel individueller beurteilen, auf welche Übungen Sie aktuell besser verzichten sollen oder welche Übungen besonders gut für Sie sind.

- Üben Sie Inversions (Seite 28 und ab Seite 165) und Flips (ab Seite 165) möglichst nicht, wenn Sie in der Vergangenheit Probleme mit der Herzfunktion hatten, ferner nicht bei Bluthochdruck, zu niedrigem Blutdruck, allgemeinen Herz-Kreislauf-Problemen, Erkrankungen des Gefäßsystems (z. B. Schlaganfall) oder Augenkrankheiten mit erhöhtem Innendruck. Ohnehin sollten Sie ***jede*** körperliche Betätigung, die über Ihre alltäglichen Bewegungen hinausgeht, mit einem Arzt Ihres Vertrauens absprechen.
- Bei Neigung zu Blutergüssen oder Krampfadern vermeiden Sie Übungen, bei denen das Tuch etwas stärker Druck auf das Gewebe ausübt.
- Wenn Sie aufgrund einer Innenohrkrankheit Probleme mit dem Gleichgewicht haben, verzichten Sie auf Übungen, bei denen vermehrt der Balancefaktor angesprochen wird.
- Wenn Ihnen bei schwankenden Bewegungen leicht übel wird (Reisekrankheit), lassen Sie entsprechende Übungen einfach weg.
- Wenn Sie unter starken Einschränkungen der großen Gelenke, wie Hüfte, Knie, Schulter, Ellenbogen oder Handgelenke, leiden, machen Sie die entsprechenden Bewegungen in einem kleineren Radius, oder verzichten Sie auf Übungen, die ausladende Bewegungen verlangen.
- Bei Problemen im Finger-Hand-Arm-Bereich, die ein festes Zugreifen des Tuches nicht möglich machen, verzichten Sie auf alle Übungen, bei denen dies notwendig wäre. Dazu zählen Flips oder Übungen, bei denen Sie Ihr Körpergewicht am Tuch nach oben ziehen müssen.
- Wenn Sie frische Narben haben, vermeiden Sie starke Dehnungen im betroffenen Körperteil, und seien Sie vorsichtig mit starkem Druckkontakt des Tuches, der bei manchen Übungen durch die Schwerkraft in Verbindung mit dem eigenen Körpergewicht entstehen kann. Auch alte Narben, die von einer Jahre zurückliegenden Operation stammen, können ein unangenehmes Ziehen im umgebenden Gewebe verursachen.
- Bei Schwangerschaften gilt es, immer individuell zu entscheiden. Manche Frauen üben bis kurz vor der Geburt, andere vertragen das Aerial Yoga mit den vielseitigen Bewegungsmustern überhaupt nicht. Generell kann es unangenehm sein, wenn das Tuch gegen Ihren Bauch oder die Brust drückt. Dennoch gibt es etliche Übungen mit loslassenden Elementen, die gerade dann geeignet sind, wenn man schwanger ist. Sprechen Sie am besten mit Ihrer Hebamme, und hören Sie vor allem auf Ihre innere Stimme. In der postnatalen Phase ist es ratsam, dass Sie auf geeignete und extra für diese Zeit angepasste Trainingsformen ausweichen. Bevor Sie mit Aerial Yoga beginnen, sollte Ihre körperliche Belastbarkeit weitgehend auf dem Niveau sein wie vor Ihrer Schwangerschaft.

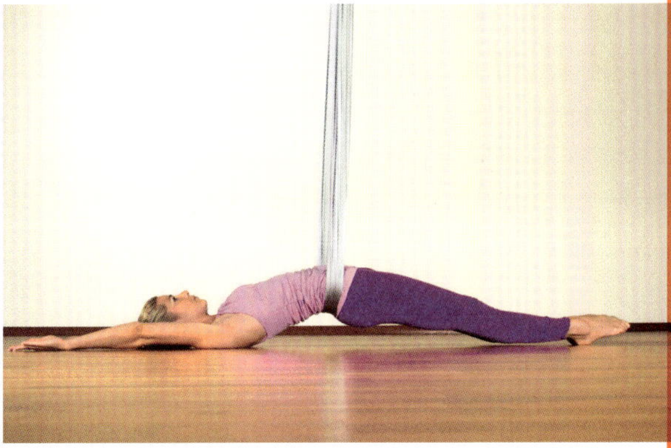

Sanfte Streckübungen für den Rumpf können für Schwangere sehr angenehm sein.

BESONDERE ASPEKTE DER ÜBUNGSPRAXIS

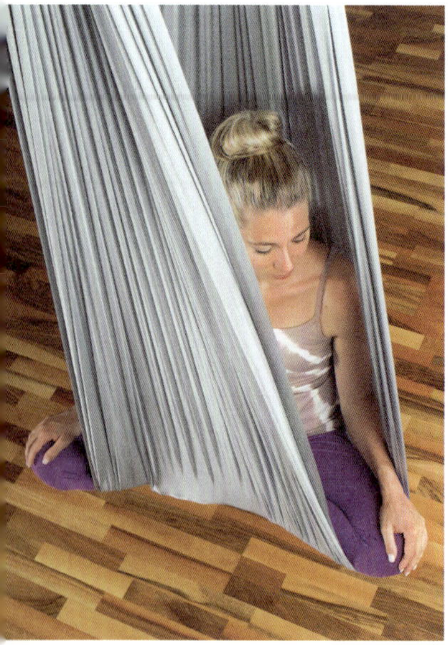

Aerial Yoga macht Spaß, ohne Zweifel! Die Kombination aus konzentriertem Üben und spielerischem Ausprobieren setzt irgendwie glücklich machende Hormone frei. Unsere Schüler haben bereits vor dem Unterricht ein wohltuendes Lächeln im Gesicht, das als Begleiter einer Übungssession bei vielen nicht mehr verschwinden will. Die Mimik ist entspannt und zugleich erwartungsvoll. Es ist toll zu beobachten, wie sie Herausforderungen annehmen, auf Gewohntes oder bereits Erlerntes zurückgreifen und Neues mit kindlich erfrischender Neugier austesten. Viele Schüler kommen in einen regelrechten Flow, bei dem sie vollkommen in dem aufgehen, was sie tun, und alles um sich herum vergessen. Vermutlich liegt es an den vielseitigen Möglichkeiten, mit dem Tuch zu arbeiten, und an der Ausgewogenheit von unterschiedlichsten Bewegungen und Anforderungen während des Übens. Wer regelmäßig Aerial Yoga praktiziert, spürt bald eine deutliche Veränderung des Körpers. Er wird kräftiger, geschmeidiger, insgesamt wesentlich mobiler und agiler. Warum ist das so? Weil uns Yoga und das Tuch die Möglichkeiten hierfür geben und uns zu neuem Lernen, Begreifen und Erkennen auffordern – Yoga in the air!

SICH TRAUEN UND VERTRAUEN

Die Handhabung des Aerial-Equipments samt der Aufhängung an einer Decke und dem leicht dehnbaren Tuch ist am Anfang eher ungewohnt. Bei jedem Einsteiger-Workshop können wir bei den Schülern eine interessante Mischung aus zügelloser Neugier und zurückhaltender Skepsis spüren. Gerade zu Beginn sollten Sie sich genügend Zeit lassen, das Equipment kennenzulernen. Wie fühlt sich das Tuch an, wie weit kann es sich dehnen, wie fest muss ich es halten? All diese Erfahrungswerte können Sie sich mit diesem Buch in kleinen Schritten selbst erarbeiten und somit Step by Step Vertrauen zum Tuch gewinnen. Gönnen Sie sich genügend Zeit hierfür, denn vor allem die kleinen und anfänglich unscheinbaren Lernschritte sind wichtig, um sich später auch an komplexere Bewegungsabläufe zu trauen. Aber vor dem Sich-Trauen steht das Vertrauen!

SPANNUNG UND ENTSPANNUNG

Das Training mit dem Aerial-Tuch verlangt von Ihnen bei manchen Übungen einerseits ein gewisses Maß an Grundspannung in der Tiefenmuskulatur und bei anderen Bewegungen dagegen ein Loslassen von bestimmten Muskeln bzw. Gelenken. Muskelspannung wird verlangt, wenn das frei schwingende Tuch durch uns kontrolliert und stabilisiert werden soll oder wenn bestimmte Muskeln aktiviert werden, um ein unangenehmes Einschneiden des Tuches zu mindern. Das Loslassen bestimmter Körperbereiche wiederum bedeutet in diesem Zusammenhang das Vermeiden von unnötiger, bremsender oder zu Unrecht entgegenwirkender Muskelspannung. Erst mit diesem Loslassen, das dennoch kontrolliert geschehen soll, erreichen wir je nach Übung unsere wirklichen Möglichkeiten. Allerdings: Nur wer Vertrauen hat, kann loslassen.

GEWICHT UND SCHWERKRAFT

Bei manchen Übungen spielt unser eigenes Körpergewicht in Verbindung mit der Erdanziehung eine wesentliche Rolle. Es darf bzw. soll Gewicht in das Tuch entweder abgegeben oder übungsspezifisch verteilt werden. Häufig wird durch dieses Abgeben oder Verteilen eine Übung erst wirksam. Bei statisch eingenommenen Übungen, also Übungen ohne Bewegung, verändert sich die Schwerkraftwirkung nicht, sondern bleibt in dem Zustand, in dem sie quasi für eine Übung eingerichtet wurde. Bei dynamischen Übungen aber kann sich die Beziehung zwischen Gewicht und Schwerkraft im Bewegungsrhythmus verändern, was dementsprechend eine höhere Aktivität des Zusammenspiels von Körperkontrolle und Tuch erfordert.

ACHTSAMKEIT UND WAHRNEHMUNG

Diese beiden Aspekte spielen in der Übungspraxis des Yoga eine wesentliche Rolle. Wir übernehmen sie ohne jegliche Einschränkung auch für das Aerial Yoga. Achtsamkeit und Wahrnehmung sind zwei wirklich große und bedeutende Begriffe. Wie ein großer Yoga-Meister sagte: ***Yoga ist Konzentration bis zum maximal Möglichsten***. Ohne konzentriertes und achtsames Üben ist keine Wahrnehmung möglich. Unter anderem ist es auch das, worum es im Yoga geht: die Achtsamkeit schulen und die Wahrnehmung sensibilisieren. Nicht nur in Bezug zu uns selbst, obwohl wir mit uns selbst anfangen, sondern im nächsten Schritt auch in Bezug zu all dem, was außerhalb unseres eigenen Körpers liegt. Hierzu gehören die Atemluft, die Umwelt, der Mensch neben uns, die Dinge um uns, einfach alles.

ÖKONOMIE DER BEWEGUNG

Eine »ökonomische« Bewegung zeichnet sich dadurch aus, dass der Einsatz der Muskelaktivität möglichst effizient sein soll bei einem gleichzeitig minimalen Energieverbrauch. Die Bewegungsökonomie ist also für ein bestimmtes Bewegungsmuster sehr bedeutsam, wenn auch nicht allgemein festgelegt. Es kommt eben auf den spezifischen Bewegungsablauf an. Bei einigen Übungen im Aerial Yoga kommt dies besonders deutlich zum Tragen, z.B. bei den Flips in Bezug auf unseren optimalen Drehpunkt (ab Seite 165). Innerhalb dieses Aspekts spielen Eigenschaften wie Muskelaktivität, Muskelrelaxation, Fliehkräfte, Hebelkräfte, Schwerkraft, Bewegungstempo usw. eine Rolle. Ist eine Bewegung ökonomisch, gelingt sie deutlich leichter und wirkt eher locker als verkrampft. Dann kann uns die Freude am Aerial quasi ins Gesicht geschrieben stehen.

ATMUNG IM FLUSS

Bei allen bewegungsorientierten Tätigkeiten spielt die Atmung eine wesentliche Rolle. Nicht zuletzt deshalb, weil – rein wissenschaftlich betrachtet – der Sauerstoff für die Energiebereitstellung in unseren Muskeln notwendig ist. Im Yoga hat er zudem wichtige feinstoffliche Aufgaben, wie beispielsweise das bewusste Lenken der Energie in oder durch den Körper. Beim Aerial-Training atmen wir in der aktiven Übungsphase stets tief und gleichmäßig. In der Entspannungsphase können wir uns dem natürlichen Atemfluss ohne bewusstes Eingreifen hingeben. Bei welchem Bewegungsschritt wir ein- oder ausatmen, ist in den Übungsbeschreibungen deutlich erwähnt. Versuchen Sie diese Anweisungen möglichst genau umzusetzen, denn wenn wir zum richtigen Zeitpunkt richtig atmen, können Bewegungen »fließen«, sie werden harmonisch, ästhetisch, zielgerichtet.

UNSER ANLIEGEN

Zu den hier genannten Aspekten könnte man noch viele Dinge hinzufügen und so ausführlich berichten, dass ein eigenes Buch zu dieser Thematik entstünde. Doch zu diesem Zeitpunkt und für den Einstieg in Ihre Aerial-Yoga-Praxis sollten diese Informationen ausreichen.

Einige der Erläuterungen erschließen sich vor allem dann, wenn Sie mit den Übungen beginnen. Wir schlagen deshalb vor, dass Sie bald wieder hierher zurückblättern, um sich die Grundlagen der Aerial-Übungspraxis erneut ins Gedächtnis zu holen und sie zu verinnerlichen.

SO WIRKT AERIAL YOGA

Die positiven Effekte des Hatha Yoga auf Körper und Geist sind mannigfaltig und werden seit Langem wissenschaftlich untersucht und bestätigt. Dass in den letzten Jahren auch Stimmen laut wurden, die vor einer zu intensiven oder unangepassten Yoga-Praxis warnen, betrachten wir als sehr positiv und sehen es als Zeichen der kritischen und vor allem gesundheitsorientierten Auseinandersetzung mit dem Thema. Hierbei geht es vor allem um Problematiken, die im Bereich des Bewegungsapparats entstehen können, also Muskeln, Gelenke, Wirbelsäule etc. Wer jedoch Yoga nicht als Leistungsdisziplin betreibt und stattdessen auf seine Belastungsgrenzen achtet, ist auf einem guten Weg, langfristig seine Gesundheit zu erhalten, zu stabilisieren und zu verbessern. Auch im Aerial Yoga möchten wir diese Gedanken vermitteln. Es geht keinesfalls um »höher, schneller, weiter«, sondern vielmehr um einen achtsamen und den eigenen Möglichkeiten angepassten Übungsprozess. Denn dieser Weg ist langfristig gedacht und unserer eigenen Gesundheit dienlich. Zudem haben wir einfach mehr Spaß, wenn wir uns fordern, aber nicht überfordern.

ALLGEMEINE WIRKUNGEN

Viele Menschen beginnen mit Yoga, um ganz gezielt eine bestimmte Sache in die richtige Richtung zu lenken. Häufig sind es also physische oder psychische Gründe. Nicht immer liegt dabei ein bestimmtes Problem zugrunde, manche wollen sich einfach nur bewegen oder werden von einer guten Freundin oder einem Freund zum Yoga-Üben animiert. Schön ist es auch, auf Menschen zu treffen, die dem Yoga keinen bestimmten Zweck abverlangen, sondern durch das reine Tun einfach Freude empfinden.

GESUNDHEIT ERHALTEN UND FÖRDERN

Mit Yoga können Sie Stress, unter dem wir oft unbewusst leiden und der bei genauerer Untersuchung für etliche Krankheiten verantwortlich ist, hervorragend lindern. Die Übungen, und hier insbesondere die entspannenden, senken unsere Anspannung nachhaltig. Das Immunsystem wird gekräftigt, Atemwegsprobleme, Schlafstörungen und sogar Kopf- oder Rückenschmerzen können durch eine regelmäßige Praxis behandelt werden. Durch die ganzheitliche Wirkung von Yoga können auch die Herzfunktion, Verdauung und die Sehkraft verbessert oder stabilisiert werden.

MEHR VITALITÄT UND ENERGIE

Durch konzentriertes Üben entspannen wir Körper und Geist sogar dann, wenn einige Asanas – so nennt man die Körperübungen im Yoga – etwas schwieriger auszuführen sind und uns mehr Kraft abverlangen. Wir können all die Energien mobilisieren, die wir bei unseren Herausforderungen benötigen.

FÖRDERUNG DER PERSÖNLICHEN ENTWICKLUNG

Körperliche und vor allem geistige Entwicklung und Reifung vollziehen sich von der Geburt bis zum Tod. Wer Yoga übt, erfährt eine besondere Harmonie von Körper und Geist. In kleinen kontinuierlichen Schritten kommen wir in eine spürbare Balance. Wer dies am eigenen Leib erlebt, kann es schwer in Worte fassen, aber es ist fast so, als würden wir unserem Körper wie bei einem Instrument wohlklingende Melodien entlocken. Die Regelmäßigkeit des Übens ist jedoch ausschlaggebend; auch der beste Pianist der Welt übt täglich, um in seiner Entwicklung nicht stehen zu bleiben oder zurückzufallen. Kontinuierliche Yoga-Praxis wird falsche Vorstellungen, die wir vielleicht von uns, von unserem Leben oder von einem anderen haben, beseitigen. Wir werden fähig, die wahre Natur der Dinge zu erkennen.

MEHR LEBENSFREUDE UND GELASSENHEIT IN ALLEN LEBENSLAGEN

Yoga kann jedem helfen, sich in seinem Körper wohlzufühlen. Yoga erhöht das Selbstvertrauen, steigert das Selbstwertgefühl, verbessert das Konzentrationsvermögen. Man wird frei von Ängsten und anderen, das Leben einschränkenden Emotionen in allen Lebensbereichen.

FÖRDERUNG VON SOZIALEN BEZIEHUNGEN

Yoga wird Ihnen beibringen, sich so zu mögen, wie Sie sind – mit allen Ecken und Kanten. Das wird sich auf Ihre Beziehungen zu Familienmitgliedern, Freunden und Bekannten positiv auswirken. Sie werden Geduld, Toleranz und Mitgefühl entwickeln – es geschieht ganz automatisch. Yoga bringt Harmonie in Ihr Leben.

ERWEITERUNG DES BEWUSSTSEINS

Neben der Verbesserung des körperlichen Bewusstseins schult Yoga auch Ihr Wahrnehmungsempfinden. Sie werden alle positiven und negativen Ereignisse mit der nötigen Gelassenheit und einem klaren Kopf meistern können. Ihre Sinne werden geschärft und intuitive Fähigkeiten verbessert. Und welche Formulierung uns besonders gefällt: Yoga macht frei von geistigem Ballast!

POTENZIAL ERKENNEN UND DAS EIGENE LEBEN HARMONISIEREN

All die soeben genannten »guten Gründe« führen letztendlich dazu, dass wir unser eigenes Potenzial erkennen und richtig einschätzen lernen. Im Allgemeinen gelingt es uns, unser Leben in dieser Welt zu harmonisieren.

Wir finden es wichtig, dass man seinen eigenen Entwicklungsmöglichkeiten niemals Grenzen setzt, ganz gleich ob körperlich, geistig oder seelisch. Wer sagt uns denn, dass für uns etwas nicht oder nicht mehr angemessen ist? Richtig – die Werbung, die Industrie, die Gesellschaft. Mit Yoga können Sie es schaffen, sich von diesen »öffentlichen Regeln« zu verabschieden, stattdessen nach innen zu blicken und zu erkennen, was tatsächlich in Ihnen steckt, welches Potenzial Sie haben, was Sie im Leben erreichen wollen und können. Blockaden, die uns in Wirklichkeit nur anerzogen wurden und somit unsere Entwicklung hemmen, werden aufgelöst.

Es kommt nur auf Sie selbst an! Es kommt darauf an, wie entschlossen Sie vorgehen, damit es Ihnen gelingt, die Ihnen innewohnende Kraft und Weisheit zu erschließen. Wenn Sie bereit sind, sich auf Yoga einzulassen, schaffen Sie einen Ausgleich zum schnellen Alltag, zur stressigen Arbeit oder einfach nur zu ungeordneten Gedanken, und alles in Ihrem Körper und Geist wird harmonischer ablaufen. Die Beziehung zu Ihnen selbst wird stabilisiert und somit auch die Beziehung zu dem, was Sie umgibt. Yoga wird Sie mit der Zeit über alle Widrigkeiten erheben, sodass Sie stets mit sich und der Welt verwurzelt bleiben.

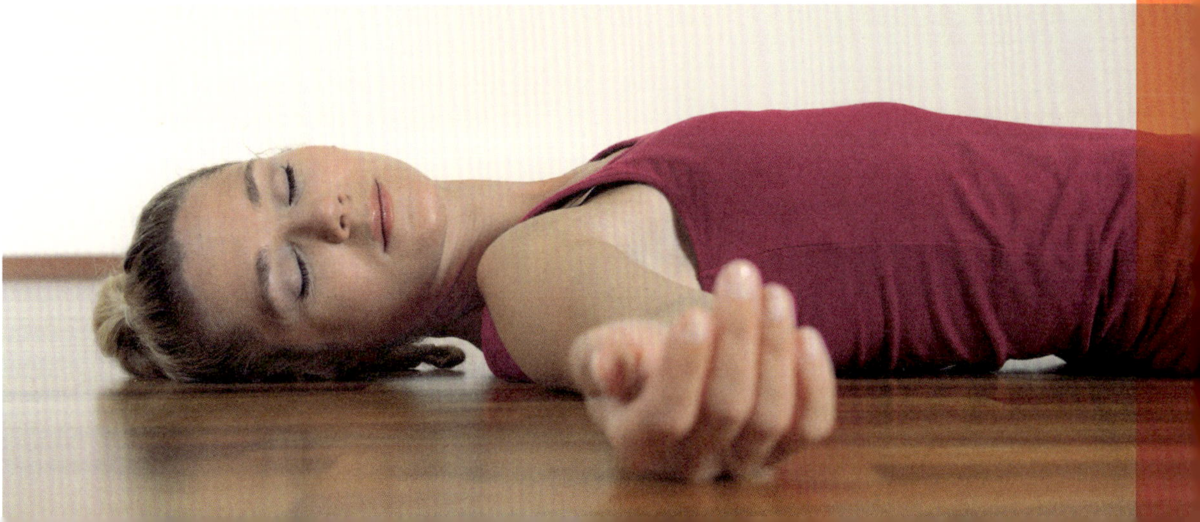

SPEZIELLE WIRKUNGEN

Neben den allgemeinen Effekten, die sich durch eine regelmäßige Yoga-Praxis ergeben und die auch für Aerial Yoga Gültigkeit haben, bringt uns die »fliegende« Yoga-Variante vor allem einen deutlichen Mehrwert in Sachen körperlicher Entwicklung. Das weiche, elastische und dennoch stabile Material des Tuches macht es möglich.

KORREKTUR DER HALTUNG UND STABILISIERUNG DER GELENKE

Die aktiven Elemente der Aerial-Praxis erfordern vom Übenden eine ständige Kontrolle der Gelenkstellungen, in der Statik ebenso wie in der Dynamik. Der Fachbegriff hierfür lautet »aktive Alignmentarbeit« oder Körperausrichtung. Dies geschieht zum großen Teil mithilfe der tief liegenden, gelenknahen Muskeln. Mit dieser Tiefenmuskulatur, auch segmentale Muskulatur genannt, stabilisieren wir unsere Haltung, insbesondere im Bereich der Wirbelsäule. Die betroffenen Muskeln werden leistungsfähiger.

ZUWACHS AN MUSKELKRAFT

Im Vergleich zur segmentalen Muskulatur benötigen wir für Bewegung allgemein mehr die globale Muskulatur. Sie liegt eher außen an unserem Körper und ist zum wesentlichen Teil auch für unsere Figur verantwortlich. Mit ihr vollziehen wir kraftvolle und ausladende Bewegungen. Durch die Arbeit mit dem Tuch wird, wie bereits erwähnt, vor allem die Haltekraft in Fingern und Armen trainiert. Daneben profitiert im Wesentlichen die gesamte Rumpfmuskulatur (Bauch, Rücken, Schultergürtel).

FÖRDERUNG DER BEWEGLICHKEIT

Die allgemeine Beweglichkeit ist von Muskeln, Sehnen, Bändern, Gelenken und Faszien – dem Bindegewebe – abhängig. Im Aerial Yoga gibt es etliche Übungen, die genau auf diese Bereiche und die Verbesserung der Beweglichkeit des gesamten Körpers ausgelegt sind. Wer beweglich ist, kann viele Übungen nicht nur korrekter ausführen, die Bewegungen wirken allgemein auch wesentlich weicher, harmonischer und weniger anstrengend. Die Kombination aus genügender Beweglichkeit und gut trainierter segmentaler und globaler Muskulatur schafft in unserem Körper eine gesunde Balance, von der wir im normalen Alltagsleben profitieren. Das Bücken wird einfacher, Treppensteigen weniger anstrengend, Stolperer werden besser abgefangen und vieles mehr. Sämtliche Bewegungen werden insgesamt ökonomischer vollzogen.

ERHÖHUNG DER BALANCIERFÄHIGKEIT

Stehende Übungen im Aerial Yoga verlangen einiges von unserem Gleichgewichtsorgan ab. Das Tuch hängt frei von der Decke, ein Bein ist im Tuch platziert, mit dem anderen stehen wir fest auf dem Boden. Damit wir unter diesen erschwerten Bedingungen unser Gleichgewicht halten können, arbeitet unser Nervensystem auf Hochtouren und setzt Hunderte von gezielten Muskelimpulsen frei. Diese Muskelinnervationen funktionieren automatisch und so schnell, dass wir es gar nicht kontrollieren können. Mit jeder durchgeführten Gleichgewichtsübung animieren wir unser System, sich dahingehend zu verbessern und neue Nervenverbindungen zu schaffen.

VERBESSERUNG DER KOORDINATION

Die Koordination hängt einerseits eng mit der Balancierfähigkeit zusammen, andererseits ist damit aber auch die Fähigkeit gemeint, gleichzeitig unterschiedliche Bewegungsaufgaben zu meistern. Viele Übungen werden Sie vor die Aufgabe stellen, einen bestimmten Körperbereich zu stabilisieren und einen anderen weich und fließend zu bewegen. Oder einen Teil des Körpers anzuspannen, während eine andere Region losgelassen werden soll. Die Verbesserung dieser Fähigkeit lässt uns auch im Alltag schneller erkennen, wenn wir z.B. mit angespanntem Nacken am Schreibtisch sitzen.

AUSGLEICH VON DYSBALANCEN

Eine Dysbalance beschreibt allgemein einen Zustand, der nicht mehr gleichgewichtig ist. Auf einer Seite gibt es also zu viel von einer bestimmten Sache – ganz gleich, ob es sich dabei um den Spannungszustand der Muskulatur in unserem Körper handelt, unsere

Ernährung oder Gedanken, die zu einseitig sind und keine Alternative erkennen lassen bzw. zulassen. Aerial Yoga schafft in vielerlei Hinsicht einen Ausgleich, vor allem natürlich auf unseren Körper-Geist-Komplex. Ein Zuviel an Spannung wird beseitigt, ein Zuwenig an Kraft wird behoben, Bewegungsmangel gehört ab sofort der Vergangenheit an. Etliche von ineinander abhängigen Regel- und Funktionskreisen in unserem Körper können wieder in Harmonie kommen. Viele unserer Schüler berichten bereits nach ihrer ersten Übungseinheit, dass sie sich rundum besser fühlen.

DER GUTE-LAUNE-FAKTOR

Viel Gutes bringt uns ein regelmäßig durchgeführtes Aerial Yoga, sicher mehr, als wir hier aufführen können. Die Mischung aus kraftvollen und fließenden Bewegungen, Spannung und Entspannung, Herausforderung und Bewältigung, ein-, zwei- und dreidimensionalen Bewegungsmustern macht einfach so viel Spaß und gute Laune wie ein sonniger Urlaubstag mit guten Freunden. Hat man einmal Freundschaft mit dem Aerial-Tuch geschlossen, will man es immer und immer wieder treffen.

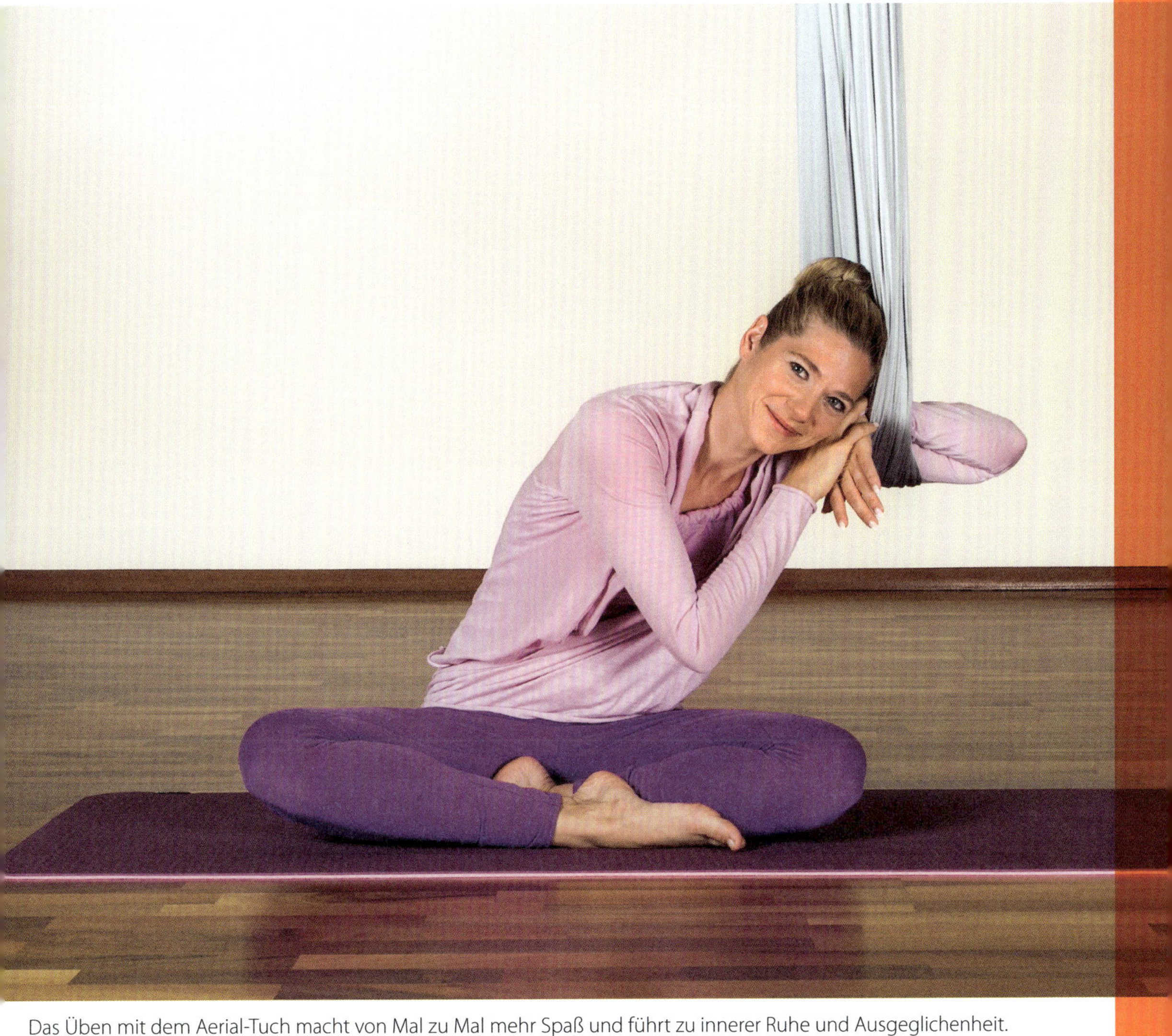

Das Üben mit dem Aerial-Tuch macht von Mal zu Mal mehr Spaß und führt zu innerer Ruhe und Ausgeglichenheit.

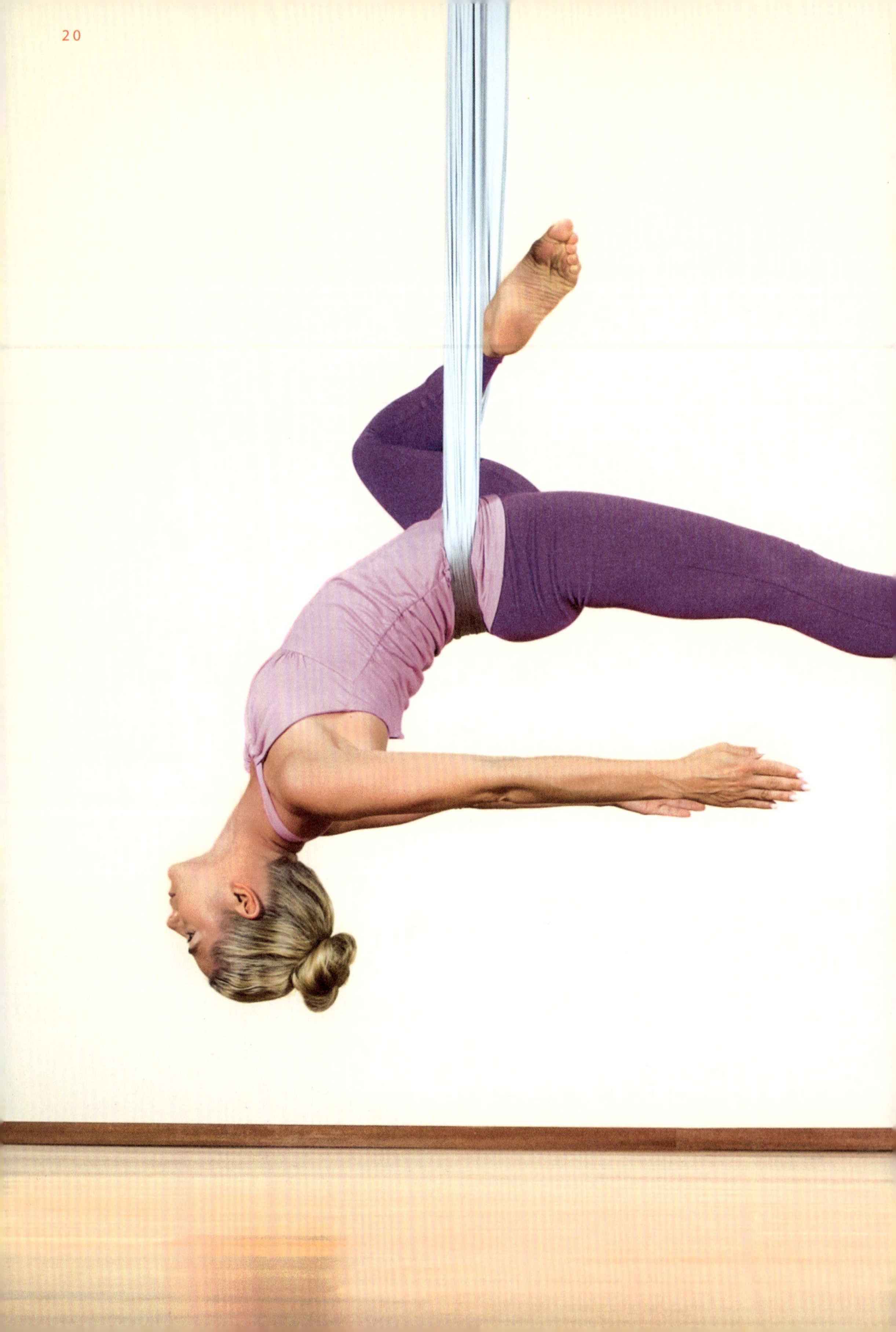

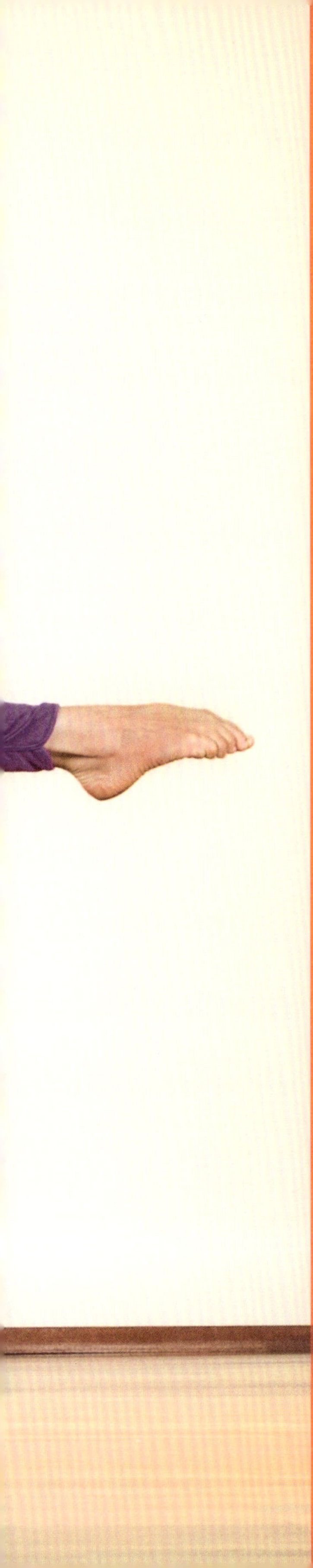

SPEZIFISCHE ANATOMIE

Yoga tut gut! Seit vielen Jahren werden die Wirkungen auf den Körper-Geist-Komplex wissenschaftlich untersucht und bestätigt. Voraussetzung hierfür ist das individuelle und angepasste Praktizieren der Übungen. Die positiven Effekte und viele der durchgeführten Studien kann man in zahlreichen Veröffentlichungen finden. Mit Aerial Yoga – so wie wir es lernen und lehren – erweitern wir vor allem unsere körperlichen Fähigkeiten. Gerne erzählen wir Ihnen an dieser Stelle ein wenig über die spezifische Anatomie, die besonders mit dem Aerial-Training in Zusammenhang steht. Erfahren Sie Wissenswertes über Ihre stabile Körpermitte, die Faszien – das Bindegewebsnetz – und die Umkehrhaltungen. Mit diesem Wissen wird Ihre Übungspraxis noch verständlicher, spürbarer und insgesamt wertvoller.

WUNDERWERK DER NATUR

Der Begriff Anatomie stammt ursprünglich aus dem Altgriechischen und bedeutet sinngemäß »Lehre von der Zergliederung«. Schon in frühen Kulturen war der Wunsch vorhanden, tiefere Einblicke in den Aufbau und die innere Organisation von Lebewesen zu gewinnen. In den letzten Jahrhunderten wurde der Mensch dahingehend auf vielfältige Weise untersucht. Mit immer exakteren Messmethoden und -geräten kann man heutzutage bis in die kleinste Zelle blicken und sich ein umfassendes Bild über Strukturen und Funktionszusammenhänge machen. Die Anatomie des Menschen ist längst nicht mehr nur Wissenschaftlern zugänglich. Jeder Interessierte findet mittlerweile umfassende und verständliche Informationen über unseren Körper als Wunderwerk der Natur in einschlägigen Publikationen und dem Internet.

In diesem Kapitel möchten wir Sie über die anatomischen Fakten informieren, die speziell mit dem Aerial Yoga zusammenhängen. Wir haben uns diesbezüglich für drei wesentliche Aspekte entschieden. Zum einen ist es für Ihr Training wichtig zu wissen, wie Sie mit dem sogenannten ***Powerhouse*** Ihre Körpermitte stabilisieren, damit Sie rückengerecht und gesundheitsorientiert üben können. Als Nächstes greifen wir ein recht modernes Thema auf, die ***Faszien***. Modern sind sie deshalb, weil das Faszientraining gerade in aller Munde ist und sich viele Wissenschaftler mit der Bedeutung des Bindegewebes auseinandersetzen. Zu guter Letzt liegt uns daran, dass Sie mehr über ***Inversions***, die Umkehrhaltungen, erfahren, denn diese sind im Aerial Yoga von besonders intensiver Wirkung.

Beginnen möchten wir jedoch mit der Darstellung von einigen relevanten ***Referenzpunkten*** unseres Körpers, zu denen wir im Lauf des Buches immer wieder Bezug nehmen.

REFERENZPUNKTE DES KÖRPERS

Die nachstehend aufgeführten Referenzpunkte bzw. -bereiche beziehen sich auf die Übungsbeschreibungen im Praxisteil. Die verwendeten Begriffe dienen Ihnen als schnelle Orientierungshilfe.

(1) Kopfkrone	**(12)** Kreuzbein
(2) Halswirbelsäule (HWS)	**(13)** Steißbein
(3) Schulter	**(14)** Bauchnabel
(4) Schulterdach	**(15)** Vorderer oberer Darmbeinstachel (der vorn fühlbare, vorstehende Hüftknochen)
(5) Brustwirbelsäule (BWS)	
(6) Schlüsselbein	**(16)** Schambein
(7) Brustbein	**(17)** Knie
(8) Schulterblatt	**(18)** Fußgelenk
(9) Schulterblattspitze (tiefster Punkt des Schulterblatts)	**(19)** Handgelenk
	(20) Ellenbogengelenk
(10) Lendenwirbelsäule (LWS)	**(21)** Beckenboden
(11) Beckenkamm (häufig auch als Hüftkamm bezeichnet)	**(22)** Fußstellung: point
	(23) Fußstellung: flex

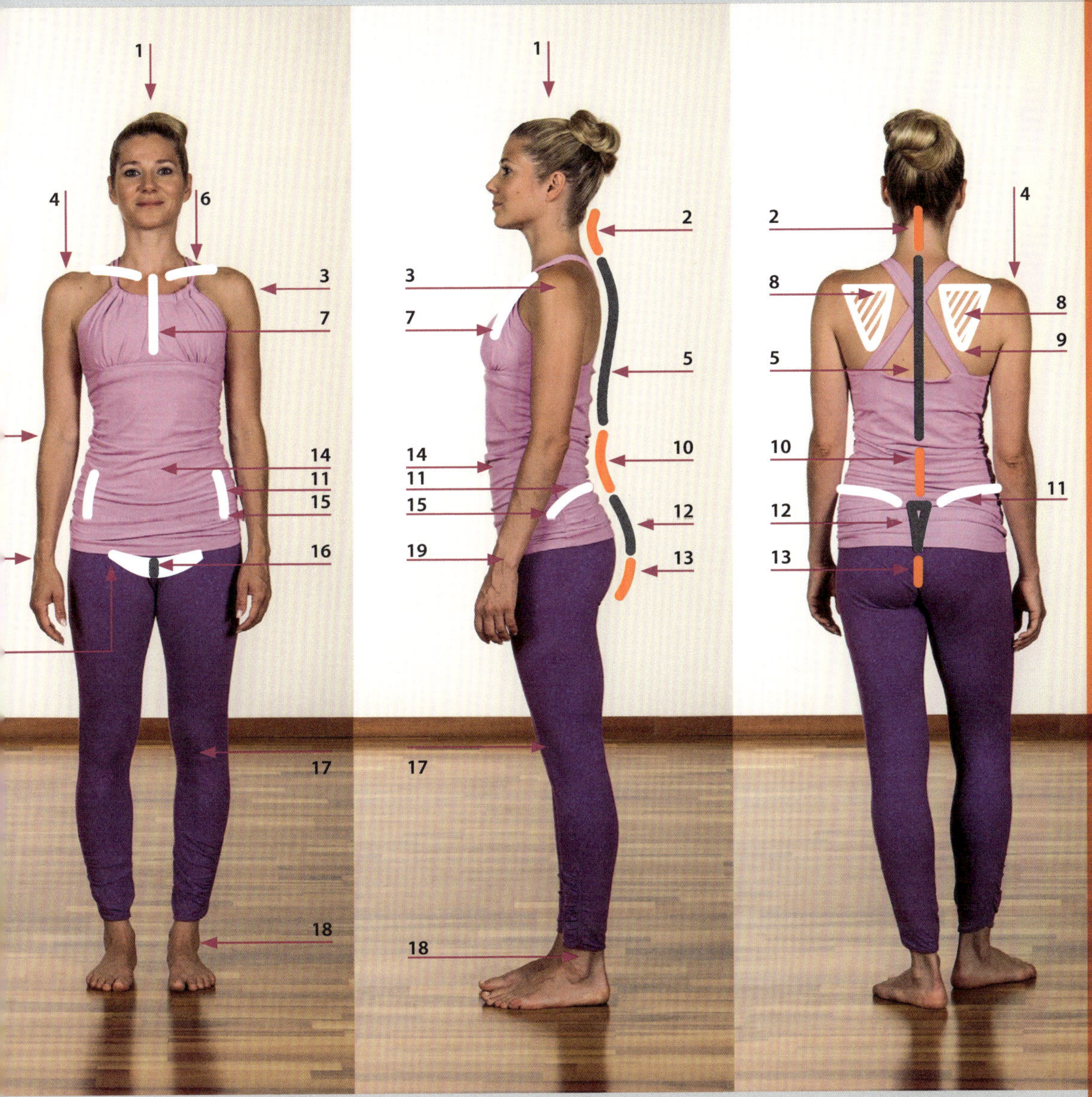

Die Referenzpunkte des Körpers

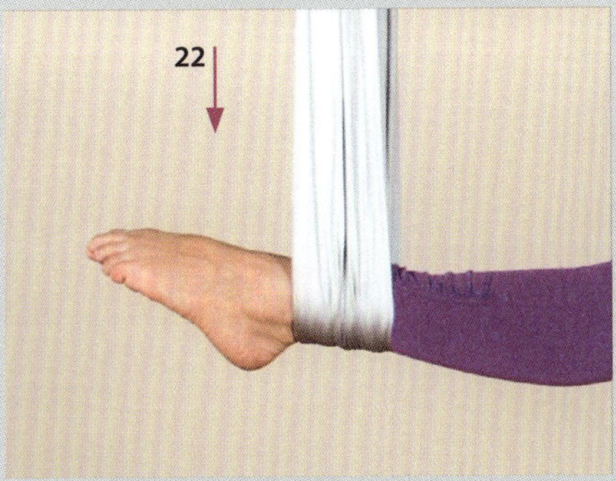

Fußstellung »point«

Fußstellung »flex«

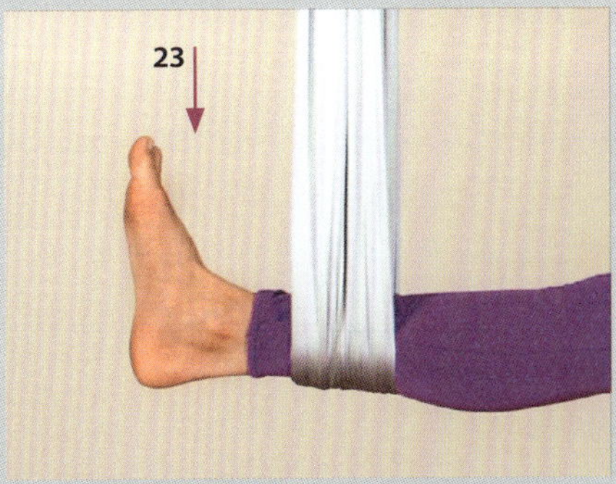

KRAFT AUS DER KÖRPERMITTE: DAS POWERHOUSE

Wenn Sie bereits Erfahrung mit Pilates haben, wird Ihnen der Begriff Powerhouse sicher bekannt sein. Manche Lehrer verwenden auch die Bezeichnung »Core« oder »stabile Körpermitte«. Der Bereich des Powerhouse befindet sich zwischen den unteren Rippen des Brustkorbs und dem Becken. Die sogenannte Aktivierung dieses Bereichs ist die bewusste Anspannung von vor allem zwei Muskeln bzw. Muskelgruppen. Die Aktivität beider führt zu einer besseren Haltungskontrolle und zu vermehrter Stabilität besonders im Bereich des Beckens und des unteren Rückens, was insgesamt unser Alignment, die körperliche Ausrichtung, verbessert und den Lendenbereich vor Überlastung schützen kann.

DAS POWERHOUSE

Bei der Powerhouse-Idee stehen zwei Muskeln bzw. Muskelgruppen im Zentrum des Geschehens, die sich – generell reflektorisch und eigenständig durch unser Nervensystem gesteuert – in einem permanenten Tonus (Spannungszustand) befinden. Es handelt sich hierbei um

- die quere Bauchmuskulatur und
- die Beckenbodenmuskulatur mit ihren verschiedenen Schichten und Anteilen.

Die beiden genannten Muskelgruppen können wir über ihren normalen Tonus hinaus auch bewusst intensiver anspannen, sodass wir mehr Kontrolle während des Trainings erreichen. Dies ist besonders wichtig, wenn sich bei verschiedenen Übungen die Hebelverhältnisse ändern und dadurch eine erhöhte Stabilität der Lendenwirbelsäule sowie eine kontrollierte Stellung des Beckens gefragt sind. Darüber hinaus verbessert sich im Lauf der Zeit die Funktionstüchtigkeit dieser Muskeln, was auch im Alltag von gesundheitlichem Vorteil ist.

Die Arbeit mit dem Powerhouse ist eine bewusst gesteuerte, aktive Angelegenheit. Folgende Übungen bringen Ihnen die Basisstabilität näher. Diese ist Grundlage vieler Aerial-Yoga-Übungen.

DER BECKENBODEN

- Setzen Sie sich aufrecht mit leichter Streckung der Wirbelsäule und neutraler Stellung des Beckens auf einen Hocker. Ein gerolltes Handtuch befindet sich rittlings zwischen Ihren Gesäßhälften.
- Atmen Sie nun ein. Mit dem Ausatmen ziehen Sie den Beckenboden sanft nach oben in den Bauchraum. Sie spüren deutlich, wie der Druck gegen das Handtuch stärker wird. Das Becken selbst bewegt sich hierbei nicht.
- Halten Sie den Beckenboden fest, und versuchen Sie zusätzlich die Sitzbeinhöcker ein wenig zueinanderzuziehen, ohne dass dabei die großen Gesäßmuskeln mitarbeiten.
- Während Sie in Gedanken bis fünf zählen, atmen Sie ruhig in die seitlichen Rippen weiter und lassen die Beckenbodenmuskeln anschließend langsam wieder los.

VISUELLE HILFESTELLUNG

Stellen Sie sich Ihren Beckenboden als Aufzug mit sechs Stockwerken vor, und versuchen Sie die Spannung bis maximal zum dritten Stockwerk nach oben hin zu aktivieren.

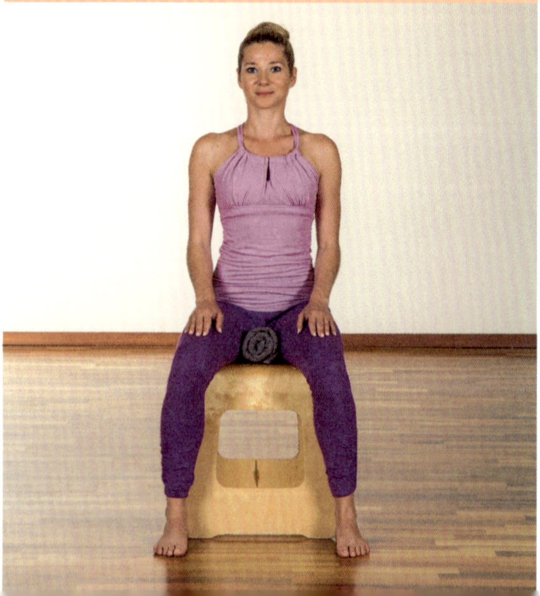

Ein fest gerolltes Handtuch hilft beim Erspüren der Beckenbodenmuskeln.

DER QUERE BAUCHMUSKEL

- Sie sitzen weiterhin aufrecht auf dem Hocker. Lassen Sie das Handtuch einfach unter Ihrem Gesäß platziert.
- Legen Sie beide Hände so auf den Bauch, dass die Fingerspitzen der Mittelfinger auf dem Bauchnabel liegen. Atmen Sie nun ein. Mit dem Ausatmen ziehen Sie den unteren Bauch sanft nach innen. Das Becken selbst bleibt bei dieser Aktion unbewegt. Hierbei haben Sie das Gefühl, als würden Sie ein Korsett um den Bauch herum leicht zuschnüren. Sie können diese Bewegung taktil unterstützen, indem Sie mit den Fingern den Bauch leicht nach innen drücken.
- Halten Sie den Bauch innen, und atmen Sie einige Male in die seitlichen Rippen. Anschließend lösen Sie die Spannung.

ZUSAMMENFÜHRUNG

Nachdem Sie beide Aktivitäten separat geübt und verinnerlicht haben, folgt die gemeinsame Aktivierung von Beckenboden- und querem Bauchmuskel. Beides zusammen ergibt die gewünschte stabile Körpermitte.

Sie können weiterhin im Sitzen und mithilfe des Handtuchs üben. Lassen Sie sich genügend Zeit, Ihr Powerhouse zu erkunden. Manchmal braucht es ein paar Anläufe, und nicht immer gelingt es auf Anhieb, diese tiefen Muskeln anzusteuern. Versuchen Sie auf jeden Fall, Schulter, Nacken, Kiefer und Stirn beim Üben stets locker zu lassen.

Im nächsten Schritt probieren Sie die Übung ohne Handtuch. Wenn Sie sich sicher sind, üben Sie auch im Stehen oder im Vierfüßlerstand, damit Sie das Powerhouse in quasi jeder Körperposition aktivieren und halten können.

IN DER ÜBUNGSPRAXIS

Bei vielen Aerial-Übungen werden Sie explizit aufgefordert, Ihr Powerhouse zu aktivieren.

- Wenn eine durchgängige Powerhouse-Aktivität verlangt wird, atmen Sie bewusst in die seitlichen Rippen.
- Findet dagegen ein Wechsel zwischen Anspannen und Loslassen des Powerhouse statt, können Sie den Atem frei fließen lassen bzw. in den Bauch atmen.
- Wird das Powerhouse in einer Übungsbeschreibung nicht erwähnt, dann ist die Aktivierung nicht notwendig.

VERBALE HILFESTELLUNG

»Ziehen Sie den Bauchnabel nach hinten zur Wirbelsäule.«

ÜBUNGSTIPP

An-spannung bedeutet nicht ***Ver-spannung***. Das aktive Powerhouse unterstützt eine gute Haltung beim Üben. Es soll nicht dazu führen, dass Sie sich verspannen, sondern Ihnen ermöglichen, dass Bewegungen stabil und kontrolliert durchgeführt werden.

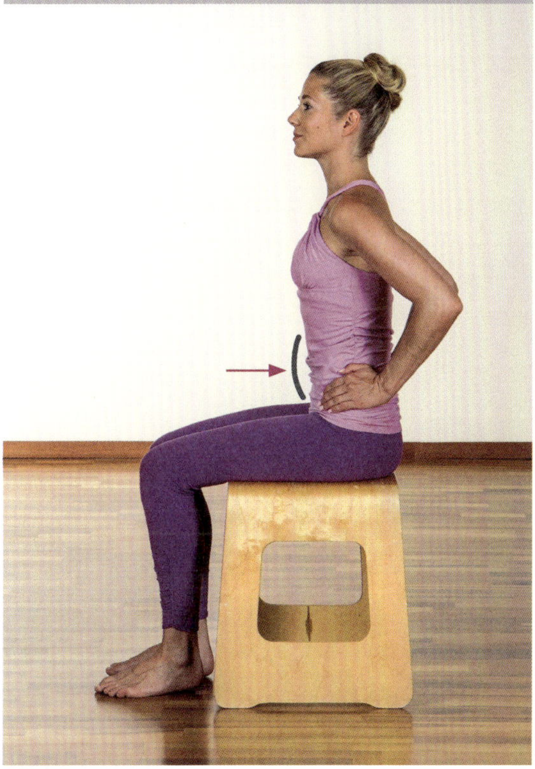

Beim Ausatmen zieht der Bauchnabel mithilfe des queren Bauchmuskels nach innen.

FASZIEN: NETZWERK DURCH DEN KÖRPER

Im Bereich der Faszien wird aktuell auf der ganzen Welt intensiv geforscht. Seit dem Internationalen Faszienkongress 2007 in Boston verwendet man den weiten, umfassenden Begriff »Faszien« synonym zu Bindegewebe. Faszien sind dünne Hüllschichten, die Muskeln oder Muskelgruppen, aber auch ganze Körperabschnitte und Organe umgeben und voneinander trennen können. Im Grunde genommen sind alle Teile des Körpers in das Bindegewebe eingebettet.
Am Beispiel einer Orange wird dies sehr anschaulich, wenn man sich die weiß-gelbliche Haut um das Fruchtfleisch herum und zwischen den einzelnen Filetstückchen vor Augen hält. Diese Haut umhüllt die Orange nicht nur, sondern teilt bzw. trennt sie darüber hinaus in verschiedene Abschnitte bis hin zu den winzig kleinen Fruchtbläschen, in denen der schmackhafte Orangensaft steckt.

FASZIEN PASSEN SICH AN

Faszien machen, sofern sie elastisch und gesund sind, jede innere und äußere Bewegung des Körpers mit. Infolgedessen können sie Probleme oder Schmerzen verursachen, wenn sie unelastisch oder verhärtet sind. Dies geschieht häufig im Bereich von verletzten oder überbeanspruchten Körperregionen. Vor allem Bewegungsmangel, langes Sitzen oder immer wiederkehrende einseitige Bewegungen und Belastungen im Beruf und Alltag führen dazu, dass sich Faszien entweder zurückbilden, zu dick und hart werden oder allgemein an Elastizität verlieren. Wenn dies der Fall ist, fühlen wir uns irgendwie steif und unbeweglich, und die gesamte strukturelle Harmonie des Körpers kann aus dem Gleichgewicht geraten. Dann ist die Arbeit eines Rolfers, Osteopathen oder eines anderen fachkundigen Therapeuten gefragt. Wir können jedoch auch selbst aktiv werden und die manchmal unangenehmen Bindegewebsmassagen oder Triggerpunktbehandlungen auf dem Behandlungstisch vermeiden, indem wir uns die Tatsache zunutze machen, dass Faszien trainierbar sind, indem wir Aerial Yoga üben.

AKTIVES TRAINING

Neben den passiven Behandlungsmethoden, z.B. mittels einer aufwendigen Massagetherapie, können wir mit Aerial Yoga einen aktiven Beitrag zur Gesunderhaltung unserer Faszien leisten und dafür sorgen, dass wir beweglich, gesund und schmerzfrei bleiben oder werden. Beim sogenannten Faszien-Training, das gerade in aller Munde ist, kommen für uns vor allem zwei Methoden in Betracht, nämlich die ***Fluid-Refinement***- und die ***Dynamic-Soft-Tissue-Stretch-Methode***.

FLUID REFINEMENT

Faszien durchziehen alle Teile unseres Körpers von groß über klein bis winzig. Selbst eine Muskelzelle steckt in einer hauchzarten, feinen Bindegewebshülle. Diesem sich verfeinernden Bauprinzip kommen wir mit der Fluid-Refinement-Methode in Form von ***Mikrobewegungen*** innerhalb einer Übung auf die Spur. Mikrobewegungen entstehen während der statischen (gehaltenen) Übungen im Aerial Yoga. Man könnte auch sagen, dass wir aktiv an unserer körperlichen Feinausrichtung (Alignment) arbeiten, während wir in einer Haltung verharren. Diese lokale Feinabstimmung unserer Haltung ermöglicht auch eine Stimulation der sogenannten »blinden Flecken« im Körper, also solcher Geweberegionen, an denen die sensomotorische Tonusregulation partiell abgestumpft ist. Diese Abstumpfung kann, wenn vorhanden, sehr unterschiedlich ausgeprägt sein und verschiedene Körperstellen betreffen. Eines von vielen möglichen Beispielen wäre, wenn aufgrund von Schulterschmerzen die schmerzumgebende Muskulatur einen über Jahre hinweg zu hohen Spannungszustand aufweisen würde und das Gehirn »vergessen« hätte, wie sich diese Muskeln anfühlen und korrekt bzw. feinkoordinativ bewegen lassen.

ÜBUNGSTIPP

Eine achtsame und fein durchgeführte Abstimmung unserer Körperhaltung innerhalb einer statischen Übung im Aerial Yoga verbessert die sensomotorische Tonusregulation von »schlafenden« Geweberegionen. Versuchen Sie also bei jeder Übung, die ohne fließende Bewegung stattfindet, konzentriert an Ihrem Alignment zu arbeiten.

DYNAMIC SOFT TISSUE STRETCHES

Hinter diesem Begriff steckt die Idee von ***dynamischen Dehnbewegungen***. In den 1980er-Jahren verrufen, erlebt das dynamische Dehnen aufgrund neuer medizinischer Untersuchungen derzeit eine Renaissance. Jedoch mit einem wesentlichen Unterschied: Wir üben nun in unserem individuellen Dehnbereich äußerst behutsam, weich und elastisch-schwingend. Im Aerial Yoga existieren etliche Übungen, um mit dieser Methode unsere Faszienqualität zu verbessern. Mitunter erreichen wir dadurch nicht nur einzelne Muskeln oder Gewebebahnen, sondern komplette myofasziale Ketten, die den gesamten Körper durchziehen.

Leg Stretch Spinal Twist mobilisiert eine gesamte myofasziale Kette mit der Methode des dynamischen Dehnens.

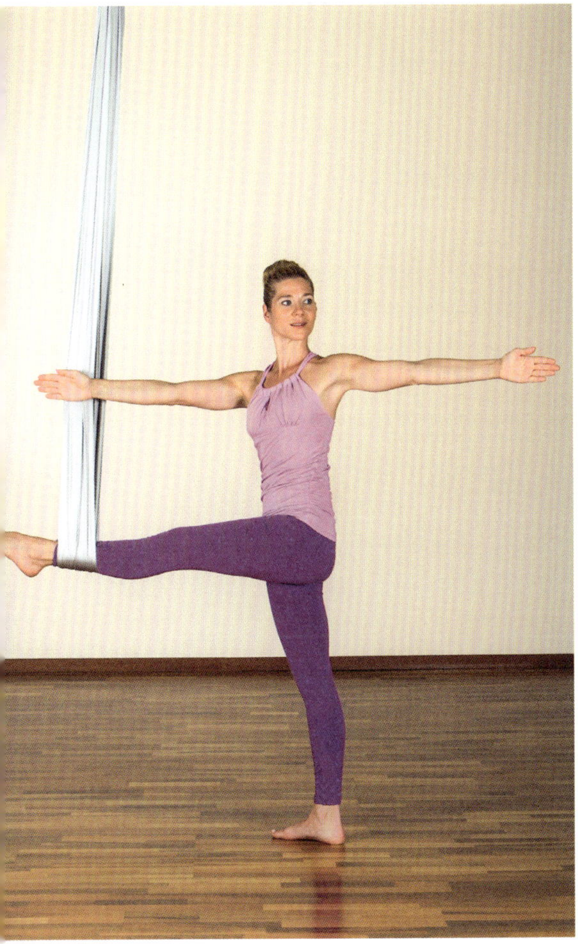

In der Übungspraxis wird diese Technik umgesetzt, indem wir in unserer maximalen Dehnposition sanfte, fließende und vor allem kontrollierte Wippbewegungen durchführen. Am Beispiel der dynamischen Übungsvariation von ***Leg Stretch Spinal Twist*** (Seite 104) können wir also unseren Rumpf so weit, wie es uns möglich ist, aufdrehen und in dieser uns maximal möglichen Bewegungsweite zusätzlich kleine, dynamisch schwingende Bewegungen machen. Schon während der Übung und natürlich im Lauf von mehreren Übungswochen werden Sie merken, dass sich Ihre Beweglichkeit bezüglich der Rotation im Rumpf wesentlich verbessert. Da wir speziell bei dieser Übung nicht nur einen kleinen Faszienbereich ansprechen, sondern eine ganze Reihe zusammenhängender Faszienbahnen mobilisieren und aufgrund der aktiven Haltungsarbeit viele stabilisierende Muskeln in Spannung bringen, hat dies auch positive Auswirkungen auf die gesamte Körperhaltung, die Rumpfmobilität und die Wirbelsäulengesundheit.

ÜBUNGSTIPP

Muskeln und alles andere Gewebe in unserem Körper dehnen sich nicht von null auf hundert. Üben Sie während der Ausführung achtsam, und lassen Sie sich Zeit. Die gewünschte Beweglichkeitsverbesserung und die Verringerung von eventuellen Muskel- oder Gewebeverspannungen werden Sie in kleinen Schritten wahrnehmen können.

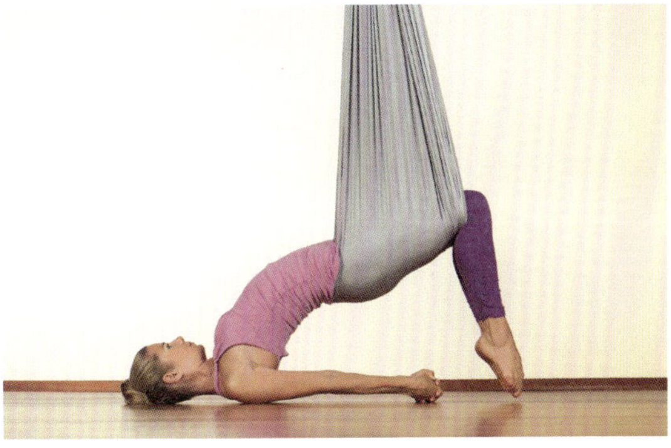

Rückbeugende Übungen dehnen vor allem das Fasziengewebe der Rumpfvorderseite.

INVERSIONS: UMGEDREHT SIEHT DIE WELT GANZ ANDERS AUS

Der Begriff »Umkehrhaltungen« wird Ihnen, sofern Sie schon einmal Yoga geübt haben, sicher kein Fremdwort sein. Im Aerial Yoga bezeichnen wir die Umkehrhaltungen als »Inversions«.

Umkehrhaltungen werden in der Yoga-Szene unterschiedlich definiert. So hört man z. B., dass eine Position dann eine Umkehrhaltung ist, wenn

- das Becken höher als der Kopf ist,
- das Becken höher als das Herz ist,
- das Herz höher als der Kopf ist,
- der Kopf den tiefsten Punkt innerhalb einer Übung darstellt usw.

Allgemein lässt sich sagen, dass Inversions eine bestimmte Charakteristik haben, nämlich dass Körperteile, die normalerweise unten sind, in einer Umkehrung nun oben sind.

OFT GESÜNDER ALS IM KLASSISCHEN YOGA

Im Hatha Yoga gilt der Kopfstand (Sirshasana) als Paradebeispiel für eine Umkehrhaltung. Gerne wird er als König der Asanas bezeichnet. Auch beim Schulter- (Salambha Sarvangasana) oder Unterarmstand (Pincha Mayurasana) kommen die Kennzeichen und Wirkungen von Umkehrungen zum Tragen. Alle haben gemein, dass wir uns mit gezielter Kraft und Technik entgegen der Erdanziehung nach oben bewegen müssen. Nicht selten treten dabei ungünstige Belastungen der Gelenke und der Wirbelsäule auf, insbesondere dann, wenn der Körper noch nicht bereit dazu oder schlichtweg keine gute Übungstechnik vorhanden ist. Bei vielen Inversions im Aerial Yoga, vor allem bei den Flying Inversions, wenn keinerlei Kontakt des Körpers zum Boden besteht und wir frei hängen, benötigen wir in der jeweiligen Haltung dagegen keine Kraft, um der Erdanziehung entgegenzuwirken, und unsere Wirbelsäule erfährt keinerlei negative Belastung. Im Gegenteil, oftmals können wir nun richtig loslassen und alle positiven Effekte genießen.

Wenn wir den klassischen »Yoga-Kopfstand« und die Übung aus dem Aerial-Bereich »Hip Wrap Inversion« vergleichend gegenüberstellen, werden der soeben angesprochene Umstand und die Gesundheitsverträglichkeit besonders deutlich:

KOPFSTAND	HIP WRAP INVERSION
Kraft im Schulter-Nacken-Bereich notwendig	Keine Kraft notwendig
Gute Organisation des Schultergürtels notwendig	Keine Organisation notwendig
Hohes Maß an Balancierfähigkeit notwendig	Keine Balancierfähigkeit notwendig
Kontrollierte Spannung und gute körperliche Ausrichtung (Alignment) notwendig	Keine Spannung und kein Alignment notwendig, da der Körper frei aushängen kann
Stauchung der Halswirbelsäule	Keine Stauchung der Halswirbelsäule, da der Kopf frei hängen kann
Sturzgefahr	Keine Sturzgefahr

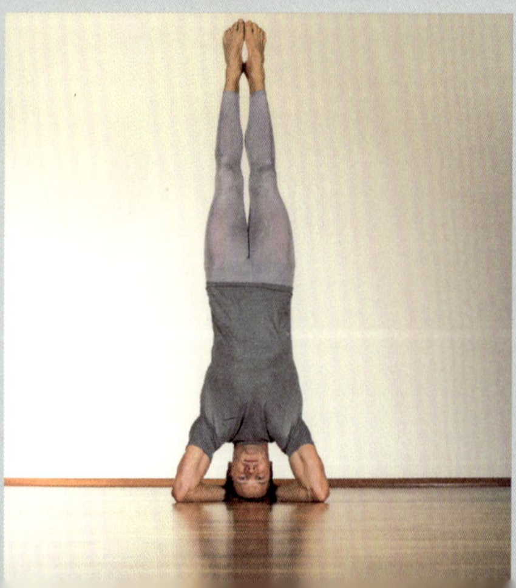

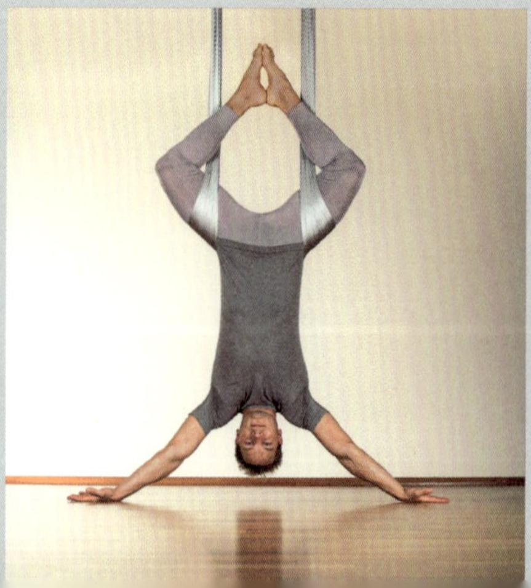

Die umgedrehten Schwerkraftverhältnisse bei einer Inversion nehmen auch Einfluss auf den Atem. Wenn wir gewöhnlich gerade stehen oder sitzen, senkt sich das Zwerchfell aufgrund der Muskelkontraktion beim Einatmen »in den Bauch« nach unten. Bei einer Umkehr arbeitet es beim Einatmen nun entgegen der Schwerkraft nach oben in Richtung Becken, und beim Ausatmen sinkt es wieder ab. Infolgedessen wird das Ausatmen leichter und etwas intensiver. Sie können beim Aerial Yoga also auch bezüglich des Atems das wohltuende Loslassen üben.

BLUTKREISLAUF

Umkehrungen, bei denen die Beine und Füße höher als das Herz platziert sind, empfinden viele Schüler als sehr angenehm, insbesondere dann, wenn der Tag überwiegend sitzend oder stehend verbracht wurde. Venöses Blut kann leichter zum Herzen zurückfließen, was sich positiv auf die ganze Dynamik des Kreislaufsystems auswirkt.

BLUTDRUCK

In vielen Büchern wird immer noch hartnäckig von einer Mehrdurchblutung des Gehirns bei Umkehrungen gesprochen. Das stimmt so natürlich nicht. Bei gesundem Blutdruck und funktionierenden Arterien regelt der Körper die Blutzufuhr zum Gehirn automatisch, egal ob wir stehen, liegen oder kopfüber in einem Tuch hängen. Bei Menschen mit chronischen Blutdruckproblemen ist diese Regulationsfähigkeit allerdings eingeschränkt, und es kann sein, dass die Arterien, die zum Gehirn führen, den Blutfluss bei einer Inversion nicht rechtzeitig anpassen. Wenn Sie Probleme mit Ihrem Blutdruck haben, halten Sie daher bitte Rücksprache mit Ihrem Arzt.

PSYCHE UND GEIST

Die um 180 Grad veränderte Körperposition bei vielen Inversions bietet eine besondere Herausforderung an unsere Koordinationsfähigkeit. Die Orientierung im Raum ist verändert. Oben wird unten, unten wird oben. Manchmal weiß man gar nicht mehr, wo hinten oder vorn, wo rechts oder links ist. Genau das macht für viele den Reiz aus. Unsere Teilnehmer lieben diese Übungen.

MENSTRUATION

Vielerorts wird davor gewarnt, intensive Umkehrungen während der Regel zu üben. Es wird hauptsächlich damit argumentiert, dass in der Folge das Menstruationsblut schlechter abfließen könnte. Diese Vorsichtsmaßnahme gilt allerdings nicht pauschal für jede Frau. Manche üben gerade an diesen besonderen Tagen Umkehrhaltungen, da sie eine entspannende Wirkung auf Bauch und Unterleib haben.

SCHWANGERSCHAFT

Schwangere Frauen legen von Natur aus eine entsprechende Achtsamkeit an den Tag. Bezüglich des Übens von Umkehrhaltungen sollten Sie berücksichtigen, in welcher allgemeinen körperlichen Verfassung Sie sind, wie die Schwangerschaft auf Ihren Körper wirkt und ob Sie bereits vor Ihrer Schwangerschaft Erfahrungen mit Umkehrungen gemacht haben. Wenn Sie auch noch in den letzten Wochen vor Ihrer Geburt entsprechende Übungen machen wollen, dann halten Sie bitte Rücksprache mit Ihrem Arzt.

Auch der halbe Handstand zählt zur Kategorie »Umkehrhaltungen«.

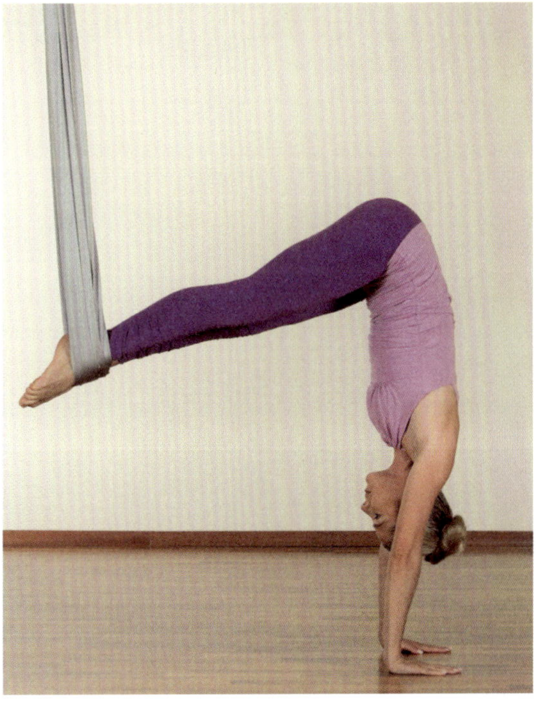

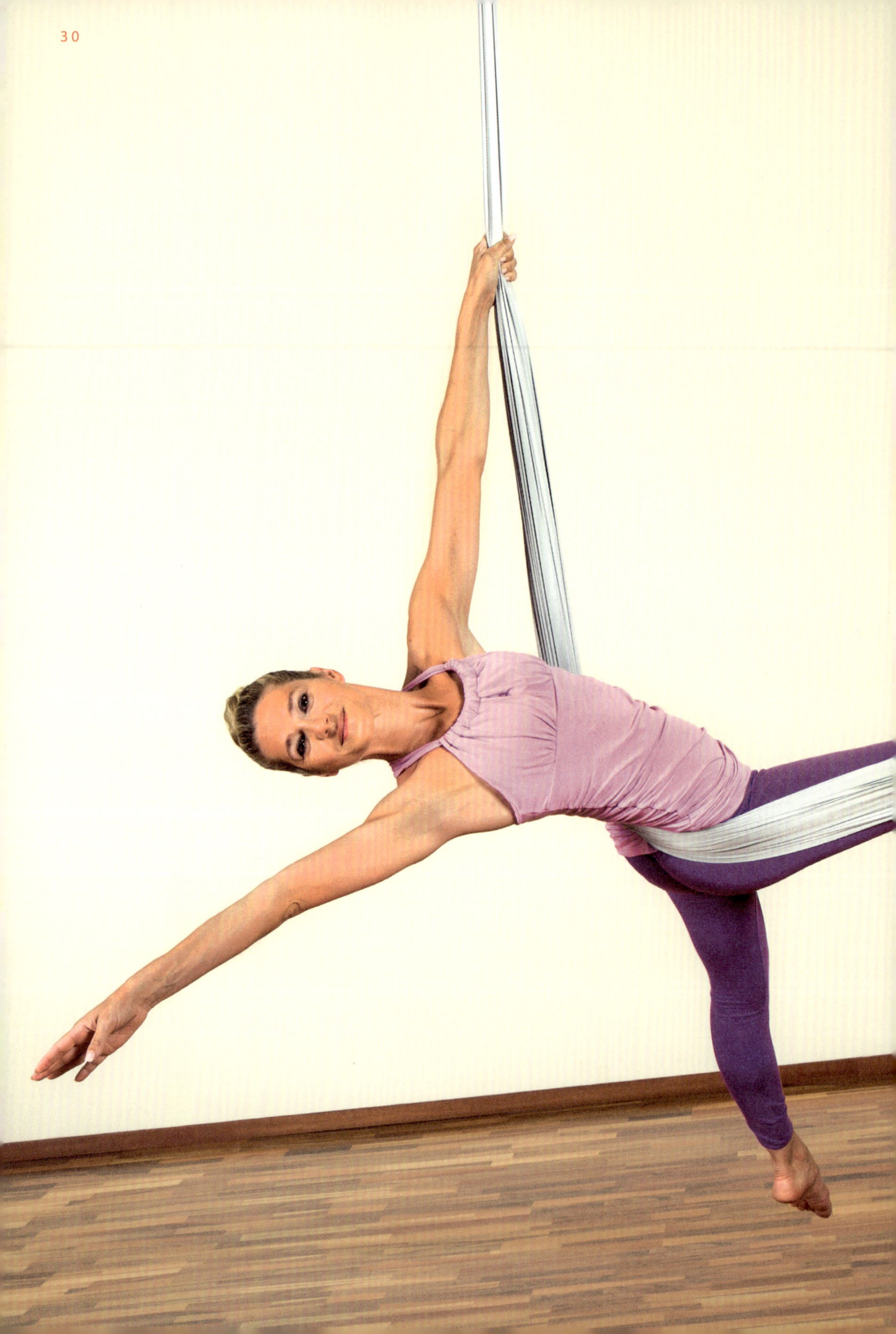

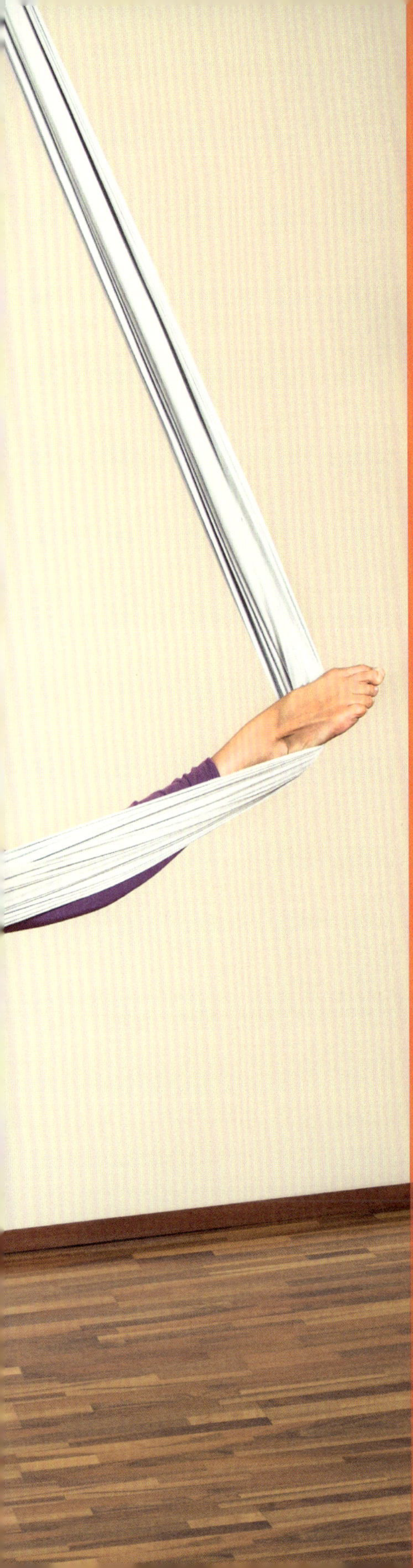

DIE PRAXIS

Die meisten Menschen, die sich für Aerial Yoga interessieren, sind vor der ersten Übungseinheit voller Vorfreude. Nun geht es also auch für Sie mit der Praxis los! Wir starten zunächst mit einer Übersicht von wissenswerten und notwendigen Hinweisen und Tipps, wie der Einrichtung des Übungsplatzes, der Auswahl des Aerial-Tuches sowie sinnvollen Empfehlungen für die Praxis.

Im Unterkapitel Basics erklären wir Ihnen die verschiedenen Stand-, Griff- und Sitzpositionen. So erlernen Sie ganz schnell den richtigen Umgang mit dem Tuch. In den folgenden Unterkapiteln führen wir Sie Schritt für Schritt in die verschiedenen Haltungen und Bewegungsabläufe von Aerial Yoga ein. Sie werden dabei die gesamte Bandbreite der Aerial-Praxis kennenlernen – von den bodenständig-soliden Grundhaltungen bis hin zu den schwebenden und umgekehrten Positionen, deren besondere Magie und Inspiration für Körper und Geist ihresgleichen sucht.

DAS SOLLTEN SIE WISSEN

Bevor es mit der Praxis losgeht, wollen wir Ihnen ein paar wichtige Hinweise für die Vorbereitung sowie ein paar nützliche Tipps für die Übungspraxis mit auf den Weg geben. Hier finden Sie Antworten auf die häufigsten Fragen zur Auswahl, Installation und Pflege des Aerial-Tuches, zur geeigneten Übungskleidung, aber auch Tipps zur richtigen Platzwahl und zur Einnahme von Mahlzeiten vor dem Üben.

MAHLZEITEN VOR DER ÜBUNGSPRAXIS

Wenn Sie bereits Yoga- oder Pilates-Erfahrung haben, dann wissen Sie: Mit vollem Magen lässt sich schwer trainieren. Dies gilt für Aerial Yoga erst recht, ganz besonders für die Umkehrhaltungen. Daher sollten Sie einen ausreichend großen Abstand zwischen der letzten Mahlzeit und der Aerial-Übungspraxis einhalten. Nach leichten Mahlzeiten sind etwa zwei Stunden zu empfehlen, nach schwereren besser vier.

DER RICHTIGE PLATZ FÜR DAS AERIAL-TUCH

Das Aerial-Set haben wir Ihnen bereits ausführlich beschrieben (Seite 11). Nun gilt es, einen guten Platz für die Aufhängung des Aerial-Tuches zu finden.
Die Wahl der richtigen Stelle sollte einer wohlüberlegten Entscheidung folgen. Die Aufhängung ist, abhängig von der Deckenbeschaffenheit, mehr oder weniger aufwendig. Nehmen Sie sich daher Zeit, um einen guten Platz zu finden. Wollen Sie Ihr Aerial-Tuch später auch für großzügige Schwingbewegungen nutzen, sollten Sie den erforderlichen Platzbedarf einkalkulieren. Mit einem Übungsplatzdurchmesser von etwa 3 Metern sind die meisten Übungen problemlos durchführbar. Achten Sie auch auf ausreichend Abstand zu Lampen und Deckenunterzügen. Möglicherweise sind auch Fensterkanten, Mobiliar und Mauervorsprünge gefahrenträchtige Kollisionspunkte. Als minimale Deckenhöhe werden 2,40 m empfohlen – je höher, umso deutlicher der sanfte Schaukeleffekt! Die beiden Deckenhaken sollten ca. 40 bis 50 cm auseinanderliegen.

SAFETY FIRST: DIE INSTALLATION DES AERIAL-TUCHES

Für die Verbindung des Aerial-Tuches mit der Decke befolgen Sie am besten die spezifische Anleitung Ihres Tuch-Lieferanten. Bei einer soliden Betondecke benötigen Sie auf jeden Fall eine leistungsfähige Bohrmaschine und eine sichere Standleiter. Zur Befestigung an einem Holzbalken genügt es eventuell, nur vorzubohren, um die Gewindeschrauben fest zu verankern. Wenn Sie einen frei schwebenden Holzbalken haben, können Sie die Daisy-Chains auch darüberlegen und lediglich gegen Verrutschen sichern. Die Möglichkeiten sind sehr vielfältig. Wenn Sie sich handwerklich überfordert fühlen, lassen Sie Ihr Tuch lieber von einem Fachmann installieren.

PFLEGE UND UMGANG MIT DEM AERIAL-TUCH

Das Aerial-Tuch ist enorm strapazierfähig. Dennoch sollte es nicht in Berührung mit rauflächigen oder scharfkantigen Gegenständen kommen. Gehen Sie behutsam mit dem Stoff um, denn Laufmaschen führen zu einer Verminderung der Zugfestigkeit. Bitte beachten Sie in diesem Zusammenhang auch die Hinweise zur Übungskleidung (Seite 33).
Wenn Sie das Aerial-Tuch waschen möchten, richten Sie sich nach den Hinweisen des Herstellers. Vor dem Waschen müssen die Knoten gelöst und die O-Slings abgenommen werden. Wollen Sie das Aerial-Tuch in der Maschine waschen, sollte ein Pflegeprogramm für Wolle oder Feinwäsche mit maximal 40 Grad gewählt werden.

DIE RICHTIGE KLEIDUNG ZUM ÜBEN UND TRAINIEREN

Nicht nur bequem, sondern auch funktional sollte die Kleidung zum Trainieren sein. Das Aerial-Tuch kann bei manchen Übungen sehr intensiv auf den Körper wirken, und zwar nicht nur auf Muskeln und Gelenke, sondern vor allem auch auf die Haut und die Bindegewebsverbände (Faszien). Daher sollte die Übungskleidung so gewählt werden, dass die entstehenden Kräfte durch die Kleidung zumindest teilweise abgedämpft werden. Gerade an den Oberschenkeln und im Achselbereich sind manche Menschen sehr empfindlich und sollten diese Stellen besser durch entsprechende Übungskleidung schützen.
Bei der Kleiderwahl gibt es jedoch noch einen weiteren Punkt zu beachten. Wegen der bereits erwähnten Empfindlichkeit des Tuches sollte die Übungskleidung frei von Reißverschlüssen, Druckknöpfen oder modischen Applikationen sein.

DIE FARBAUSWAHL IHRES TUCHES

Aerial-Tücher werden in vielen verschiedenen Farben angeboten. Wenn Sie sich ein Tuch anschaffen, werden Sie sich in Bezug auf die Farbauswahl wahrscheinlich von Ihrer Intuition leiten lassen – vielleicht sind aber auch praktische Gesichtspunkte relevant. Die Farbe Weiß steht beispielsweise für Reinheit, Klarheit, Schlichtheit, Helligkeit, ist aber auch schmutzempfindlicher als ein farbiges Tuch.
In vielen Haltungen wird das Tuch sehr großflächig eingesetzt und kann dann auch einen enormen Einfluss hinsichtlich der Farbwirkung ausüben. Wenn Sie zu den Menschen gehören, die sehr farbsensibel sind, sollten Sie sich über die Wirkungen der verschiedenen Farben auf die Chakras bewusst sein. Chakras kann man sich vereinfacht als Energie-Sammelpunkte im Körper vorstellen. In der yogischen Anatomie des Menschen werden sieben wichtige Chakras beschrieben, die in Verbindung miteinander eine große Kraftwirkung auf energetischer, mentaler und spiritueller Ebene entfalten können. Jedes einzelne Chakra hat einen speziellen Einflussbereich und ist mit einer bestimmten Farbe verbunden. Die äußere Einwirkung einer Farbe kann also die Wirkungen des damit verbundenen Chakras unterstützen.

1. *Chakra – Muladhara-Chakra* – **ROT**
Erde, Lebenskraft, Liebe, Leidenschaft, Dynamik, Energie, Geruchssinn

2. *Chakra – Svadhisthana-Chakra* – **ORANGE**
Wasser, Lebensfreude, Optimismus, Heilung, Sexualität, Sinnlichkeit, Geschmackssinn, Fortpflanzungsorgane, Nieren, Blase, Blutkreislauf

3. *Chakra – Manipura-Chakra* – **GELB**
Feuer, Wärme, Entschlossenheit, Disziplin, Sehsinn, Verdauungsorgane, vegetatives Nervensystem

4. *Chakra – Anahata-Chakra* – **GRÜN**
Luft, Harmonie, Tastsinn, Herz, Lunge, Kreislauf, Rücken, Haut, Arme, Immunsystem

5. *Chakra – Vishuddha-Chakra* – **TÜRKIS**
Reinheit, Klarheit, Kommunikation, Sprache, Gehörsinn, Kopf-, Hals-, Nacken- und Schulterbereich, Schilddrüsenbereich

6. *Chakra – Ajna-Chakra* – **BLAU**
Siebter Sinn, Ruhe, Nervensystem, Augen, Nase, Ohren, Kleinhirn

7. *Chakra – Sahasrara-Chakra* – **VIOLETT**
Spiritualität, Erleuchtung, kosmisches Bewusstsein, Gehirn, Vermeidung von chronischen Krankheiten und Depressionen

Die oben genannten Beschreibungen und Zuordnungen stellen nur einen kleinen Auszug aus den komplexen Wirkungsweisen der einzelnen Chakras dar. Eine tiefer gehende Beschreibung würde den Rahmen dieses Buches sprengen. Hierzu empfehlen wir die vielfältigen Informationen im Internet oder einschlägige Literatur, die sich ausführlich mit diesem Thema beschäftigt.

NÜTZLICHE HINWEISE ZUR ÜBUNGSPRAXIS

Damit Ihnen die Aerial-Übungspraxis nicht nur Spaß und Freude bereitet, sondern auch allgemein zu mehr Wohlbefinden und Entspannung verhilft, finden Sie hier die wichtigsten Prinzipien zur Durchführung und Zusammenstellung der Übungen.

ZUSAMMENSTELLUNG DER ÜBUNGEN

Aerial-Übungen können im Grunde genommen in beliebiger Reihenfolge zu einem Trainingsprogramm zusammengestellt werden. Beachten Sie die verschiedenen Einstellhöhen des Tuches, und gruppieren Sie die Übungen so, dass Sie das Tuch nicht bzw. nicht zu oft umstellen müssen. Stellen Sie Ihr Übungsprogramm am besten so zusammen, dass möglichst alle Körperregionen gekräftigt und gedehnt werden. Im Übungskatalog finden Sie eine ausgewogene Auswahl von verschiedenen Übungen und Haltungen für den Rumpf, den Rücken, die Arme und die Beine. Des Weiteren haben wir ab Seite 187 Vorschläge für verschiedene Übungsreihen aufgelistet.

ATMUNG UND KÖRPERSTABILISIERUNG

Im Yoga- bzw. Pilates-Bereich haben sich eigene Atemtechniken etabliert. In Fachkreisen gibt es unterschiedliche Ansichten und Theorien zu der Frage, welche Atemtechniken sinnvoller oder effizienter sind als andere. Beim Aerial Yoga ist hinsichtlich der Atmung eine Sache wichtig: Atmen Sie gleichmäßig und bewusst. Bei den meisten Übungen finden Sie ganz von allein heraus, an welcher Stelle Sie ein- und an welcher Sie ausatmen sollten. Vermeiden Sie das Anhalten der Luft. Gerade bei sehr kraftfordernden Übungspassagen kann es passieren, dass vor lauter Anstrengung die Luft kurzzeitig angehalten wird und es zu einer ungesunden Pressatmung kommt. Im Grunde genommen ist die Pressatmung eine automatische Eigenstabilisierung des Körpers zur Bewältigung von großen Kraftanstrengungen oder intensiven Dehnungszuständen. Atmung und Eigenstabilisierung stehen daher direkt miteinander in Verbindung. Wenn Sie bereits Erfahrung mit Atemtechniken aus der Yoga- bzw. Pilates-Technik mitbringen, wenden Sie diese in passenden Übungsphasen an. Wir empfehlen für dehnungsintensive Übungen die yogische Ujjayi-Atmung und für dynamische Muskelkraftübungen mit intensiver Rumpfstabilisierung die Pilates-Atmung in Kombination mit der Aktivierung des Powerhouse. Beim Aerial spielt die Rumpfstabilisierung in vielen Haltungen und Übungsabfolgen eine wichtige Rolle. Bitte beachten Sie daher die Hinweise zur Aktivierung des Powerhouse (Seite 24 und 25).

HINWEIS

Die Ujjayi-Atmung ist eine der bekanntesten Yoga-Atemtechniken. Dabei wird die Stimmritze sanft und kontrolliert verengt, sodass der Atem durch die Nase insgesamt feiner und länger wird.

Wenn man mit dieser Technik seinen Atem fließen lässt, entsteht ein leiser Reibelaut, der sich wie ein entferntes Meeresrauschen anhört. Diese Atemtechnik wird oft in Verbindung mit langsamen Bewegungen oder intensiven Dehnübungen ausgeführt.

Üben Sie nur mit diesem Atem, wenn Sie bereits Erfahrung damit haben. Wenn nicht, atmen Sie einfach »fließend weich«.

ÜBUNGSDAUER, HÄUFIGKEIT UND INTENSITÄT

Die Antwort auf die Frage nach der Häufigkeit der Aerial-Yoga-Praxis nehmen wir vorweg: Üben Sie, wann immer Sie Lust und Zeit haben! Die Intensität der Aerial-Praxis sollte aber gerade von Einsteigern nicht unterschätzt werden. Daher möchten wir Ihnen an dieser Stelle ein paar Erläuterungen zu der Frage nach der optimalen Trainingsdosierung beantworten. In der Sport- und Trainingswissenschaft spricht man gern von einem sogenannten Belastungsgefüge, um zu definieren, wie häufig und anstrengend Übungs- oder Trainingseinheiten zum Zweck erwünschter Trainingseffekte durchgeführt werden sollen.

Um Aerial Übungsfreude und Gesundheitseffekte zu kombinieren, ist eine wohldosierte Steigerung der Aerial-Praxis zu empfehlen. Der Körper braucht gewisse Regenerationszeiten, um sich zu erholen und neue Ressourcen aufzubauen, die wir dann als Trainingseffekte wahrnehmen. Leider braucht unser Körper aber für verschiedene Bereiche unterschiedlich lange, um sich anzupassen. Bestimmten Muskeln und Gelenken, die im Alltag kaum den typischen Anforderungen von Aerial Yoga genügen müssen, sollten wir bei der Dosierung der Übungseinheiten daher besondere Aufmerksamkeit zukommen lassen. Insbesondere in den Händen, Unter- und Oberarmen sowie in den Schultern fehlt es Aerial-Einsteigern oft noch an Kraft, und sie spüren hier schnell die Grenzen ihrer körperlichen Möglichkeiten. Gepaart mit falschem Ehrgeiz können sich daher leicht Überlastungen des Körpers einstellen, die dann genau das Gegenteil der erwünschten Effekte eines gesundheitsorientieren Trainings darstellen. Daher geben wir folgende Empfehlungen an Aerial-Einsteiger:

- Unabhängig von Ihrer sportlich-körperlichen Vorbildung: Lassen Sie es gemächlich angehen!
- Lassen Sie am Anfang ruhig 2 bis 3 Tage zwischen den einzelnen Übungseinheiten vergehen. Nach 3 bis 4 Wochen regelmäßiger Übungspraxis hat sich Ihr Körper wahrscheinlich schon so weit angepasst, dass Sie nur 1 bis 2 Tage Pause brauchen. Vielleicht können Sie sogar jeden Tag trainieren.
- Üben Sie am Anfang nicht länger als 45 bis maximal 60 Minuten täglich. Bedenken Sie, dass sich nicht nur eine körperliche Anstrengung einstellt, sondern auch Konzentration notwendig ist. Sobald diese nachlässt, schleichen sich schneller Fehler ein.
- Verweilen Sie bei statischen Haltungen nur so lange, wie Sie in der Lage sind, diese technisch korrekt auszuführen. Gleiches gilt für die Wiederholungsanzahl bei dynamischen Übungen: Machen Sie nur so viele Wiederholungen, wie Sie technisch korrekt ausführen können. Diesbezüglich sind die Angaben bei den Übungsbeschreibungen nicht verpflichtend.
- Beachten Sie die Grundprinzipien des Powerhouse. Diese Technik zur Stabilisation des Körpers trägt maßgeblich zur technisch korrekten Ausführung der einzelnen Übungen bei. Wenn Sie Yoga-Erfahrung haben, können Sie alternativ die yogische Bandha-Technik nutzen: Setzen Sie Mula Bandha und Uddiyana Bandha gleichzeitig ein, erzielen Sie die gleiche Wirkung wie beim Powerhouse.
- Atmen Sie bei allen Übungen möglichst gleichmäßig und bewusst. Vermeiden Sie Pressatmung.
- Legen Sie ausreichend Nachspürphasen zwischen den einzelnen Übungen ein. Aerial Yoga zielt nicht nur auf die Verbesserung der physischen Komponenten Kraft, Beweglichkeit und Koordination ab, sondern auch auf die bewusste Wahrnehmung des Körpers.
- Übernehmen Sie einen Trick aus der traditionellen Yoga-Praxis: Beginnen Sie Ihre Übungseinheit mit einer kleinen inneren Einstimmung, und runden Sie sie idealerweise mit einer Schlussentspannung ab. Auf diese Art und Weise ritualisieren Sie Ihre Übungspraxis und finden auch in motivationsschwachen Phasen einen leichteren Einstieg zum Üben.

Die genannten Empfehlungen beruhen teils auf Erfahrungen von vielen verschiedenen Menschen mit Aerial-Praxis und teils auf allgemein anerkannten Grundprinzipien der gesundheitsorientierten Trainingslehre. Sie werden schon bald ein eigenes Gespür dafür entwickeln, was Ihnen guttut oder was Ihnen zu viel wird. Hören Sie einfach auf Ihren Körper. Sie werden sehen: Schon bald wissen Sie intuitiv, wie oft und wie intensiv Sie Ihre Aerial-Praxis ausführen können.

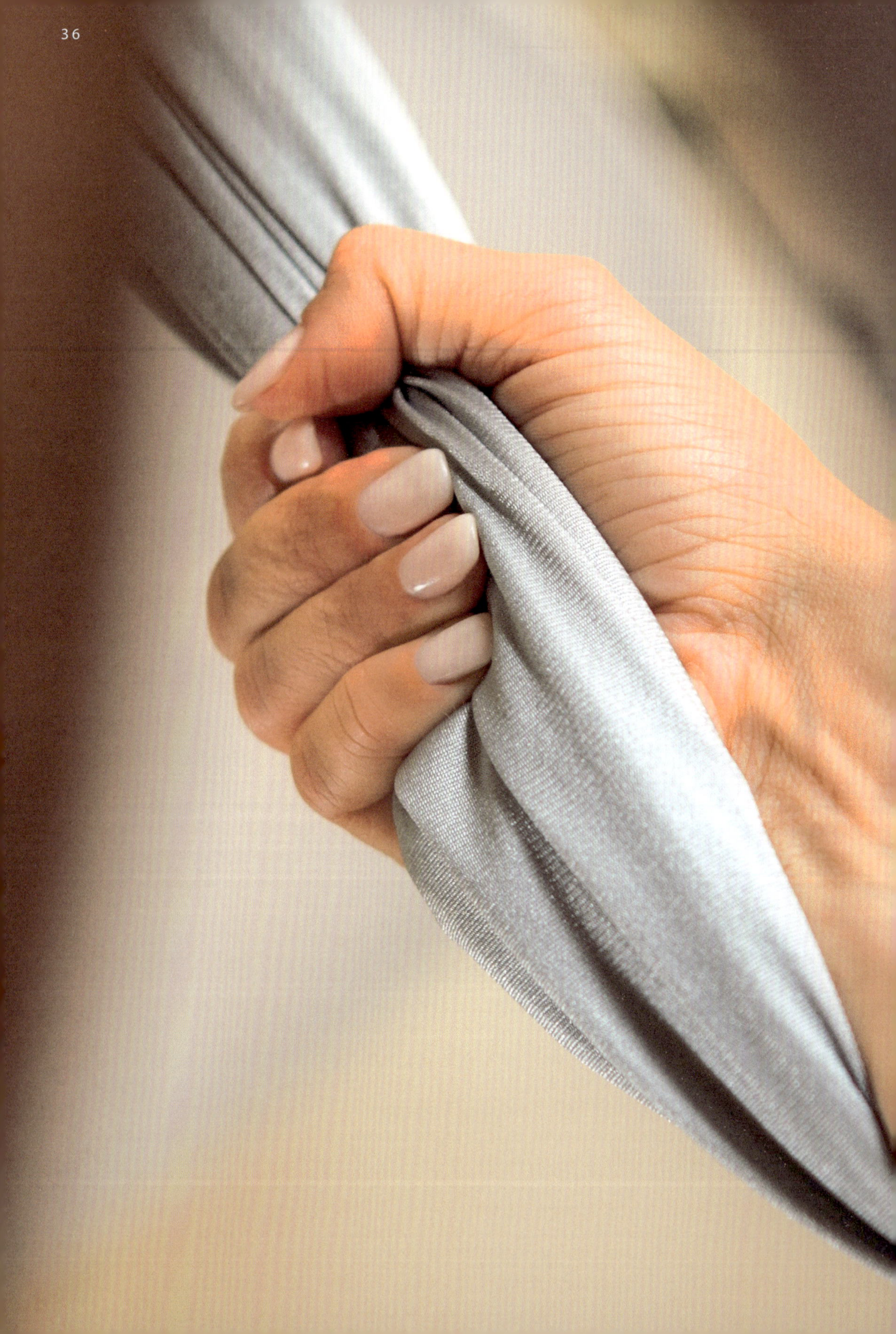

BASICS

Das Aerial-Tuch ist installiert und hat einen geeigneten Platz gefunden. Nun wollen Sie wahrscheinlich sofort loslegen und die ersten Übungen ausprobieren. Aber nehmen Sie sich noch ein ganz klein wenig Zeit – wir möchten Ihnen einen wirklich optimalen Start garantieren. Daher beginnen wir mit ein paar einfachen, aber für die weitere Übungspraxis wichtigen und hilfreichen Erklärungen zur Einstellung des Tuches sowie zur Positionierung des Körpers zum Tuch. Auf den folgenden Seiten finden Sie hierzu die wichtigsten Grundpositionen mit anschaulichen Darstellungen.
Wir werden im gesamten Übungskatalog immer von diesen Grundpositionen und Einstellungen ausgehen. Bevor es also mit der Praxis so richtig losgeht, lohnt sich ein Blick auf die folgenden Seiten. Lassen Sie sich dennoch nicht von zu viel Theorie am Anfang irritieren. Bei vielen Übungen werden Sie ganz schnell Routine finden. Und wenn etwas einmal nicht auf Anhieb funktioniert, lassen Sie sich nicht entmutigen: Es ist noch kein (Aerial-)Meister vom Himmel gefallen!

EINSTELLUNGSSACHE: DIE RICHTIGE HÖHE

Durch die variable Einstellungshöhe des Tuches ergibt sich eine enorme Vielfalt an Übungen mit verschiedenen Variationen. Für die optimale Anwendung sollte das Tuch sehr genau auf die jeweilige Zielhöhe eingestellt werden. Wir haben diesem Thema einen eigenen Abschnitt gewidmet (Seite 38 und 39).

IHR STANDPUNKT: SO STEHEN SIE RICHTIG

Wir zeigen Ihnen, wie Sie für die verschiedenen Haltungen den richtigen Standpunkt finden. Mit der optimalen Einstiegsposition stellt sich der Erfolg bei den meisten Übungen viel leichter ein. Nehmen Sie sich gerade zu Beginn Ihrer Aerial-Praxis vor jeder Übung einen Moment Zeit, um den richtigen Standpunkt einzunehmen.

ANSICHTSSACHE: DIE POSITION ZUM TUCH

Auch die jeweilige Blickrichtung zum Tuch ist wichtig. Damit Sie bei allen Übungen immer richtig liegen, sitzen oder stehen, stellen wir Ihnen die verschiedenen Positionierungen zum Tuch anschaulich dar.

FALTEN UND LEGEN: DAS TUCH ZEIGT VIELSEITIGKEIT

Zum Falten des Aerial-Tuches gehen wir im wahrsten Sinne des Wortes auf Tuchfühlung. Ein- oder mehrmaliges Falten machen das Aerial-Tuch auf vielfältige Art nutzbar. Wir zeigen Ihnen hierzu die richtige Falttechnik. Üben Sie diese zu Beginn öfter, sodass Sie beim Trainieren im Tuch sicher sind und die Übungen fließend durchführen können. Sie werden staunen, wie schnell Sie Ihre Geschicklichkeit verbessern!

HINWEIS

Die kurzen Videofilme bei einzelnen Übungen tragen zu einem noch besseren Verständnis bei.

Immer wenn das kleine viereckige Symbol neben der Überschrift steht, finden Sie ein zu dieser Übung gehörendes Video über den QR-Code in der vorderen Klappe des Buches.

EINSTELLHÖHE DES TUCHES

KARABINER, KNOTEN & CO.

Die Höhenverstellung des Aerial-Tuches erfolgt ausschließlich durch das Einhaken der Karabinerhaken in eine der verschiedenen Schlaufen der Daisy-Chains. Die Verbindung des Aerial-Tuches mit den O-Slings mittels der Tuch-Verknotung wird nicht verändert. Haken Sie die Karabinerhaken immer gewissenhaft ein, und kontrollieren Sie die Fixierung, indem Sie nach jeder Umstellung der Höhe das Aerial-Tuch mit Ihrem ganzen Körpergewicht belasten. Dazu gibt es eine einfache Möglichkeit: Stellen Sie sich ganz nah an das Tuch, greifen Sie das Tuch mit beiden Händen fest, und versuchen Sie, die Füße vom Boden abzuheben.

Bei der Einstellung der verschiedenen Höhen sollten die beiden Karabinerhaken ungefähr auf der gleichen Höhe mit den Daisy-Chains verbunden sein. Sogenannte »halbe« Stufenhöhen für die Feinjustierung können dadurch erreicht werden, dass die Karabinerhaken an der rechten und linken Daisy-Chain mit einer Schlaufenhöhe Unterschied eingehängt werden.

ÜBUNGSTIPP

Tipps zur Tuchaufhängung

Merken Sie sich die verschiedenen Einstellhöhen durch Abzählen der Schlaufen, beginnend von der untersten (= ersten) Schlaufe der Daisy-Chain, oder Sie machen sich eine kleine Notiz. So ersparen Sie sich bei den nächsten Übungseinheiten die Zeit zum Ausprobieren der richtigen Höhe.

Nach dem erstmaligen Waschen des Tuches überprüfen Sie Ihre Einstellungen.

Haken Sie auch das frei hängende Endstück der Daisy-Chain in den Karabinerhaken ein. Je höher das Tuch eingehängt ist, umso größer die Möglichkeit, dass sich das freie Ende der Daisy-Chain und das Aerial Tuch berühren. Aufgrund der relativ rauen Kanten der Daisy-Chain könnte diese das empfindliche Aerial-Tuch beschädigen.

KNIEHOHE EINSTELLUNG

1 ANSICHT VON VORN

Sie stehen hinter dem Tuch. Beugen Sie sich so tief nach unten, dass Sie das Tuch mit beiden Händen hüftbreit greifen und nach unten drücken können.

2 ANSICHT VON DER SEITE

Die kniehohe Einstellhöhe ist erreicht, wenn sich das Tuch bis auf die Höhe knapp unterhalb Ihrer Kniescheiben drücken lässt. Mit dieser Höheneinstellung sind Sie für alle in diesem Buch beschriebenen Übungen mit kniehohem Tuch bestens vorbereitet.

HÜFTHOHE EINSTELLUNG

Die hüfthohe Einstellung stellt im Grunde genommen einen Kompromiss zwischen »nicht zu hoch« und »nicht zu tief« dar: Hängt das Tuch zu hoch, werden Sie möglicherweise Schwierigkeiten haben, die Sitzpositionen komfortabel einzunehmen; hängt das Tuch zu tief, kann der Kopf bei den Umkehrhaltungen nicht frei nach unten hängen.

3 ANSICHT VON VORN

Sie stehen hinter dem Tuch. Greifen Sie das Tuch hüftbreit, und drücken Sie es stramm in Richtung Boden. Die optimale hüfthohe Einstellung ist erreicht, wenn Sie das Tuch mit dieser Haltung genau auf die Höhe der vorderen Hüftknochen (genau: der vorderen Darmbeinstacheln) drücken können.

4 ANSICHT VON DER SEITE

Zur Einstellung auf Hüfthöhe stellen Sie sich am besten ganz nah an das Tuch – je genauer Sie die Höhe ermitteln, umso größer ist die Wahrscheinlichkeit, dass Sie alle Übungen mit hüfthohen Einstellungen ohne spätere Nachjustierung ausführen können.

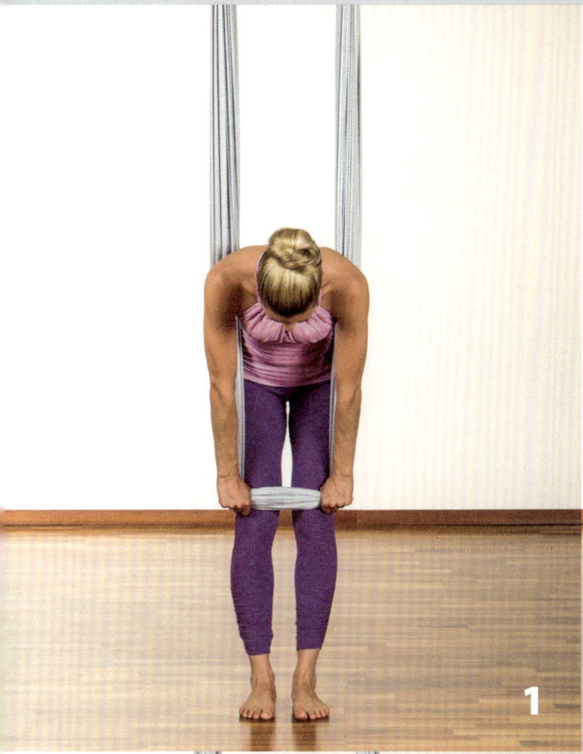
1

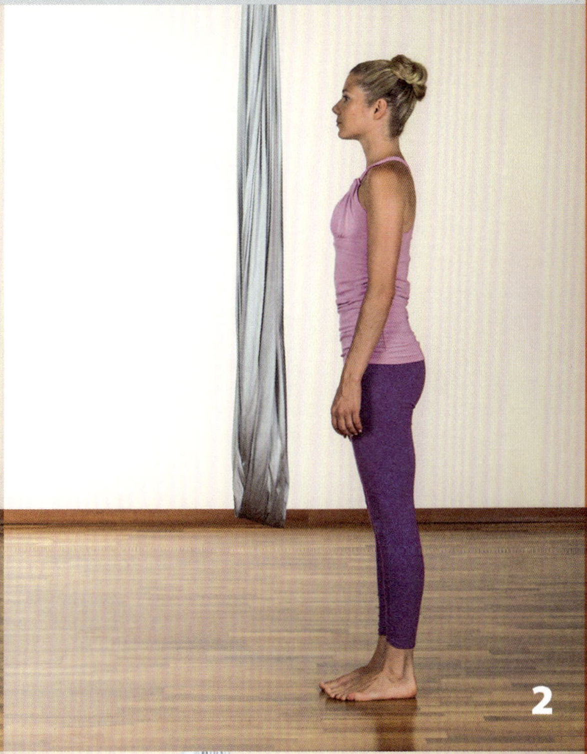
2

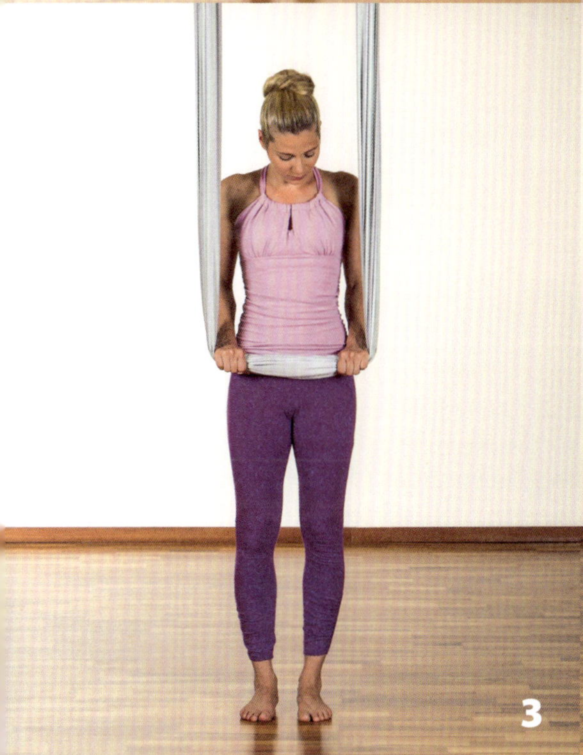
3

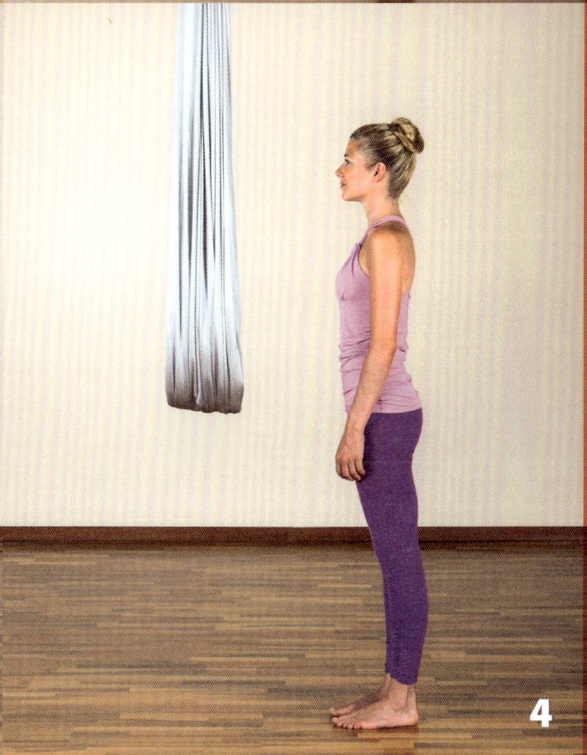
4

DIE LOTLINIE

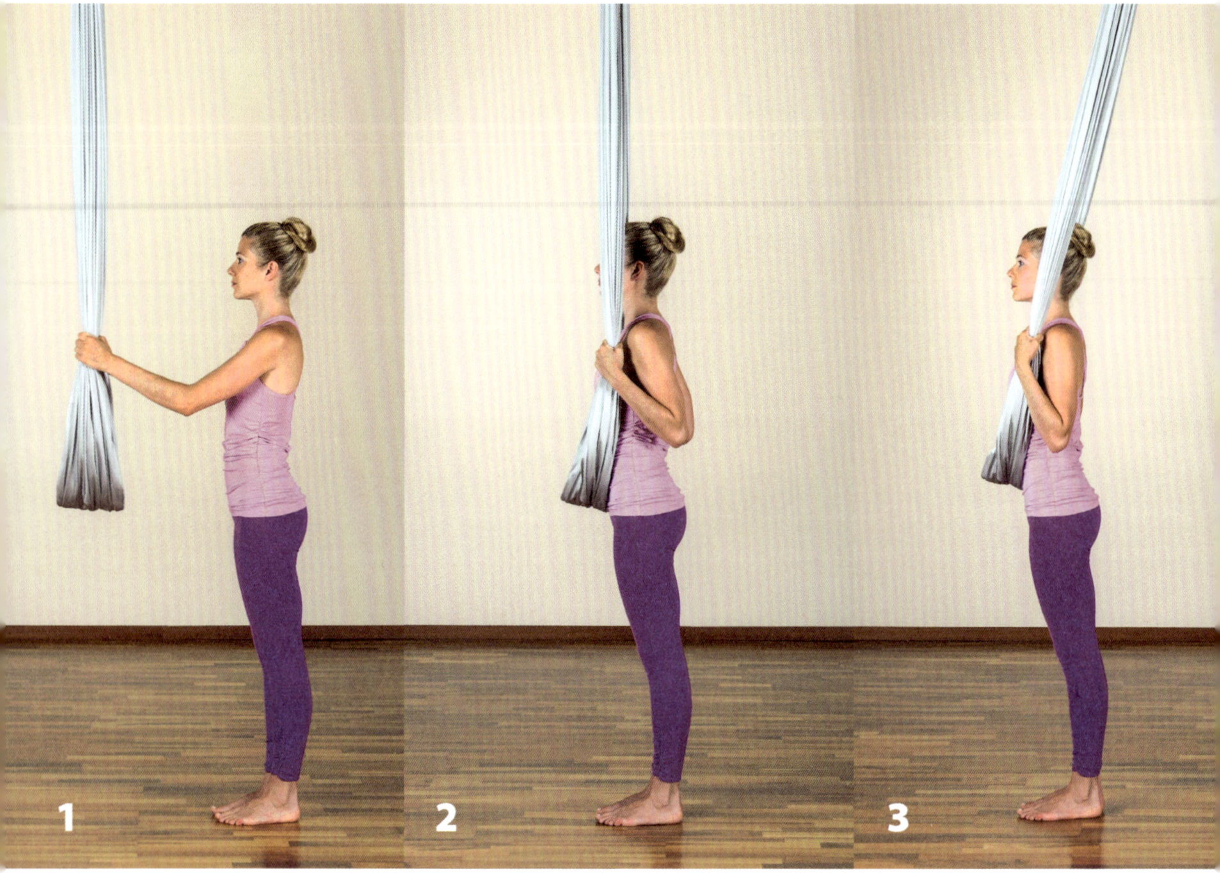

Frei hängend befindet sich das Aerial-Tuch genau in einer Linie unter der Aufhängung und bildet somit die Lotlinie. Bei einigen Übungen ist die Beachtung des richtigen Abstands zur Lotlinie sehr wichtig. Wir unterscheiden zwischen diesen 3 Positionen:

1 Sie stehen ***hinter der Lotlinie***, wenn Sie mit Blickrichtung zum Tuch dicht vor dem Tuch stehen.

2 Sie stehen ***in der Lotlinie***, wenn Sie genau unterhalb der Tuch-Aufhängung stehen.

3 Sie stehen ***vor der Lotlinie,*** wenn Sie mit dem Rücken sehr nah an der Lotlinie stehen.

Die Position zur Lotlinie sagt nichts darüber aus, wie das Tuch für die jeweilige Übung gehalten werden muss. Achten Sie vor allem immer darauf, dass Sie Ihre Körpermitte auch genau auf die Mitte der Tuchaushängung ausrichten. Es passiert leicht, dass eine Übung schwierig oder wackelig wird, weil zuvor keine zentrale Grundposition eingenommen wurde. Bei den frei schwebenden Übungen kann sich hierdurch ein ungewolltes Schwung- bzw. Drehmoment ergeben, das sich für Sie als Aerial-Einsteiger ungewohnt und etwas irritierend auswirken könnte.

POSITION ZUM TUCH

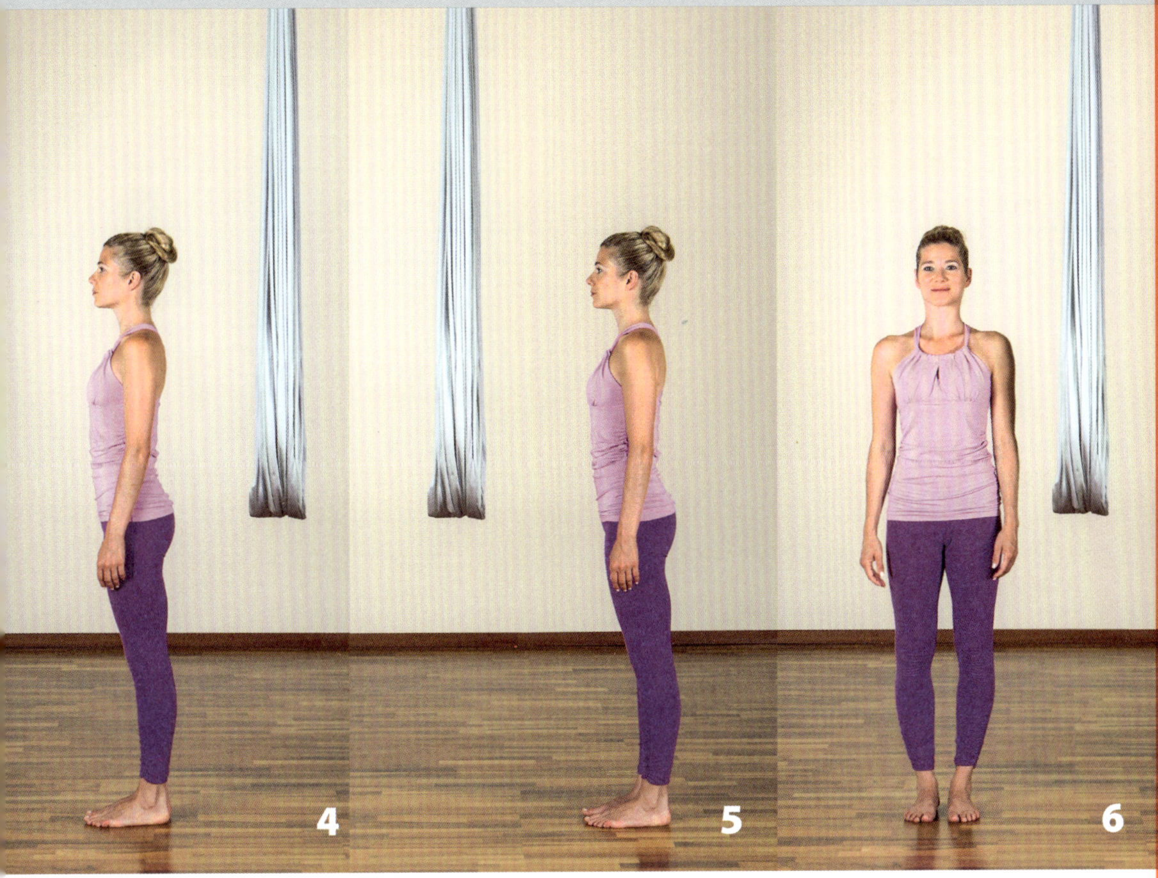

Schauen Sie sich als Nächstes die grundsätzlichen Positionen zum Tuch an. Dabei kann der Abstand zum Tuch je nach Übung sehr unterschiedlich sein. Im Übungskatalog weisen wir Sie regelmäßig darauf hin, in welcher Ausgangsposition Sie eine Haltung einnehmen sollen.

Wir unterscheiden die Positionen

4 vor dem Tuch stehend

5 hinter dem Tuch stehend und

6 seitlich zum Tuch stehend.

Nachdem Sie sich mit den verschiedenen Einstellhöhen und Positionen zum Tuch vertraut gemacht haben, legen Sie sich nun noch Ihre Yoga-Matte mittig unter das Tuch, also genau mit dem Mittelpunkt in die Lotlinie. Die Mattenränder bieten Ihnen jederzeit eine Hilfe zur Orientierung bei der Einnahme der richtigen Übungsposition.

NOCH EIN TIPP

Bitte verwenden Sie eine rutschfeste Yoga-Matte, denn bei einigen Haltungen, wie z.B. Leaning Plank (Seite 116), ist eine gute Haftung der Matte zum Boden hin gefordert, damit man nicht wegrutscht.

SO FALTEN SIE DAS TUCH

OFFENES TUCH

1 Je nachdem, mit welcher Blickrichtung Sie die nächste Übung einnehmen möchten, stehen Sie mit einer Armlänge Abstand vor oder hinter dem Tuch. Greifen Sie nun die vordere Kante des Tuches und schwenken es einige Male hin und her. Hierdurch kann sich das Tuch locker entfalten. Wir bezeichnen dies als offenes Tuch.

EINFACH GEFALTETES TUCH

2+3 Lassen Sie die Tuchkante nicht los, und treten Sie nun ganz an das Tuch heran, sodass Sie in der Lotlinie des Tuches stehen. Jetzt können Sie mit der freien Hand ganz leicht die andere, von Ihnen aus gesehen hintere Kante fassen und zu sich herholen. Legen Sie die beiden Stoffkanten ordentlich übereinander. Das Tuch ist nun einfach gefaltet.

DOPPELT GEFALTETES TUCH

4 Durch die einfache Faltung hat sich Ihnen gegenüber eine sogenannte geschlossene Kante gebildet. Greifen Sie nun diese Kante, und legen Sie sie genau auf die offene Tuchkante auf Ihrer Seite. Jetzt ist das Tuch zweifach (doppelt) gefaltet.

GERAFFTES TUCH

5 Nicht immer ist es notwendig, das Tuch so exakt zu falten. Für viele Übungen reicht es, das Tuch mit ein paar einfachen Handgriffen zusammenzuraffen.

SCHNELL GERAFFT ODER ORDENTLICH GEFALTET?

Bei den Übungsbeschreibungen nennen wir Ihnen stets, mit welcher der soeben beschriebenen Tuchfaltungen die jeweilige Haltung durchgeführt wird. Falls Sie später nicht mehr genau wissen, wie Sie das Tuch falten sollen, schauen Sie einfach auf dieser Seite nochmals nach.

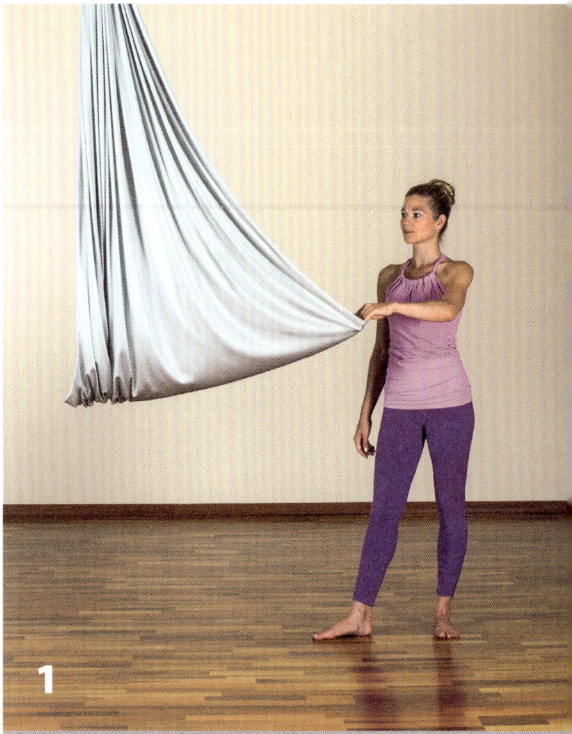

1

ÜBUNGSTIPP

- Durch die Faltung des Tuches ergeben sich zwei neue Tuchkanten, und zwar eine offene und eine geschlossene Kante. Die offene Kante sollte immer zu Ihrem Körper hin orientiert sein, die geschlossene Kante folglich immer von Ihrem Körper weg.

- Falten Sie das Tuch möglichst genau und ordentlich. Dadurch verringern Sie bei vielen Übungen den unangenehmen »Einschneide-Effekt« des Tuches in die Haut und das Bindegewebe.

- Sollten Sie das Tuch in bestimmten Haltungen als einschneidend empfinden, können Sie die Haltung nochmals neu einnehmen und das Tuch dabei in der Positionierung leicht verändern.

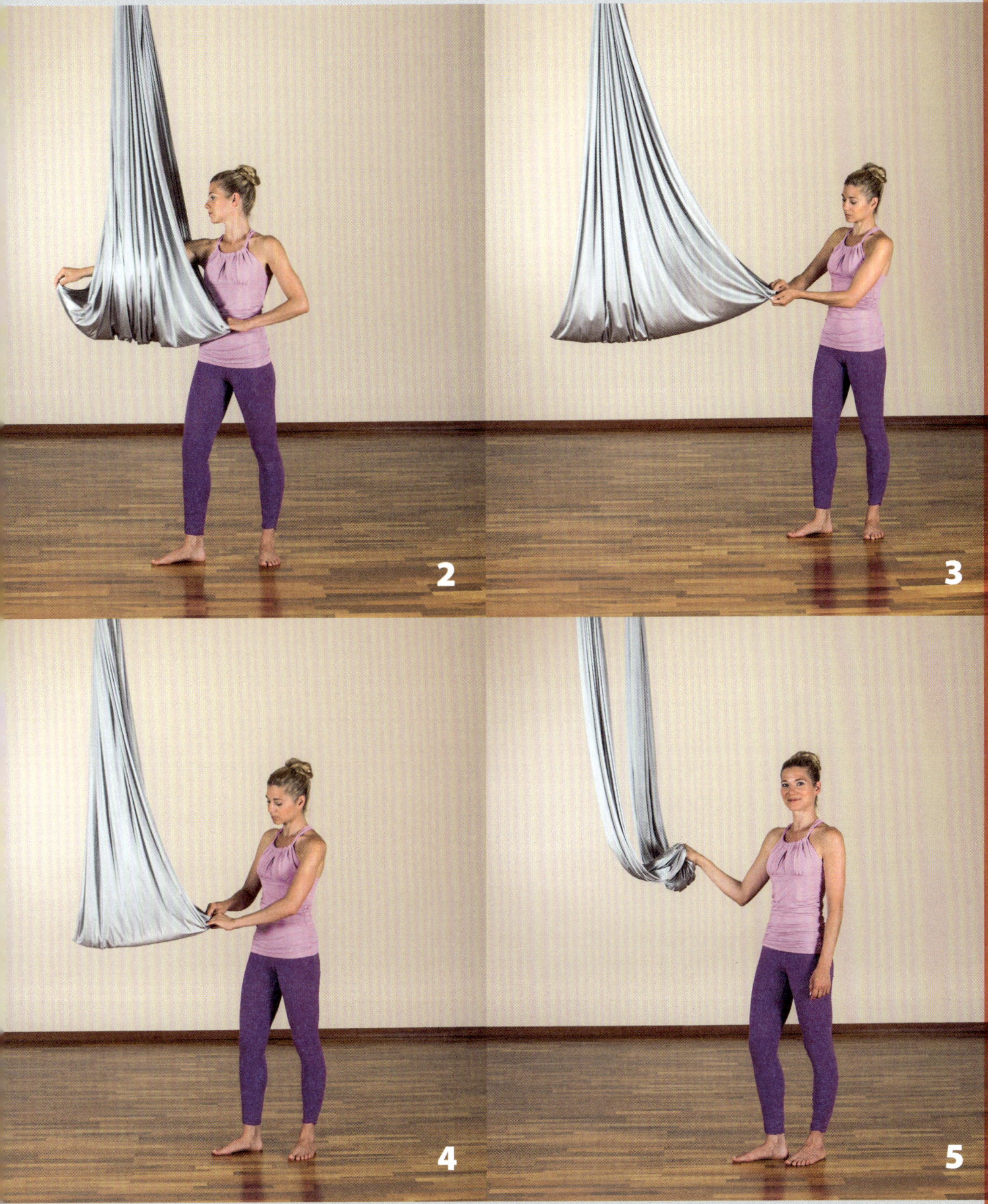
2
3
4
5

GRIPS
HANDHALTUNGEN

SIMPLE GRIP

1 Der einfache Griff ermöglicht bei vielen Übungen eine einfache und sichere Verbindung mit dem Tuch. Raffen Sie hierzu das Tuch zusammen, und umgreifen Sie es mit den Händen. Setzen Sie dazu ganz bewusst Ihre gesamte Fingerkraft ein, als würden Sie eine Faust machen. Bei Haltungen, die ein längeres Halten mit den Händen erfordern, werden Sie Ihre Unterarme spüren, denn dort sind die meisten Muskeln für das Greifen mit der Hand angelegt. Nehmen Sie sich bei den ersten Übungseinheiten genügend Pausen für die Erholung der Hände. Die Anstrengung in den Händen und Unterarmen ist normal! Bleiben Sie zuversichtlich: Mit zunehmender Übungspraxis wird die Handmuskulatur immer kräftiger.

EXPERTENHINWEIS

- Der Simple Grip ist ein sogenannter Kraftgriff. Dabei werden alle Finger einschließlich des Daumens über die Muskeln der Handinnenfläche eingesetzt. Den größten Kraftanteil steuern dabei die Muskeln von Daumen und kleinem Finger bei. Der Kraftgriff fällt vielen schwerer als der Präzisionsgriff, denn die meisten Menschen gebrauchen heutzutage ihre Hände im Alltag häufiger für feinfühliges Anfassen mit den Fingern als für festes Zupacken mit der ganzen Hand. Aerial stellt eine ideale Möglichkeit dar, die muskulären Defizite der Hand- und Unterarmmuskulatur auszugleichen.

- Um Überlastungen im Handgelenk vorzubeugen, sollte die Kraft in den Händen stets mit geradem Handgelenk übertragen werden. Dies ist insbesondere bei empfindlichen Handgelenken zu beachten.

REVERSE GRIP

2 Mit dem Rücken zum Tuch stehend, wird beim Reverse Grip das Tuch mit beiden Händen über dem Kopf gefasst. Spreizen Sie dazu einfach Daumen und Zeigefinger auseinander, und greifen Sie das Tuch über dem Kopf so, dass die Daumen auf der Innenseite des Tuches positioniert sind. Bei Haltungen mit dem Reverse Grip sollten Sie die Ellenbogen gerade nach vorn ausrichten und die Schultern nach unten ziehen. So erzielen Sie zusätzlich noch mehr Stabilität für Rücken und Schultern.

POWER GRIP

3 Beim Power Grip stehen Sie hinter dem Tuch und greifen mit beiden Händen das zusammengeraffte Tuch von oben. Durch den hüftbreiten Abstand zwischen den beiden Händen können Sie viel Kraft über die Schultern, Arme und Hände in das Tuch übertragen. Halten Sie die Handgelenke dabei unbedingt gestreckt. Beim Power Grip können die Finger als Variante auch gestreckt werden, anstatt zur Faust, wie hier dargestellt, zusammengezogen zu werden.

PRAYER HANDS

4 Bei dieser Handhaltung werden die Hände mit den Handflächen zueinandergelegt, um dann die Handkanten mit gestreckten Armen in das zusammengeraffte Tuch zu legen. Die Schultern werden dabei vom Kopf weg zum Becken gezogen, die Arme werden mit intensiver Spannung in Streckung gehalten. Im Aerial-Training werden Prayer Hands gerne in Kombination mit kraftvollen Schulter-Arm-Haltungen angewendet, um die Aktivität der Muskeln im Oberkörper und in den Armen noch effizienter einzusetzen.

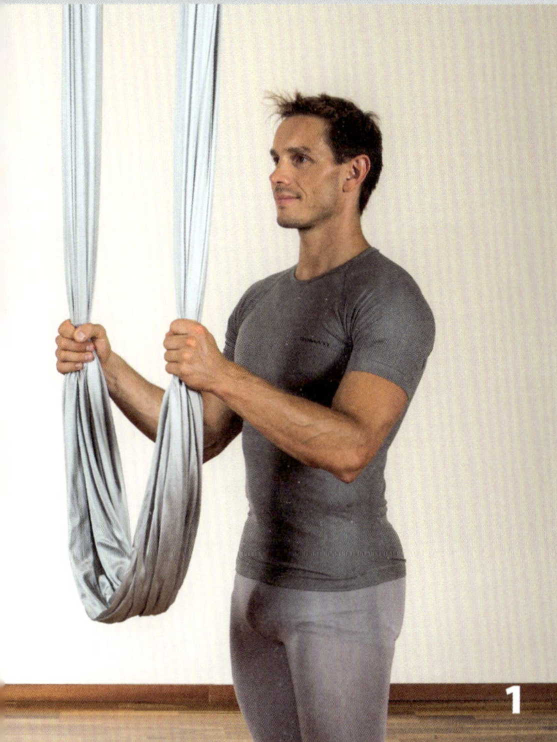
1

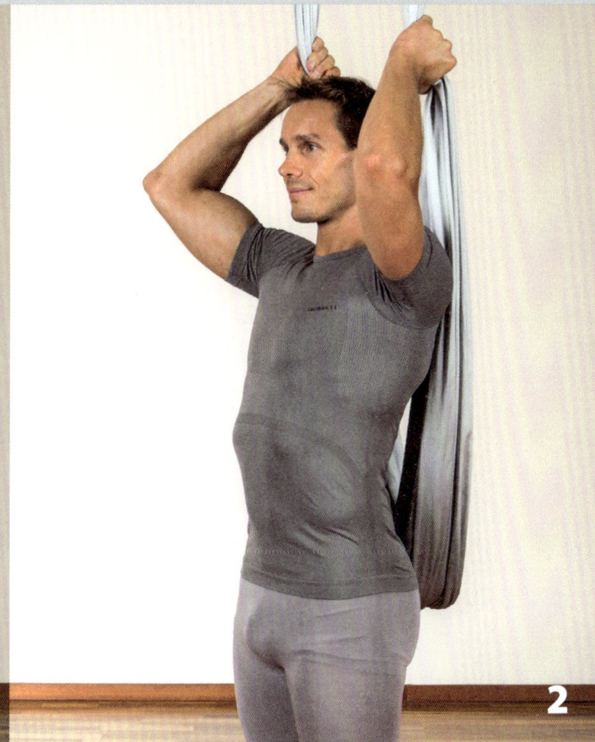
2

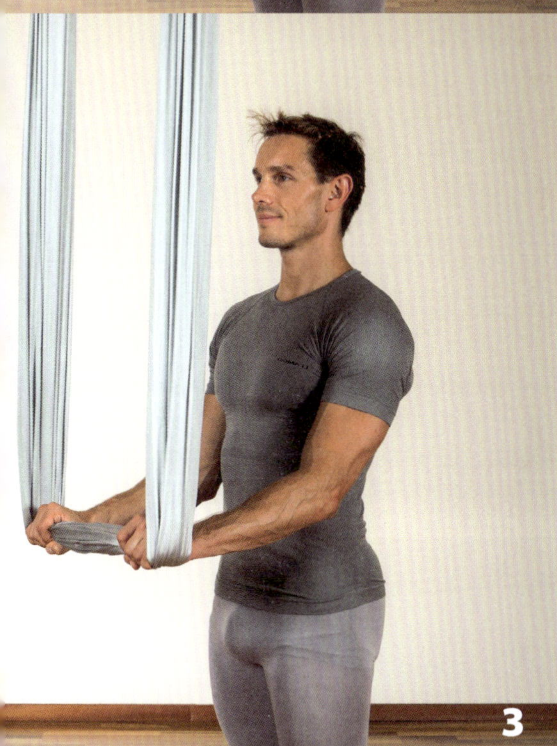
3

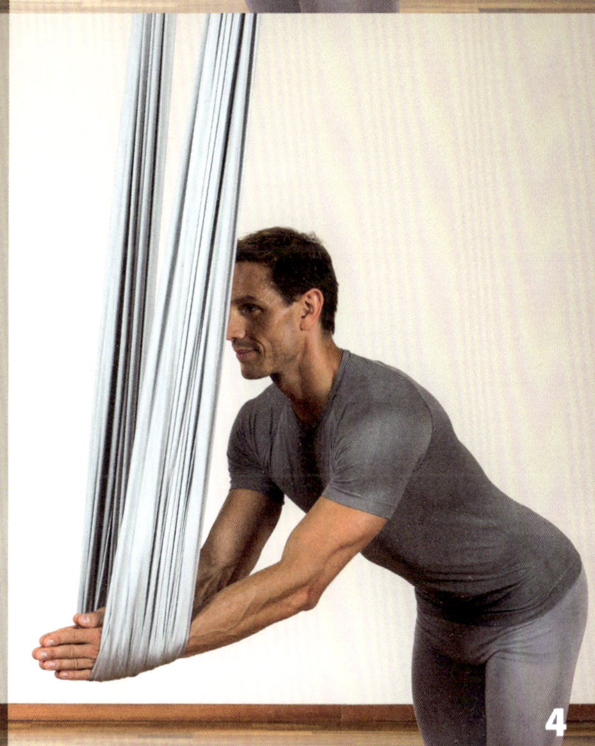
4

WRAPS

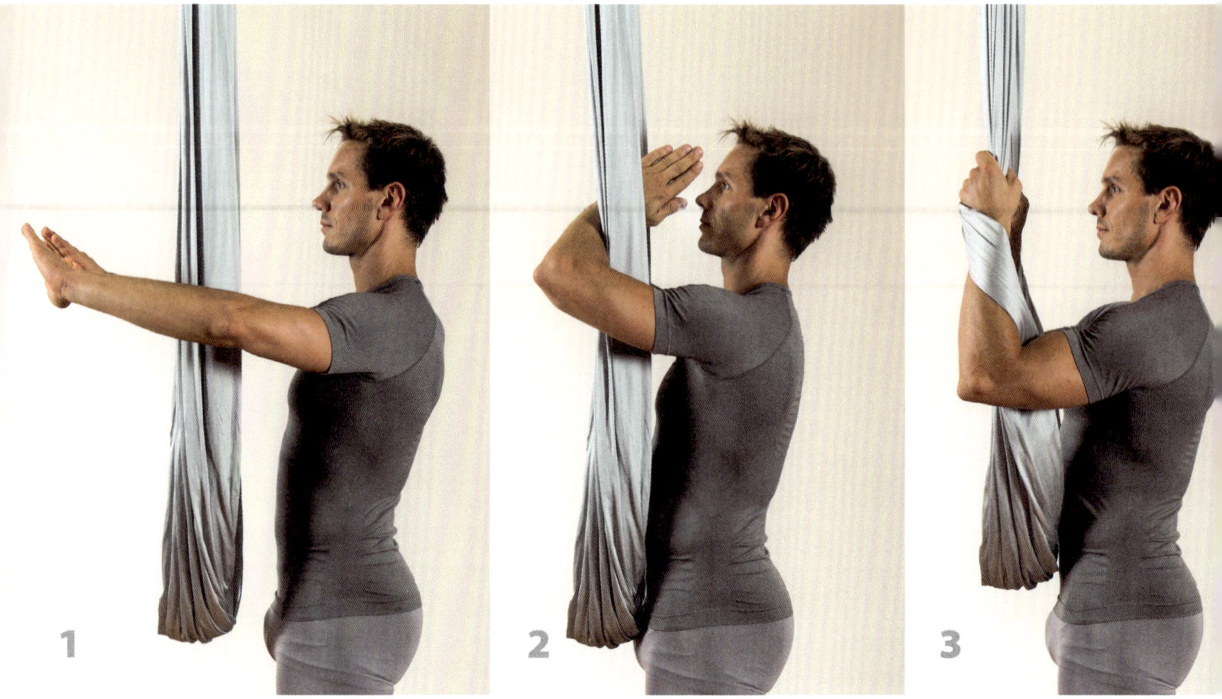

Bei vielen Aerial-Übungen wird die Kraft vom Körper ins Tuch mithilfe von Wraps übertragen. Wraps sind Griffhaltungen, bei denen neben dem Griff mit der Hand noch ein oder zwei zusätzliche Umwicklungen des Tuches um das Handgelenk bzw. um den Unterarm für mehr Unterstützung bei der Kraftübertragung sorgen. Hierzu zählen der Single Wrap und der Double Wrap. Vor allem zu Beginn Ihrer Übungspraxis sind diese Grifftechniken sehr vorteilhaft, da die Kraft in Händen und Unterarmen unter Umständen noch nicht so gut entwickelt ist. Daneben gibt es auch Wraps, die Körper und Tuch durch die Wickeltechnik miteinander verbinden. Hierzu dient als Beispiel der Shoulder Wrap.

SINGLE WRAP

1–3 In der Ausgangsposition stehen Sie hinter dem Tuch mit Blick nach vorn. Strecken Sie die Arme seitlich am Tuch nach vorn aus. Führen Sie nun die Hände von außen nach innen und umgreifen dann von innen das geraffte Tuch mit einer Faust. Nun haben Sie das Tuch einmal um den Unterarm gewickelt, daher heißt dieser Griff Single Wrap. Wenn Sie die Schultern nach unten ziehen und die Ellenbogen geradeaus nach vorn ausrichten, kommen Sie in eine optimale Ausgangsposition, um besonders kraftvolle Haltungen und Bewegungen ausführen zu können.

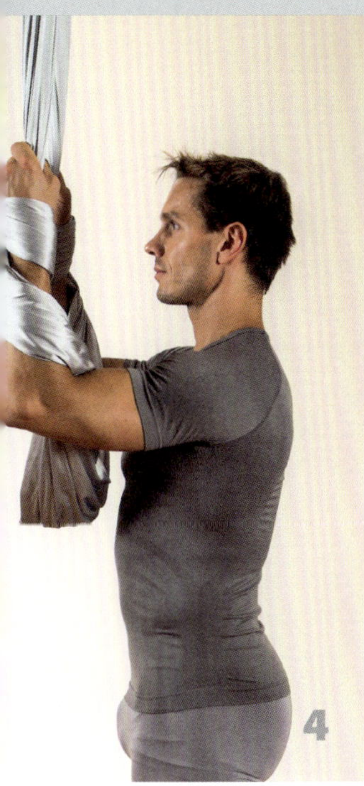

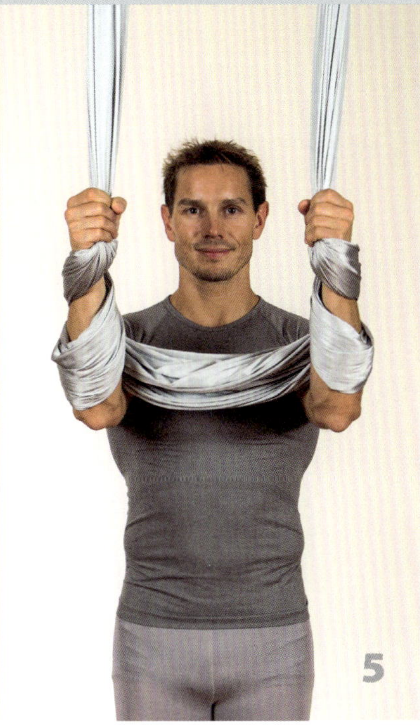

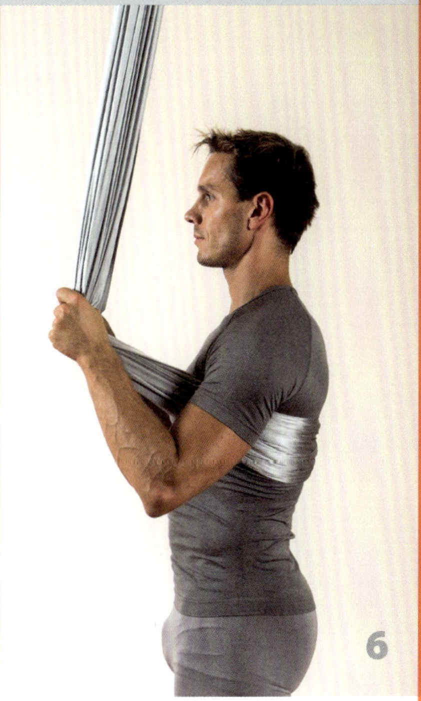

DOUBLE WRAP

4+5 Für einen Double Wrap machen Sie das Gleiche wie für einen Single Wrap, nur mit dem Unterschied, dass Sie mit den Händen nicht einmal von vorn nach innen zwischen das Tuch greifen, sondern zweimal, und dann erst das geraffte Tuch mit den Händen fest umfassen. Durch diese Technik wird das Tuch doppelt um die Handgelenke bzw. die Unterarme geführt. Achten Sie dabei auf eine gleichmäßige Tuchwicklung, das heißt, Handgelenk und Unterarm werden jeweils einmal umwickelt. Hände und Arme sollten dabei, wie in der Ansicht von vorn dargestellt, genau in einer Ebene mit den Schultern geführt werden. Für bestimmte Übungen ist diese Griffart angenehmer und ermöglicht eine leichtere Kraftübertragung von den Armen in das Tuch.

SHOULDER WRAP

6 Mit einem Shoulder Wrap schaffen Sie die Ausgangsposition für verschiedene Aerial-Übungen, bei denen der Rumpf durch das Tuch unterstützt wird. Zur Einrichtung stehen Sie in der Lotlinie mit dem Rücken zum Tuch. Führen Sie das geraffte Tuch unter den Armen nach vorn zu den Händen durch. Das Tuch sollte dabei den Rücken auf Höhe der Schulterblattspitzen umwickeln, keinesfalls auf Höhe der Achselhöhlen. Ziehen Sie mit den Händen das positionierte Tuch etwas strammer nach vorn, damit es nicht allzu sehr verrutschen kann, bevor Sie in die gewünschte Haltung kommen. Unter Umständen wird Ihnen dabei die Unterstützung durch das Tuch im Bereich des Rückens oder in den Achselhöhlen sehr stramm vorkommen. In diesem Fall raffen Sie den Tuchstoff bei der Einrichtung des Shoulder Wrap von vornherein nicht zu eng zusammen, sondern fächern ihn etwas auseinander, um eine größere Fläche zu erzeugen.

SEATS
SITZPOSITIONEN

In der Aerial-Übungspraxis spielen die verschiedenen Sitzpositionen eine zentrale Rolle. Sie dienen als Einstieg für eine Vielzahl unterschiedlicher Haltungen und Übungssequenzen. Bestimmte Sitzhaltungen eignen sich auch als eigenständige Positionen für Entspannungs- oder Meditationsübungen.

SCHAUKELSITZ

1 Der Schaukelsitz ist der einfachste, jedoch nicht unbedingt der bequemste Sitz. Sie stehen mit dem Rücken vor dem Aerial-Tuch und setzen sich ganz einfach in das zusammengeraffte Tuch. Versuchen Sie den Körperschwerpunkt mittig einzurichten – dazu werden Sie mit dem Gesäß etwas unterhalb der Sitzbeinhöcker auf dem Tuch sitzen. Lehnen Sie den Oberkörper ganz leicht nach hinten, während die Beine vorn für Gegengewicht sorgen. Mit beiden Händen halten Sie sich dabei bequem in Balance.

ÜBUNGSTIPP

Genussvoll sitzen und schweben

Sowohl der John-Wayne-Sitz als auch der schwebende Schneidersitz eignen sich hervorragend für Entspannung und Meditation. Das Aerial-Tuch verschafft Ihnen eine angenehme Rückenlehne und erlaubt Ihnen sogar, den Kopf anzulehnen. Das Tuch wirkt wie ein schützender Kokon um Ihren Körper.
Genießen Sie die Momente innerer Einkehr in einer schwebenden Sitzposition. Während Sie die Welt um sich herum verblassen lassen, nehmen Sie sich in schwebender Haltung als Verbindung von Körper und Geist wahr.

Anders als in freien Sitzhaltungen auf dem Boden sorgt das Aerial-Tuch für eine bequeme und unangestrengte Sitzposition. Ohne dass Sie durch die sonst üblichen Unbequemlichkeiten im Sitzen abgelenkt werden, können Sie sich bei Meditationsübungen leichter auf sich selbst konzentrieren.

ANMERKUNG

Die Sitzbeinhöcker bilden den tiefsten Punkt der Sitzbeine im Becken und sind auf festen Sitzunterlagen meistens deutlich spürbar.

SCHALENSITZ

2 Der Schalensitz ist die etwas bequemere Variante des zuvor beschriebenen Schaukelsitzes. Hierzu falten Sie das Tuch zweifach. Halten Sie die offenen Kanten mit einer Hand fest, und stellen Sie sich mit dem Rücken zur Tuchkante. Halten Sie die Tuchkante jetzt mit beiden Händen rechts und links fest, stellen sich auf die Zehenspitzen und ziehen das Tuch mit einem sanften Ruck unter Ihr Gesäß. Achten Sie vor der Einnahme der Sitzposition darauf, nicht zu weit von der Lotlinie entfernt zu stehen, sonst wird der Einstieg schwieriger.

JOHN-WAYNE-SITZ (REITERSITZ)

3 Stellen Sie sich seitlich zum Tuch. Raffen Sie das Tuch nun beginnend von der vorderen Kante ungefähr bis zur Tuchmitte zusammen und steigen mit einem Bein in das Tuch ein. Die nicht geraffte Tuchseite ziehen Sie unter diesem Bein bis zur Kniekehle. Ziehen Sie als Nächstes den zusammengerafften Stoff schwungvoll bis zur Kniekehle des anderen Beins und setzen sich dabei breitbeinig in das Tuch. Sie sitzen nun wie ein Reiter auf einem Pferd in dem Tuch. Verteilen Sie den Stoff gleichmäßig unter die Oberschenkel, und lassen Sie die Unterschenkel entspannt heraushängen. Zur geraden Aufrichtung des Oberkörpers fassen Sie mit beiden Händen das Aerial-Tuch hinter dem Kopf und ziehen sich in eine aufrechte Position.

FLOATING TAILORS SEAT (SCHNEIDERSITZ)

4 Ausgehend vom John-Wayne-Sitz, können Sie die beiden Unterschenkel ins Tuch hineinziehen und zu einem Schneidersitz einrichten. Bei Knieproblemen beachten Sie bitte die zusätzliche Zugwirkung des Aerial-Tuches auf die Kniebeugung. Verzichten Sie lieber auf diese Sitzhaltung, wenn sich der Zug unangenehm in den Knien spürbar macht.

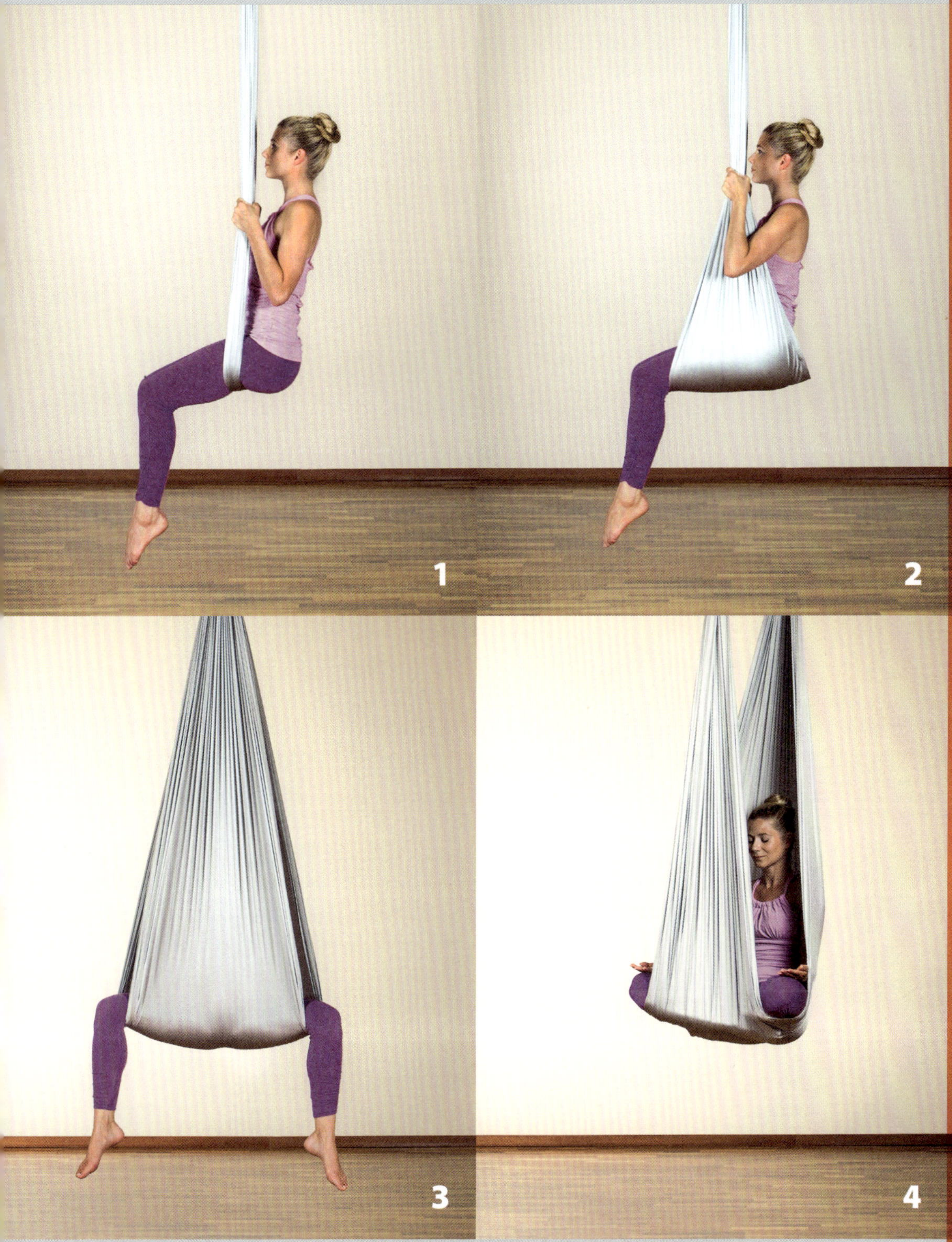
1
2
3
4

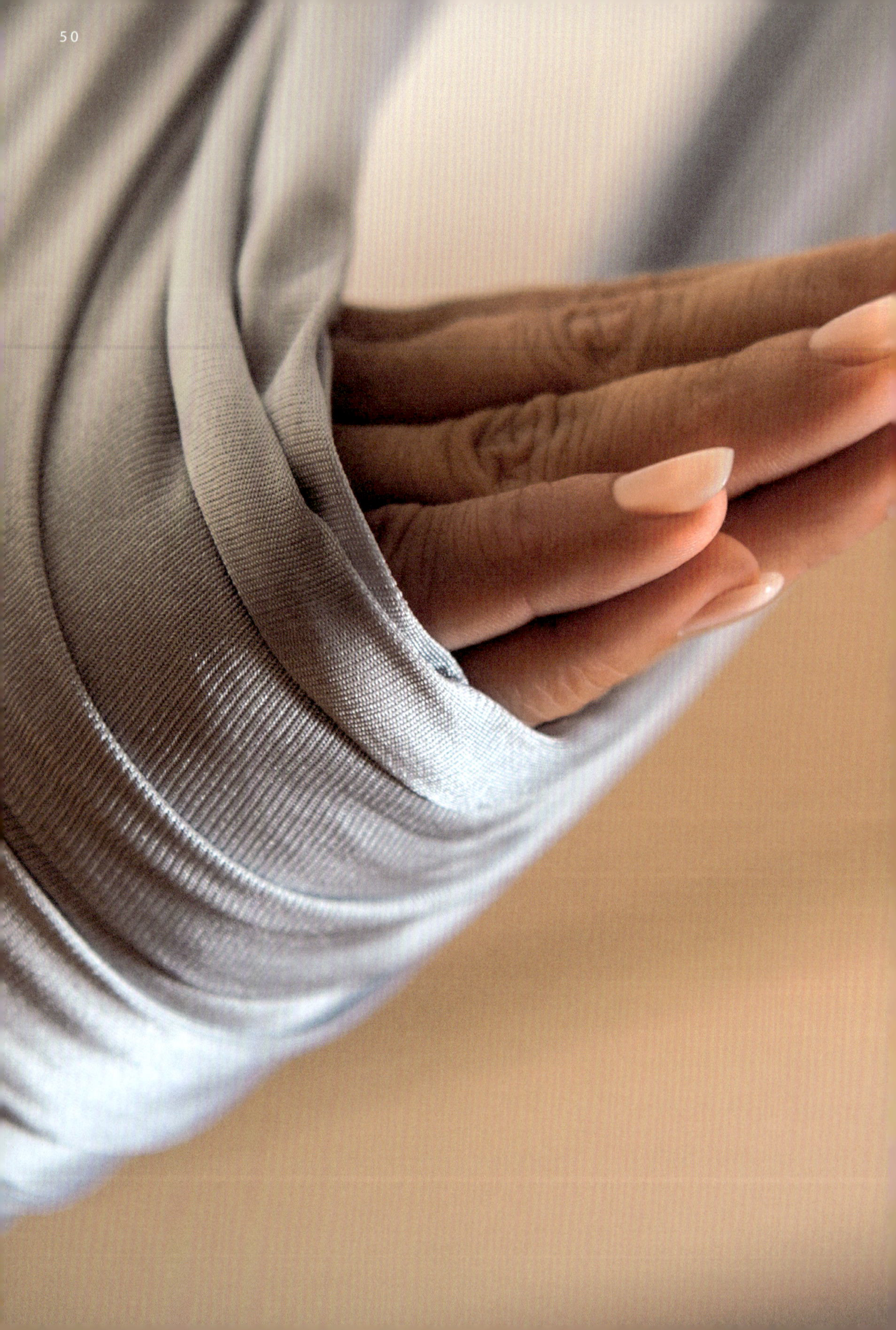

SEATED & KNEE GROUNDED POSES

AERIAL ALS WORKOUT

Die Übungen der Kategorie Seated & Knee Grounded Poses geben Ihnen die Möglichkeit, sich von einer komfortablen Position ausgehend mit dem Tuch zu befassen. Trotz des sicheren Kontakts zum Boden sind die Übungen sehr intensiv und wirkungsvoll. Sie müssen sich nicht allzu sehr mit der Technik des Tuches und seinen Eigenheiten auseinandersetzen und können sich sozusagen voll auf Ihre Körperarbeit konzentrieren. Zusammen mit den Übungen des nächsten Abschnitts (Body Grounded Poses, ab Seite 73) bilden sie das Fundament für eine umfassende Workout-Serie auf dem Boden. Das Aerial-Tuch zeigt sich auch bei den Seated & Knee Grounded Poses als variabel einsetzbares Hilfsmittel.

AERIAL ALS FUNCTIONAL TRAINING

In der Trainings- und Sportwelt findet Functional Training immer mehr Anklang. Aerial liegt dabei voll im Trend, denn es erfüllt die wesentlichen Trainingsprinzipien von Functional Training. Es geht dabei nicht um die reine Verbesserung von Beweglichkeit oder Kraft, sondern darum, den Körper bei gleichzeitiger Eigenstabilisation zu fordern. Da das Aerial-Tuch kein starres Trainingsgerät ist, erfordert es bei den meisten Übungen ein hohes Maß an zusätzlicher Körperspannung und Kraft für den Balanceausgleich. Dies entspricht genau den Anforderungen in der Realität, denn im Alltag oder bei der Ausübung von anderen Sportarten muss der Körper ebenfalls mit unterschiedlichen Aufgaben und Anforderungen gleichzeitig klarkommen. Functional Training und Aerial bereiten die Muskeln und Gelenke auf diese vielseitigen Beanspruchungen besonders gut vor. Neben dem gesteigerten Fitnesslevel wird dabei auch besonders das allgemeine Verletzungsrisiko reduziert.

Functional Training
Functional Training ist eine alltagsrelevante und sportartübergreifende Trainingsform. Sie beinhaltet komplexe Bewegungsabläufe, die mehrere Gelenke und Muskelgruppen gleichzeitig beanspruchen.

AERIAL ALS TRAINING FÜR RÜCKEN UND RUMPF

Ein effizientes Rückentraining ist letztendlich ein spezialisiertes Functional Training. Aerial eignet sich besonders gut, um den Rumpf und den Rücken in physiologischen Haltungen und Bewegungsabläufen zu trainieren. Dazu finden Sie in den folgenden Abschnitten eine Vielzahl von Übungen. Für den Fall, dass eines Ihrer Ziele speziell auf die Verbesserung Ihrer Rückenstabilität ausgelegt ist, haben wir im letzten Kapitel des Buches ein Übungsprogramm für ein Rückentraining zusammengestellt (Seite 188).

EXPERTENHINWEIS

Pflegen Sie Ihre Gelenke
Viele Übungen der Seated & Knee Grounded Serie eignen sich gut, um die Gelenke und Muskeln ganz bewusst physiologisch einzusetzen. Physiologisch bedeutet in diesem Zusammenhang körpergerecht oder gelenkgerecht. Wird ein Gelenk zu intensiv und zu häufig beansprucht, erhöht sich die Gefahr der Abnutzung; ist die Beanspruchung zu selten und zu gering, verlieren die Gelenke ebenfalls ihre Funktionalität. Die physiologische Beanspruchung der Gelenke und Muskeln ist also gleichzeitig Gelenkpflege, oder anders ausgedrückt:
Aktive Gelenkpflege = körperliche Altersvorsorge

Auch wenn Sie noch so jung sind: Mit aktiver Altersvorsorge kann man nicht früh genug beginnen, und mit Aerial macht es richtig Spaß!

SEATED SERIES
Sukhasana

TUCH
- Hüfthoch
- Gerafft

WIRKUNG
- Mobilisierung der Schultern
- Rumpf- und Rückendehnung
- Beweglichkeit für Becken und Hüftgelenke

BESONDERHEITEN
- Ideal zur Streckung der Wirbelsäule geeignet
- Üben Sie vorsichtig bei Knieproblemen

EXPERTENHINWEIS

- Der Schneidersitz wird erst dann eine wirklich angenehme Sitzhaltung, wenn die Hüftgelenke und die Lendenwirbelsäule so beweglich sind, dass eine Aufrichtung der Wirbelsäule mit moderatem Kraftaufwand im Rücken erreicht werden kann. Die Aerial-Variante als Stretched Tailors Seat fördert genau diese Beweglichkeit.

- Die in dieser Übung erzeugte Streckung der Wirbelsäule wirkt sich sehr günstig bei Beweglichkeitsdefiziten oder Problemen im Bereich der Wirbelsäule aus.

- Wichtig: In den Knien darf keine unangenehme Belastung verspürt werden!

STRETCHED TAILORS SEAT

1 In der Ausgangsposition sitzen Sie im Schneidersitz hinter dem Tuch mit Blickrichtung nach vorn. Lassen Sie ein wenig Abstand zwischen Ihrem Oberkörper und dem hängenden Tuch. Fassen Sie das Tuch mit einem Single Wrap, und richten Sie die Wirbelsäule auf.

DYNAMISCHE VARIANTE

2 Mit der Einatmung schieben Sie den Oberkörper nach vorn und bringen dabei die Arme in Streckung. Mit der Ausatmung kommen Sie zurück in die Ausgangsposition. Die Einatmung mit der Bewegung nach vorn sorgt für zusätzliche Stabilität im Rumpf; aktivieren Sie Ihr Powerhouse! Führen Sie diese Bewegung 8- bis 12-mal aus.

STATISCHE VARIANTE

Sie schieben den Oberkörper wie in der dynamischen Variante nach vorn. Dort bleiben Sie ungefähr 5 bis 10 lange Atemzüge. Der Kopf verweilt neutral zwischen den Armen. Lassen Sie dabei die Schulterblätter aktiv und ziehen diese vom Kopf weg in Richtung Becken. So vermeiden Sie, dass der Oberkörper durchhängt.

WEITERE ÜBUNGSHINWEISE

Sie können die Ausgangsposition natürlich verändern, das heißt weiter weg vom Tuch oder auch weiter nach vorn. Aber beachten Sie, dass es nicht darum geht, den Oberkörper möglichst tief zum Boden zu bringen, sondern eine moderate Vorbeuge aus dem Becken heraus zu entwickeln. Hierbei stehen die sanfte Streckung der Wirbelsäule sowie die gleichmäßige Dehnung der Rumpf- und Rückenmuskulatur im Vordergrund.

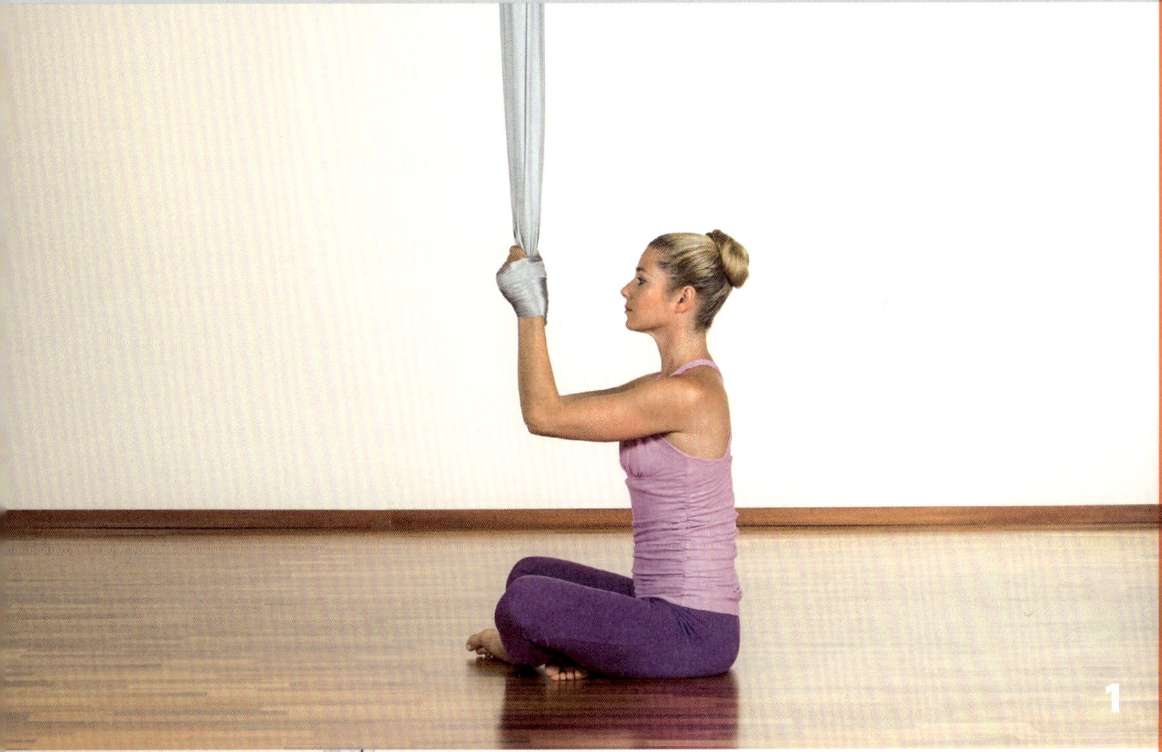
1

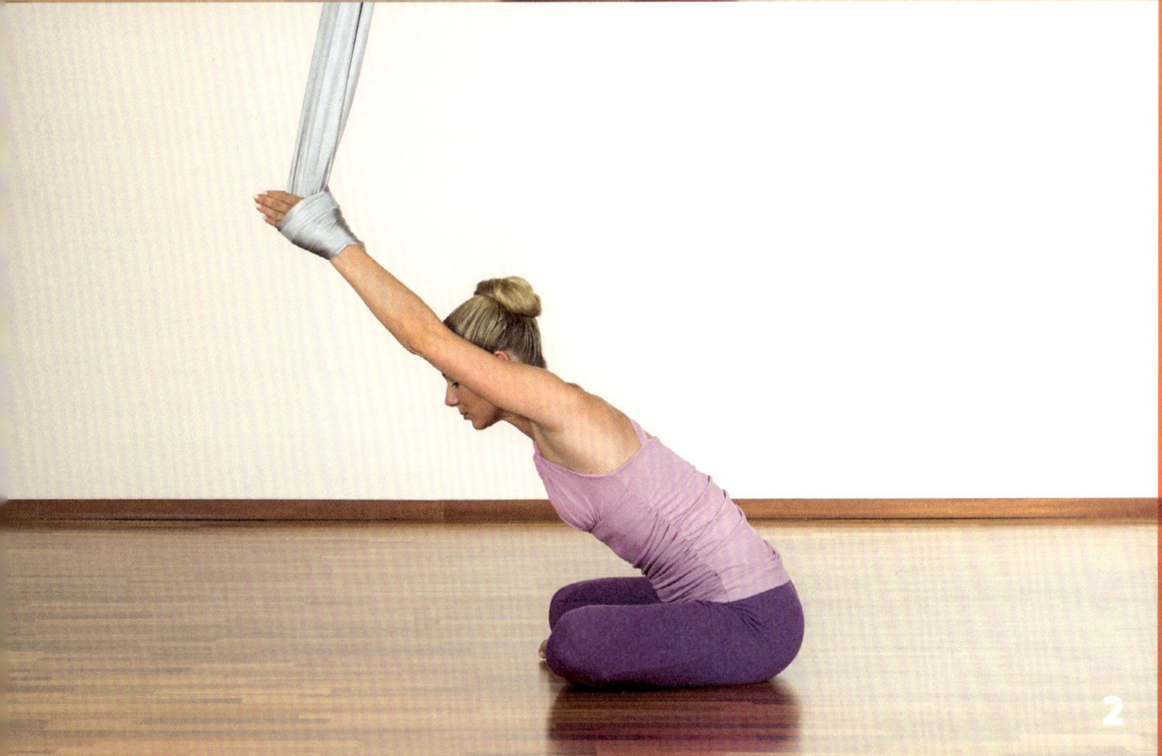
2

SEATED SERIES
Upavishtha Konasana

TUCH
- Hüfthoch
- Gerafft

WIRKUNG
- Mehr Beweglichkeit im Becken und Rücken
- Mehr Beweglichkeit in den Beinen

BESONDERHEITEN
- Ideal geeignet als Rücken-Übung
- Ideal für Vielsitzer
- Gut als Vordehnung für weitere Haltungen
- Reduziert Muskelverspannungen

ÜBEN SIE VORSICHTIG BEI
- Problemen mit den Hüftgelenken

ÜBUNGSTIPP

- Upavishtha Konasana ist im klassischen Hatha Yoga eine sehr anspruchsvolle Haltung, in welcher der Oberkörper ohne Unterstützung und aus eigener Kraft heraus nach oben aufgerichtet wird, während die Beine ausgespreizt sind. Die Arme werden dabei zusätzlich gerade nach oben gestreckt, wodurch sich die Aufrichtung des Oberkörpers noch schwieriger gestaltet.

- Durch das Aerial-Tuch wird die Haltung in den verschiedenen Varianten für jeden machbar: Die Wirbelsäule erfährt eine angenehme Streckung. Die Dehnung der Beinrückseite kann über die Fixierung des Tuches mit den Händen in verschiedenen Einstellungen von sanft bis intensiv eingestellt werden.

- Die Arme, Schulter- und Nackenmuskeln erfahren eine angenehme Dehnung.

BODY FLOATING STRADDLE

Bei dieser Übung kommen Sie in den Genuss, Ihren Körper in einem intensiven Wechsel zwischen Körperspannung im Rumpf, Dehnung der Beininnenseiten und Entspannung des Rückens zu spüren. Bezeichnenderweise heißt diese Übung daher Body Floating Straddle. In der Entspannungsphase lassen Sie Ihren Körper im wahrsten Sinne des Wortes nach hinten fließen.

1 In der Ausgangsposition sitzen Sie im Grätschsitz hinter dem Tuch. Greifen Sie das Tuch mit beiden Händen als Single Wrap. Halten Sie die Arme gestreckt, und schieben Sie den Oberkörper in eine schräg nach vorn gerichtete Position. Dabei die Beine anspannen und die Füße in Flex-Position anziehen. Eine konsequente Rückenstreckung hält Oberkörper und Arme in einer geraden Linie.

2 Nun richten Sie sich wieder auf, rollen das Becken zurück und lassen den Oberkörper ganz entspannt nach hinten hängen. Halten Sie sich dabei einfach nur mit den Händen am Tuch fest. Sie können die beiden Positionen vorn und hinten jeweils für ein paar Atemzüge als statische Variante halten oder in der dynamischen Variante synchron mit der Atmung ausführen: Atmen Sie ein, wenn Sie mit dem Oberkörper in die lang gestreckte vordere Position kommen, und atmen Sie aus, wenn Sie mit dem Oberkörper in die entspannte Position nach hinten kommen. Führen Sie in der dynamischen Variante 8 bis 12 Wiederholungen durch.

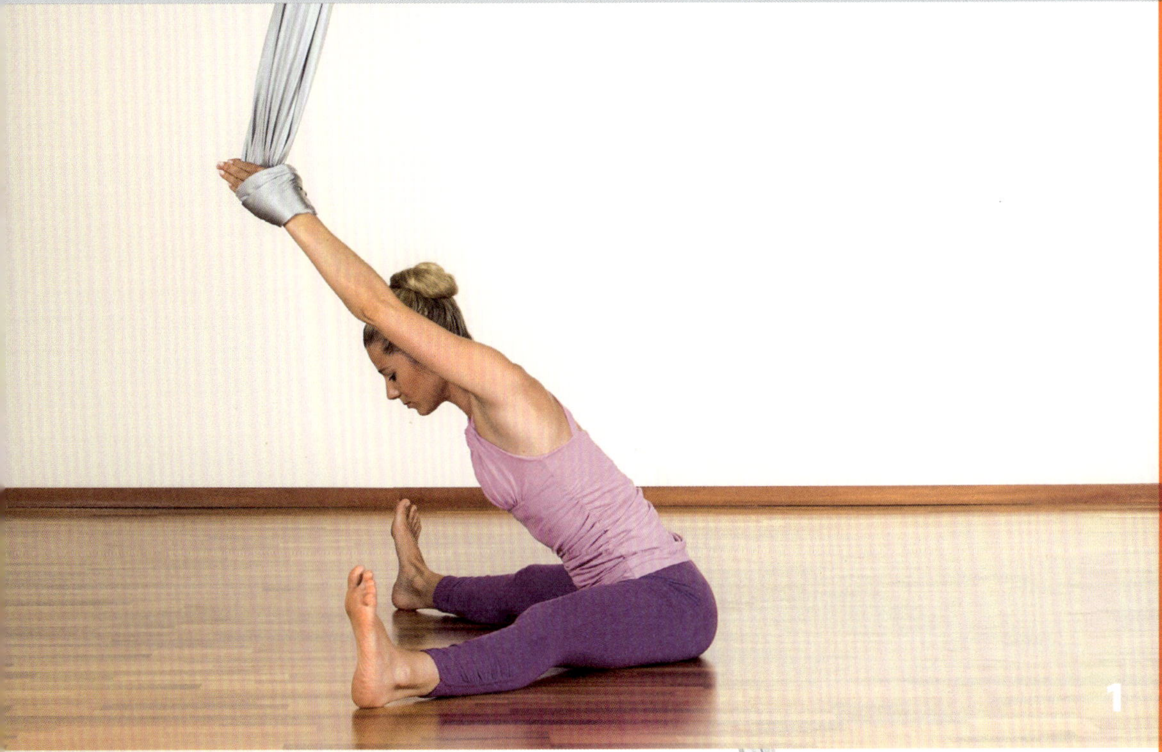

1

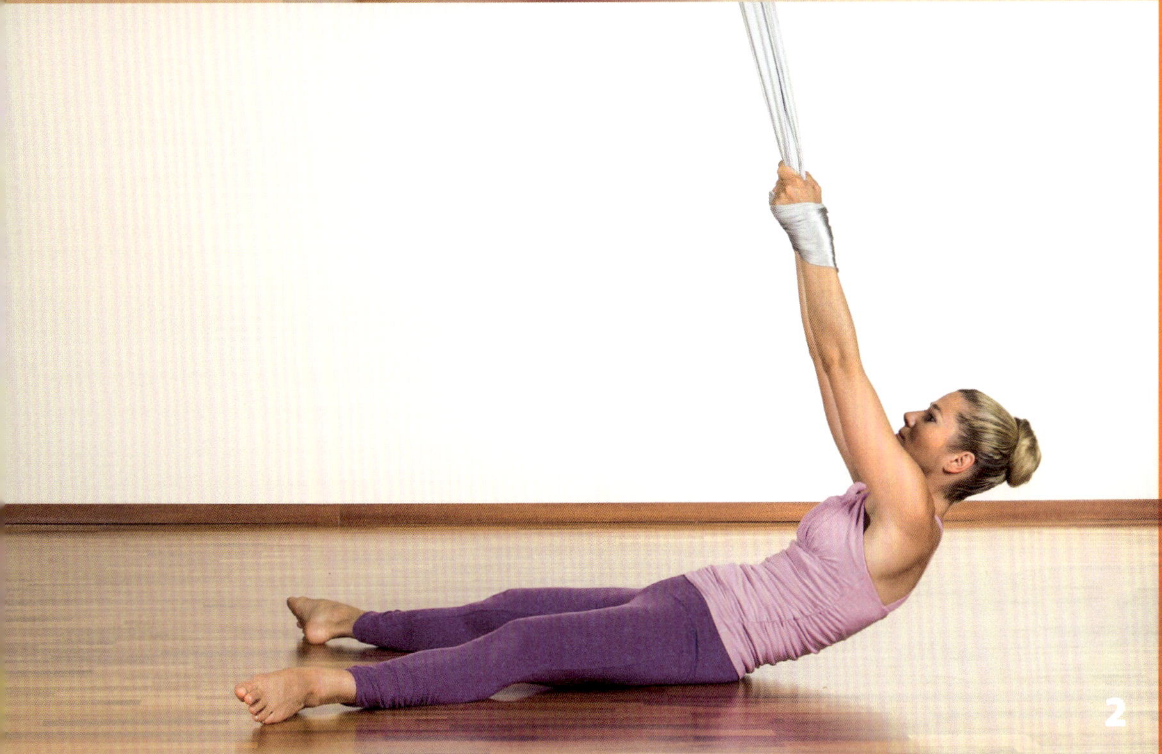

2

SEATED SERIES
Parshva Upavishtha Konasana

TUCH
- Variable Einstellung von kniehoch bis hüfthoch möglich
- Gerafft
- Je tiefer das Tuch hängt, umso mehr Beweglichkeit ist erforderlich

WIRKUNG
- Mehr Beweglichkeit im Becken und Rücken
- Mehr Beweglichkeit in den Beinen
- Mehr Beweglichkeit in den Rumpfflanken und im Brustkorb

BESONDERHEITEN
- Aufgrund der intensiven Dehnungswirkungen der seitlichen Rumpfpartien und des Brustkorbs sollte diese Übung wohldosiert ausgeführt werden.
- Üben Sie vorsichtig bei bereits bestehenden Rückenproblemen.

ÜBUNGSTIPP

Seated Side Swing als »2E«-Übung
- Einfach und effektiv – oder kurz »2E«: So bezeichnen wir Übungen, die jeder leicht und unkompliziert ausführen kann und dabei einen überdurchschnittlich hohen Wirkungsgrad auf die Physis erreicht.
- Auf den ersten Blick ist der Seated Side Swing eine recht einfache Übung, aber der Schein trügt. In der statischen Variante werden die rumpf- und rückenstabilisierenden Muskeln sehr intensiv beansprucht. Als dynamische Variante sorgt die Übung für Beweglichkeit im Becken, im unteren Rücken und im Oberkörper. Mit dem Seated Side Swing erweitern Sie Ihr Übungsrepertoire um eine präventiv hochwirksame Rücken- und Rumpfübung!

SEATED SIDE SWING

Obwohl der Name dieser Übung auf Dynamik und Schwung verweist, können Sie den Seated Side Swing auch als statische Variante ausführen. Wir stellen Ihnen im Folgenden beide Varianten vor.

DYNAMISCHE AUSFÜHRUNG

1+2 Nehmen Sie die gleiche Sitzposition wie beim Body Floating Straddle ein (Seite 54). Achten Sie auf eine möglichst gleichmäßige Streckung des Rückens. Aus der neutralen Mittelposition schwingen Sie den Rumpf dann zur rechten und linken Seite hin und her. Ziehen Sie dabei die Schulterblätter nach unten, und lassen Sie die Arme gestreckt. Halten Sie den Rumpf durch die Aktivierung des Powerhouse stabil, und synchronisieren Sie die Bewegung mit Ihrer Atmung. Sie können zum Beispiel folgendes Atemmuster anwenden:
a) Einatmen – Rumpf nach rechts schwingen,
b) Ausatmen – Rumpf auf dieser Seite halten,
c) Einatmen – Rumpf nach links schwingen,
d) Ausatmen – Rumpf auf dieser Seite halten, usw.

Führen Sie diese Bewegung bis zu 20-mal pro Seite aus.

Sie können die Übung noch dynamischer gestalten, indem Sie mit einer Einatmung zur einen Seite und dann direkt mit der Ausatmung zur anderen Seite schwingen. Es gibt keine feste Regel für den Atemrhythmus – Sie sollten sich mit Ihrer Atmung wohlfühlen und in der Lage sein, den Rumpf gestreckt und stabil zu halten.

STATISCHE AUSFÜHRUNG

Bei der statischen Variation verweilen Sie pro Seite 5 bis 10 Atemzüge mit stabiler Rumpfhaltung.

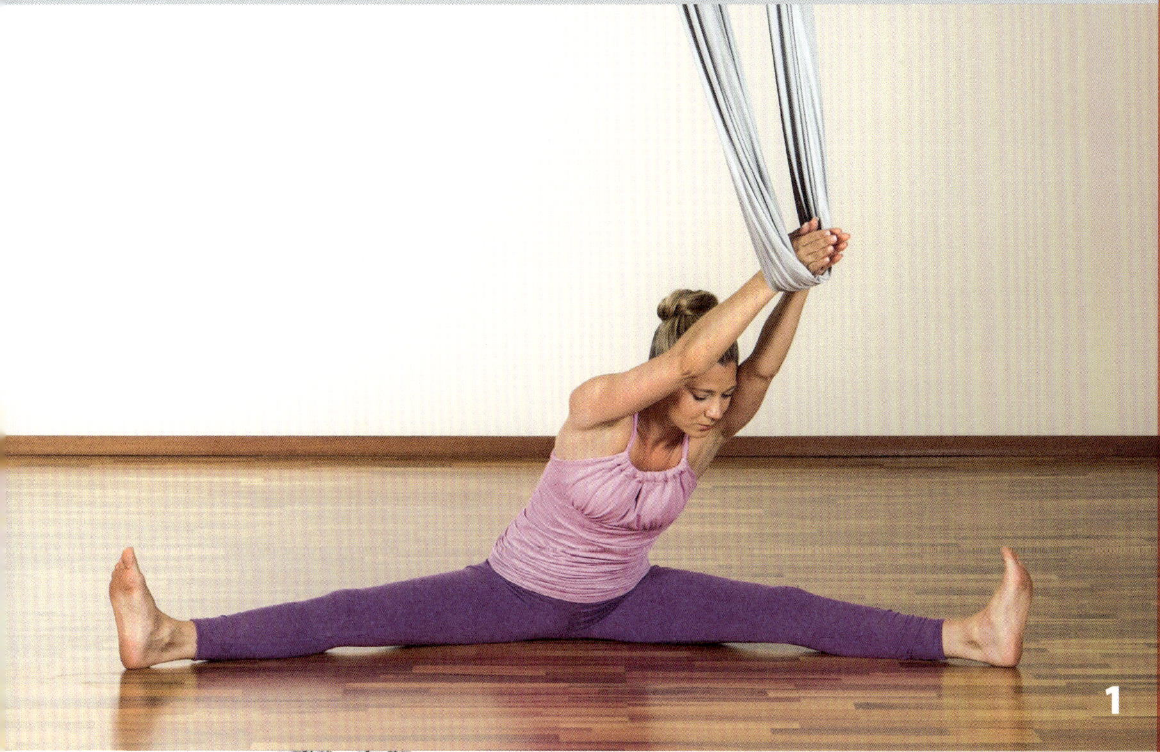

1

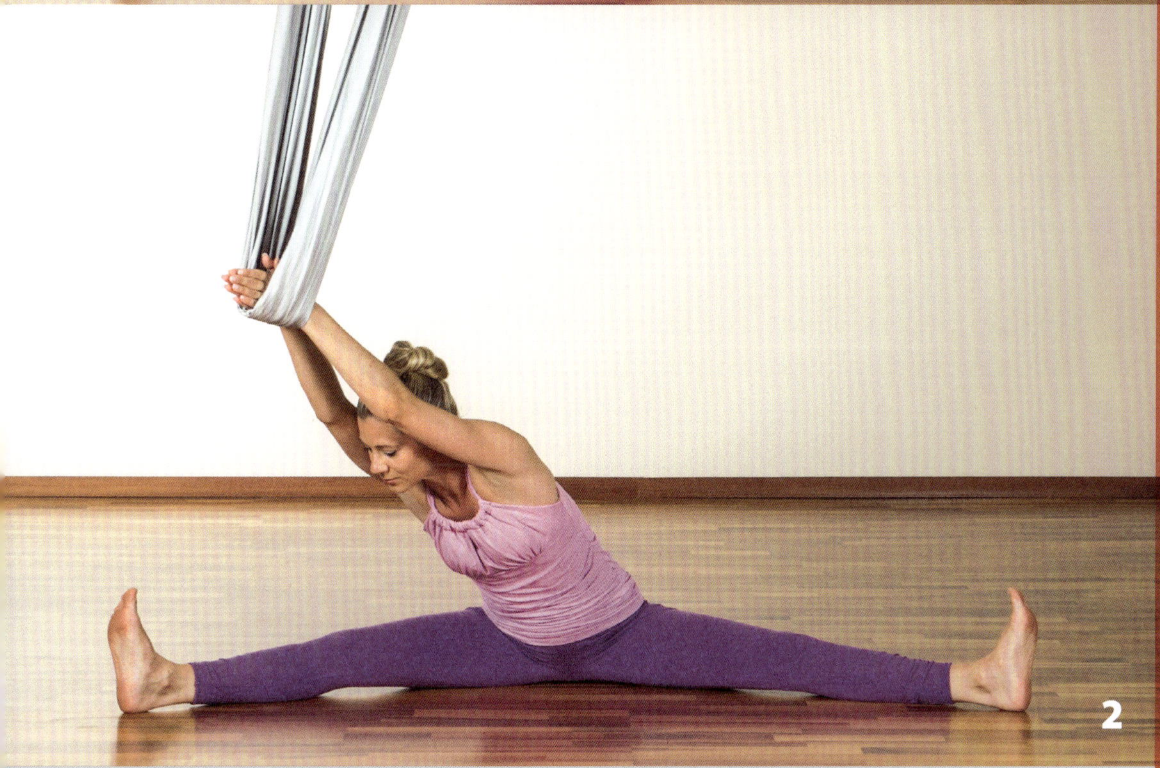

2

CAT & COW

Chakravakasana

TUCH

- Kniehoch
- Gerafft

WIRKUNG

- Mobilisation der Wirbelsäule und des Beckens
- Dehnung und Kräftigung der Rückenstreckmuskeln und des Brustkorbs
- Dehnung und Kräftigung der geraden Bauchmuskeln

BESONDERHEITEN

- Höhere Wirkung gegenüber der klassischen Übung ohne Tuch
- Empfehlenswert bei Rücken- und Nackenverspannungen

BESONDERS GEEIGNET ALS

- Rücken- und Ausgleichsübung
- Vorbereitungs- bzw. Aufwärmübung
- Ausgleichsübung zum Abschluss
- Schnelle »Zwischendurch-Übung«

1 Positionieren Sie sich im Vierfüßlerstand mit dem Rücken zum Tuch, und zwar in einem Abstand, der es Ihnen ermöglicht, nun ein Bein mit dem Fußgelenk in das Tuch einzuhängen. Strecken Sie die Arme, und drücken Sie die Hände fest gegen den Boden. Dabei heben Sie den Brustkorb nach vorne-oben an. Mit der Einatmung strecken Sie den Rumpf stabil in die Länge und kippen das Becken dabei nach vorn, sodass der untere Rücken zu einem sanften Hohlkreuz nach innen gewölbt wird.

2 Mit der Ausatmung kippen Sie das Becken nach hinten (unterer Rücken entgegen Hohlkreuzbildung auswölben) und machen die gesamte Wirbelsäule vom Steißbein bis zum Hinterkopf rund wie einen großen Katzenbuckel. Hierbei aktivieren Sie Ihr Powerhouse. Drücken Sie den eingefädelten Fuß fest in das Tuch und ziehen dieses Bein dabei aktiv nach vorn. Durch den Widerstand des Tuches können Sie die Bauchmuskulatur viel kraftvoller einsetzen und dem Rücken dabei noch deutlicher zur Auswölbung und Dehnung verhelfen.

Wiederholen Sie den Wechsel zwischen Katze und Kuh 10-mal, und wechseln Sie dann die Beinseite.

EXPERTENHINWEIS

Cat & Cow – veredelt durch Aerial

Die Übungsabfolge »Katze und Kuh« ist ein Übungsklassiker, der sich in den meisten traditionellen und modernen Übungs- und Trainingskonzepten wie Pilates, Yoga oder in der Rückenschule wiederfindet. Daher darf Cat & Cow natürlich auch im Aerial-Programm nicht fehlen – ganz im Gegenteil: Hier findet diese schöne Übung in veredelter Form ihren Platz.

Warum veredelt? Durch den geschickten Einsatz des Tuches wird die Rumpfmuskulatur, insbesondere die gerade Bauchmuskulatur, gegenüber der klassischen Variante viel intensiver aktiviert. Die Beugung der Wirbelsäule (»Katze«) wird dadurch zusätzlich unterstützt und bewirkt eine bessere Dehnung der Rückenstreckmuskulatur und deren Bindegewebsstrukturen. Auch in der Streckungsphase wird durch das Tuch eine höhere Rumpfkraft entwickelt.

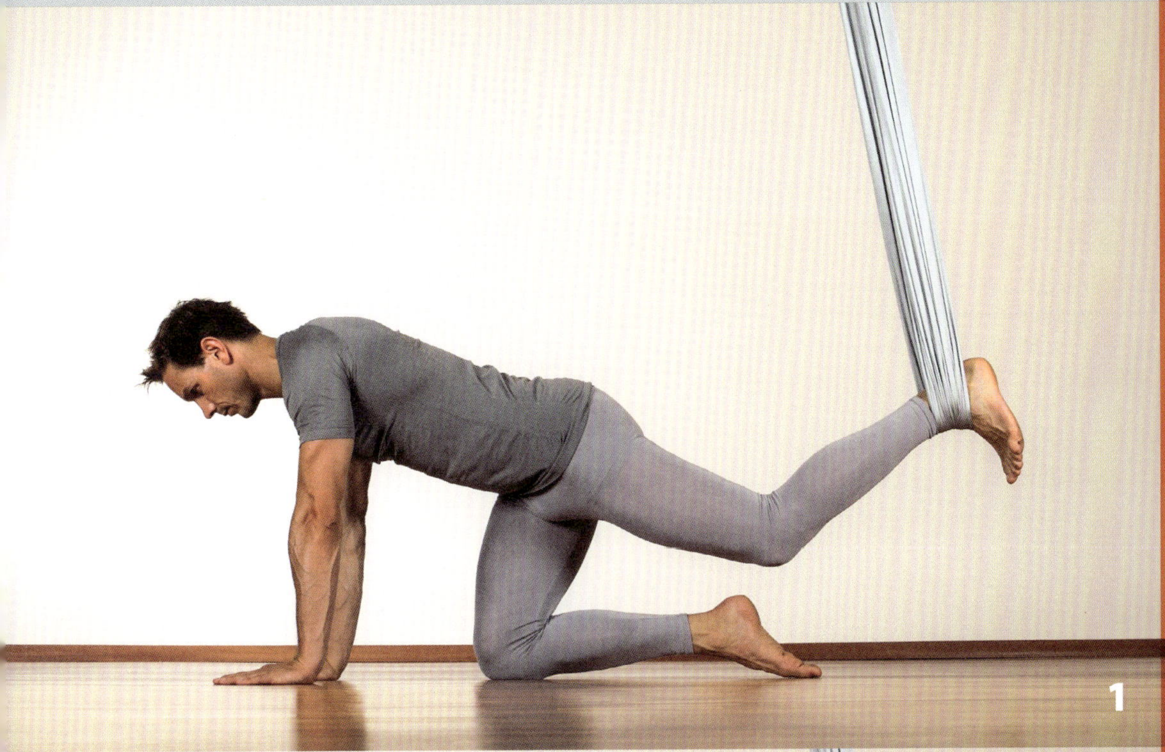

1

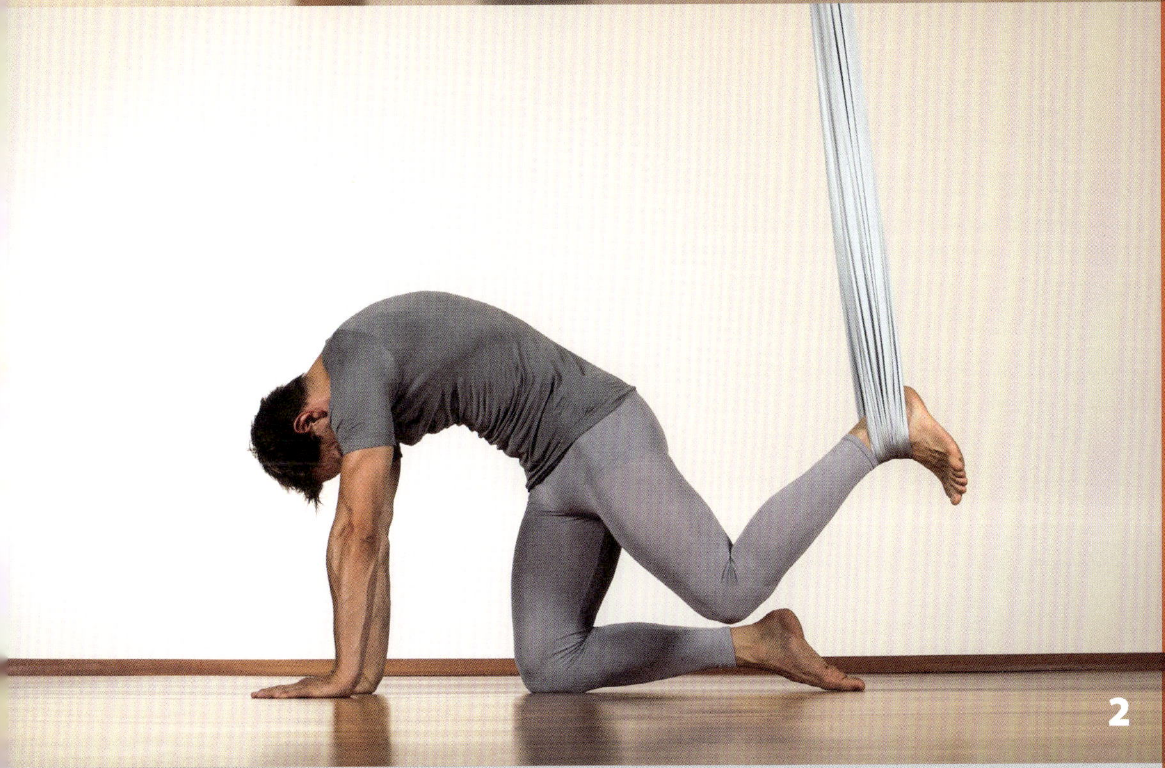

2

CAT & COW
Variation mit Slide Back

TUCH
- Kniehoch – mit individueller Anpassung
- Geübte können auch mit hüfthoher Tucheinstellung üben
- Gerafft

WIRKUNG
- Dehnung der Oberschenkelstrecker
- Dehnung der Hüftbeuger
- Mehr Beweglichkeit im Becken

BESONDERS GEEIGNET
- Als Vorbereitungs- oder Aufwärmübung
- Für Menschen, die viel sitzen
- Für Ausdauersportler

ÜBEN SIE VORSICHTIG BEI
- Problemen im unteren Rücken
- Knieproblemen

EXPERTENHINWEIS

Ideale Ausgleichsdehnung für Becken und Beine
- Die hüftbeugende Muskulatur (Musculus iliopsoas) und die beinstreckende Beinmuskulatur (Musculus quadriceps femoris) neigen bei regelmäßigen einseitigen Bewegungs- und Haltungsmustern zur Verkürzung. Dies ist insbesondere bei Menschen zu beobachten, die viel sitzen, aber häufig auch bei sportlichen Menschen, deren Oberschenkel zwar gut trainiert sind, aber die zu wenig dehnen.
- Bei dem Cat & Cow Slideback werden vor allem die hüftbeugenden Muskeln sowie die gerade Bauchmuskulatur gedehnt. Diese beiden Muskelgruppen sind auf der Rumpfvorderseite für die Ausrichtung des Beckens verantwortlich. Die Slideback-Dehnungen verbessern das Zusammenspiel dieser Muskeln und sorgen somit für eine gute Haltung.

1 Nehmen Sie die Grundposition für Cat & Cow ein (Seite 58). Heben Sie den Brustkorb an, und drücken Sie die Schultern und Arme fest gegen den Boden, als ob Sie sich von dort wegdrücken wollten. Strecken Sie das eingefädelte Bein nach hinten aus. Als weitere wichtige Vorbereitung aktivieren Sie unbedingt Ihr Powerhouse.

2 Nun schieben Sie den Körper mit der Ausatmung so weit nach hinten, bis Sie die Dehnung auf der Oberschenkelvorderseite oder im Hüftbeuger spüren. Weichen Sie mit dem Becken auf der Tuchseite nicht seitlich aus, sondern drücken diese Beckenseite fester in Richtung Boden. Bleiben Sie in der statischen Position zwischen 5 und 10 Atemzüge lang. Von hier aus kommen Sie mit der Einatmung einfach wieder nach vorn zurück in die Ausgangsposition, um die Beinseite zu wechseln. Nehmen Sie diese Dehnungsposition bis zu 3-mal pro Seite ein.

DYNAMISCHE AUSFÜHRUNG

Von der Ausgangsposition 1 schieben Sie den Rumpf mit der Ausatmung nach hinten in die Dehnungsposition 2. Mit der Einatmung ziehen Sie den Rumpf wieder nach vorn. Wiederholen Sie diesen Übungsablauf 10- bis 15-mal.

WEITERE ÜBUNGSHINWEISE

Je nach Beweglichkeit können die Dehnungen mehr oder weniger spürbar sein. Sie können das Aerial-Tuch durch entsprechende Höheneinstellung für Ihre Bedürfnisse anpassen. Je höher das Tuch gehängt wird, desto intensiver die Dehnung. Da auf den unteren Rücken große Kräfte übertragen werden, sollten Sie mit zunehmender Dehnungsintensität gleichzeitig noch mehr auf Rumpf- und Rückenstabilität durch Aktivierung des Powerhouse achten.

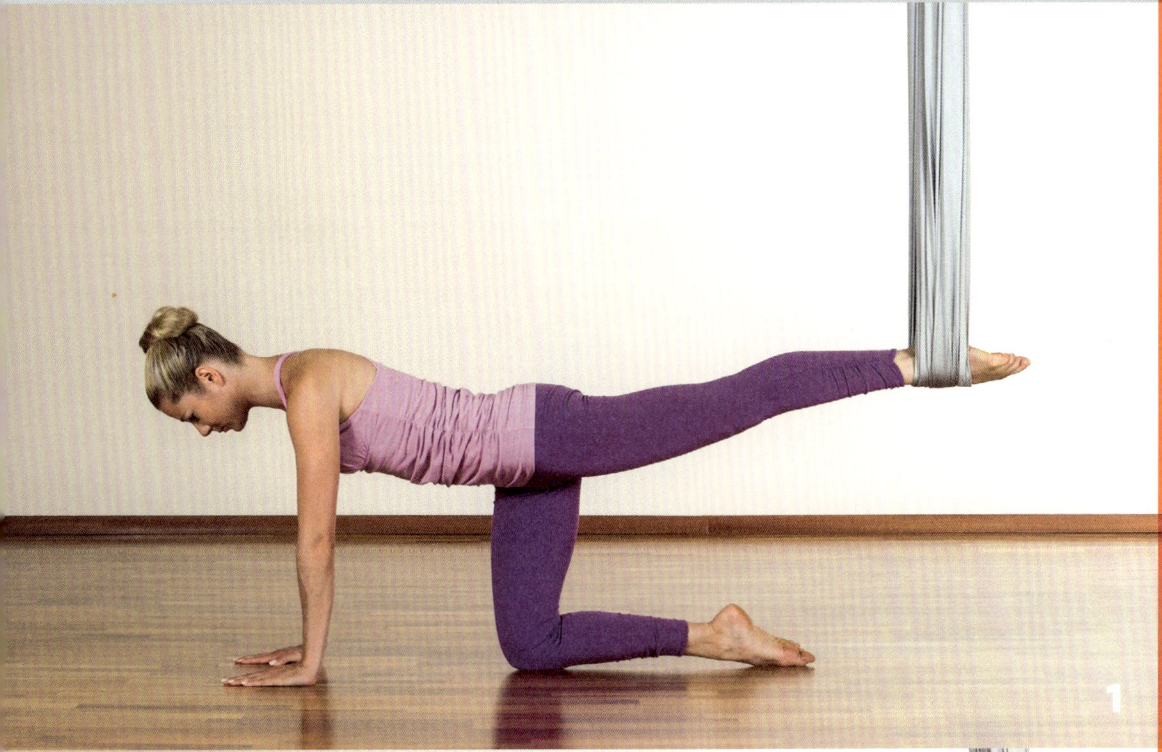

1

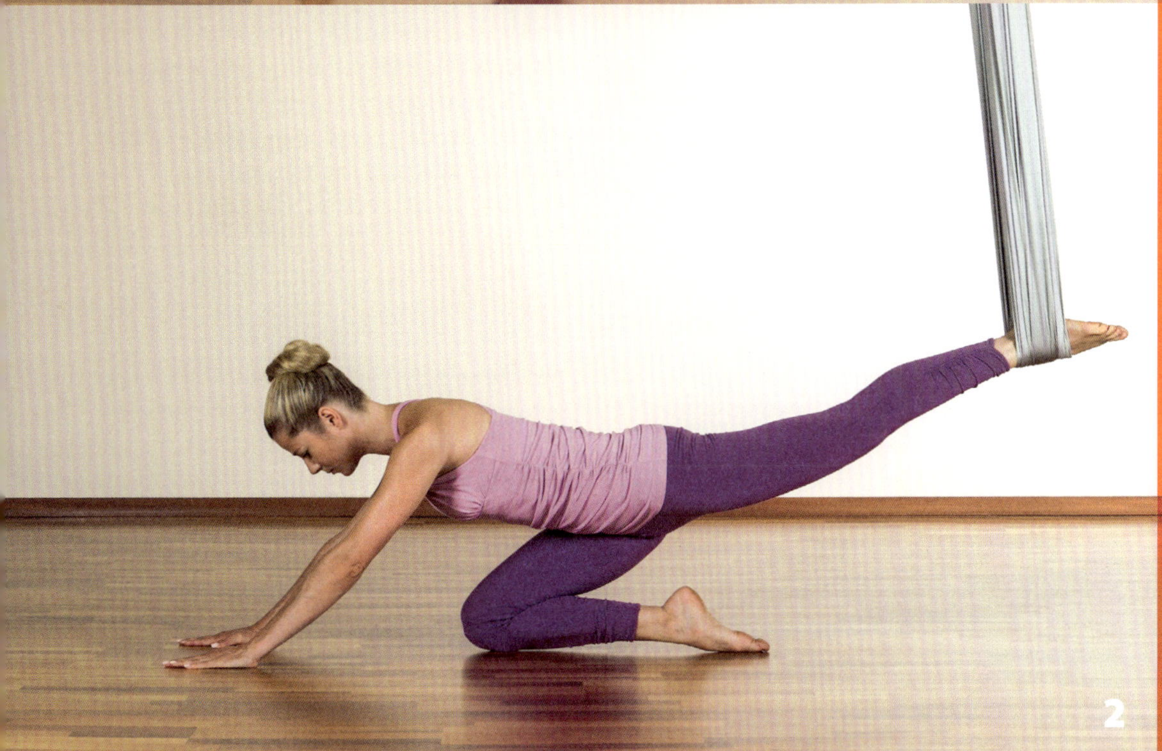

2

CAT & COW
Variation mit Suspended Arms

TUCH
- Kniehoch
- Geübte können auch mit hüfthoher Tucheinstellung üben.
- Gerafft

WIRKUNG
- Dehnung und Kräftigung der Rückenmuskulatur
- Verbesserung der Beweglichkeit im Rücken und Becken
- Verbesserung der Beweglichkeit in den Schultergelenken

BESONDERS GEEIGNET
- Als Vorbereitungs- oder Aufwärmübung
- Für Menschen, die viel sitzen
- Für Menschen mit Neigung zum Rundrücken

ÜBEN SIE VORSICHTIG BEI
- Ellenbogen- und Schulterproblemen

ÜBUNGSTIPP

Rundrücken ade
- Langes Sitzen in vorgebeugter Haltung – das kennen die meisten von uns. Wir verbringen immer mehr Zeit in dieser eigentlich für den Menschen unnatürlichen Position. Die normale Rundung im oberen Rücken (Kyphose) kann sich dadurch zu einer größeren, unnatürlichen Wölbung entwickeln. Im Extremfall kann ein solcher Rundrücken wie ein Buckel aussehen. Neben einer unschönen Haltung kann dies auch eine Reihe anderer Gelenk- und Muskelprobleme nach sich ziehen.

- Cat & Cow in der Variation Suspended Arms ist die ideale Übung, um genau diesem Thema entgegenzuwirken. Versuchen Sie dazu in der Streckungsphase 1 vor allem die Muskeln im oberen Rücken anzusprechen und die Schulterblätter fest in Richtung Ihrer imaginären Gesäßtaschen zu ziehen. Sie erreichen hierdurch eine Kräftigung der Muskeln, die für die Aufrichtung der oberen Wirbelsäule verantwortlich sind.

1 Kommen Sie in eine kniende Position mit Blickrichtung zum Tuch. Der Abstand zwischen Tuch und Ihren Knien sollte ungefähr eine Oberkörperlänge betragen. Fassen Sie das Tuch mit einem Single Wrap. Mit dem Einatmen strecken Sie den Rumpf und die Arme in Richtung des Tuches aus. Aktivieren Sie Ihr Powerhouse, und ziehen Sie die Schultern von den Ohren weg in Richtung Becken.

2 Mit der Ausatmung kippen Sie das Becken nach hinten (unterer Rücken entgegen Hohlkreuzbildung auswölben), und machen Sie die gesamte Wirbelsäule bis zum Kopf wie einen großen Katzenbuckel rund. Sie werden feststellen, dass diese Wölbung nicht so groß ausgeführt werden kann wie in der Grundübung, da Ihre Arme nun nach vorn gestreckt statt am Boden abgestützt sind. Versuchen Sie dennoch alle Bereiche der Wirbelsäule bei der Bewegung mit einzubeziehen.
Mit der nächsten Einatmung gehen Sie wieder in die Streckung des Rumpfes. Halten Sie den Kopf sowohl in der gestreckten als auch in der ausgewölbten Phase zwischen Ihren Armen, und richten Sie den Blick in Richtung Boden. Wiederholen Sie diese Übungsabfolge 10- bis 15-mal.

WEITERE ÜBUNGSHINWEISE

Sehr angenehm ist eine weiche Unterlage unter den Knien. Eine gefaltete Decke leistet hierbei gute Dienste. Bei Problemen mit den Ellenbogengelenken sollten Sie eine komplette Streckung der Arme vermeiden – lassen Sie dabei die Schultern fest am Rumpf fixiert!

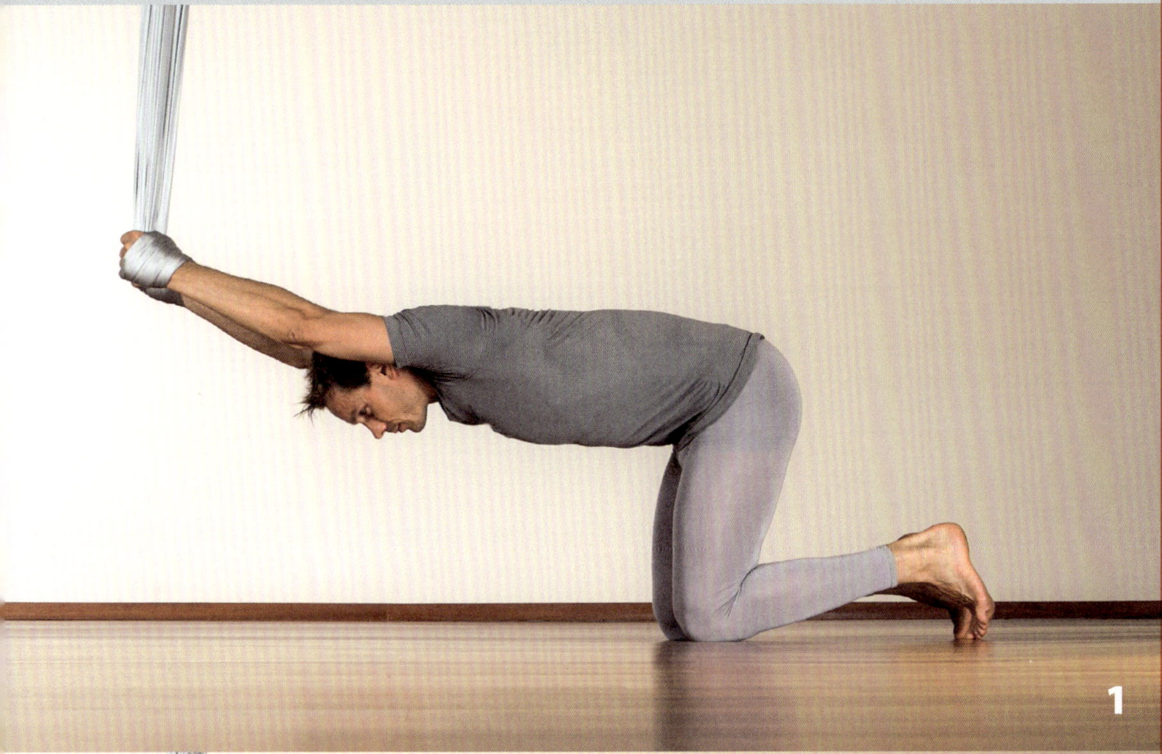

1

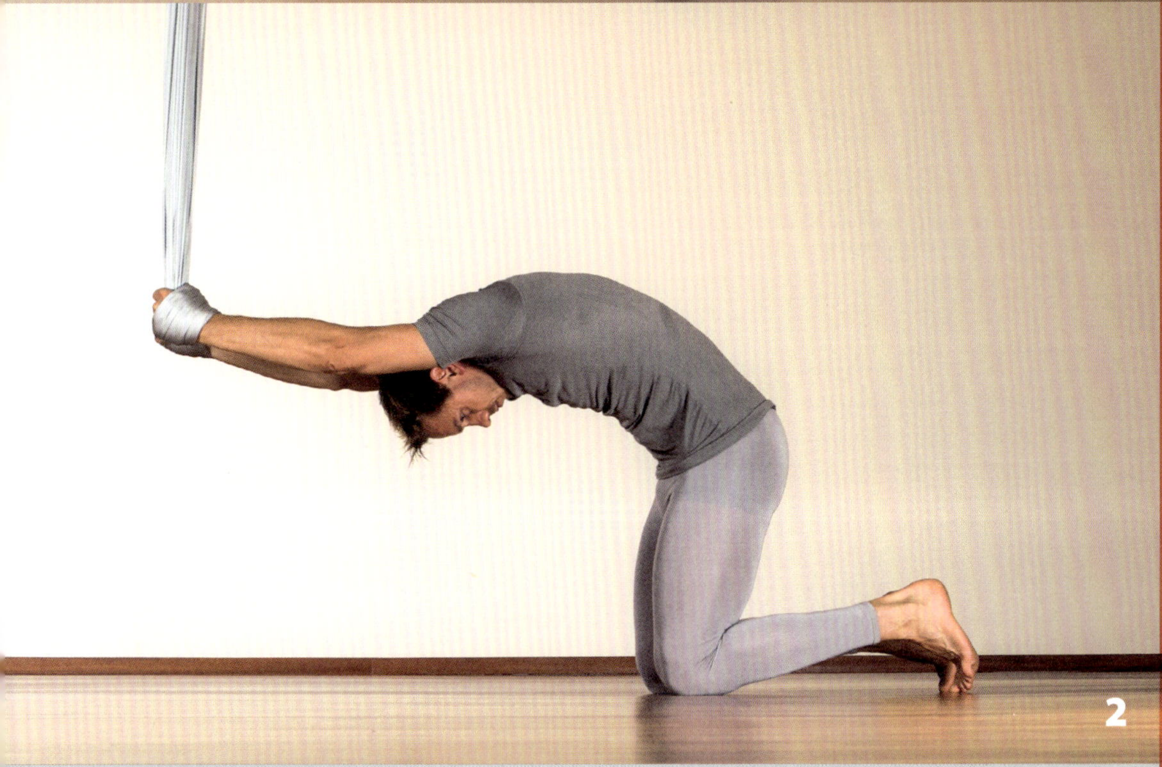

2

HALF HORSE
Grundübung

TUCH
- Kniehoch
- Gerafft
- Geübte können auch mit hüfthoher Tucheinstellung üben.

WIRKUNG
- Dehnung und Kräftigung der Oberschenkelinnenseiten
- Verbesserung der Beweglichkeit in den Hüftgelenken

BESONDERHEITEN
- Gute Vorbereitungs- oder Aufwärmübung
- Ideal als allgemeine Grundlagenübung für Aerial

ÜBEN SIE VORSICHTIG BEI
- Knieproblemen

EXPERTENHINWEIS

Warum wir die Adduktoren dehnen sollten
Die Übung Half Horse dehnt gezielt die innenseitigen Oberschenkelmuskeln. Diese werden meist salopp als »Adduktoren« bezeichnet und haben die Aufgabe, das Bein aus abduzierter Position zur Mitte zurückzuführen. Aber sie haben in Bezug auf das Zusammenspiel zwischen Beinen und Becken auch eine stabilisierende Funktion. Eine hohe Beweglichkeit dieser Muskeln ist weder im Alltag noch bei den meisten Sportarten erforderlich. Daher wird die Dehnung der ohnehin empfindlichen Adduktorenmuskeln oft vernachlässigt, was bei vielen Sportarten wiederum zu einer höheren Verletzungsanfälligkeit führt.
Im Aerial Yoga ist die Beweglichkeit der Oberschenkel und der Hüftgelenke nach außen, allgemein als Grätsche bezeichnet, eine wichtige Voraussetzung für viele Haltungen und Übungen.

1 Für die Ausgangsstellung positionieren Sie sich seitlich vom Tuch im Vierfüßlerstand. Halten Sie dabei ungefähr eine Beinlänge Abstand zwischen Ihrem Becken und dem Tuch. Wenn sich das Tuch rechts von Ihnen befindet, legen Sie das rechte Bein auf Höhe des Fußgelenks in das Tuch und strecken es fest aus. Ziehen Sie den rechten Fuß an (Flex-Position). Halten Sie den Oberkörper gerade und stabil. Unterstützen Sie dabei die Rumpffestigkeit durch Aktivierung des Powerhouse sowie durch aktiven Schultereinsatz und Armstreckung.

2 Mit der Einatmung schieben Sie nun das rechte Bein in Richtung Tuch. Halten Sie dabei das rechte Bein immer noch in Streckung. Mit der Ausatmung kommen Sie wieder in die Ausgangsstellung zurück. Wiederholen Sie diesen Bewegungsablauf 10- bis 15-mal, und wechseln Sie dann auf die andere Tuchseite, um auch das linke Bein zu dehnen.

WEITERE ÜBUNGSHINWEISE
Insbesondere wenn Sie diese Dehnungen bisher nicht praktiziert haben, sollten Sie Ihrem Körper genügend Zeit geben, sich daran zu gewöhnen. Gleiten Sie mit dem gestreckten Bein daher vor allem zu Beginn Ihrer Übungspraxis kontrolliert und feinfühlig in eine sanfte Dehnungsposition. Erhöhen Sie die Intensität der Dehnung im Übungsverlauf behutsam.
Bei Half Horse entstehen ungewohnte Druck- und Zugwirkungen, die sich vornehmlich auf der Innen- und Außenseite des Knies bemerkbar machen. Respektieren Sie einen möglichen unangenehmen Druck im Kniegelenk als Grenze für die Dehnungsintensität. Auf der folgenden Seite finden Sie Variationen, die Sie in diesem Fall bevorzugen sollten.

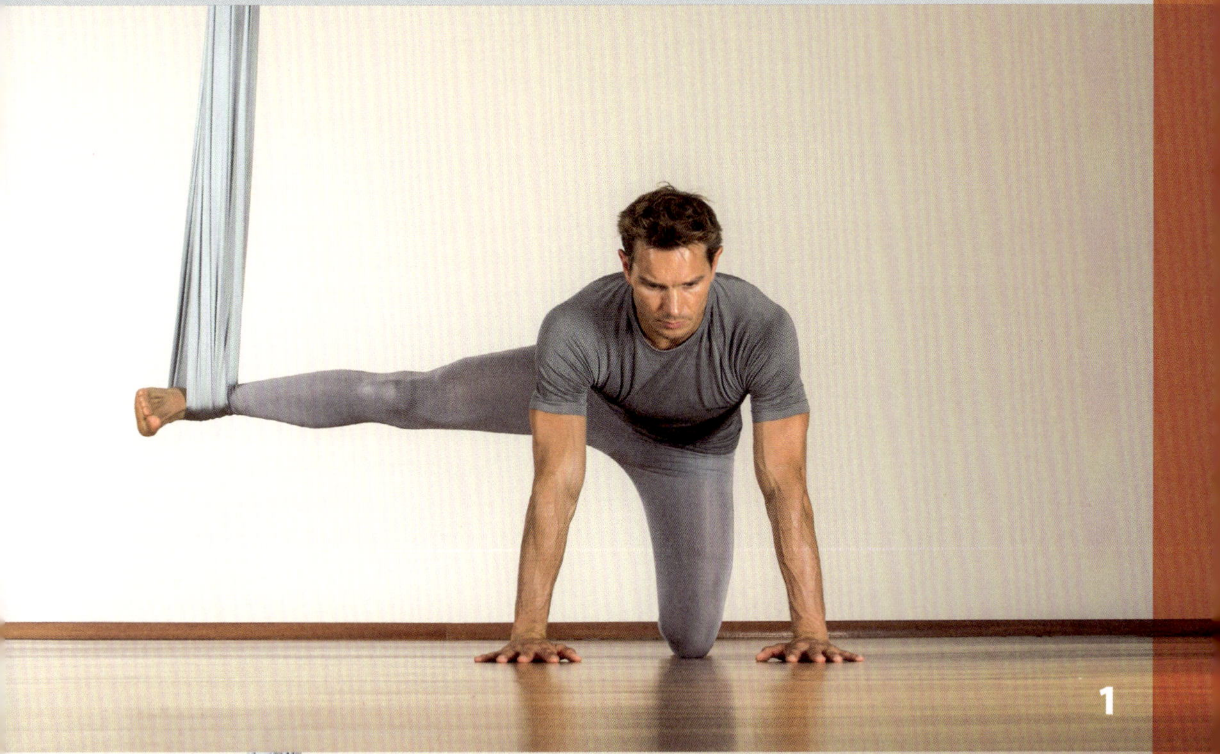
1

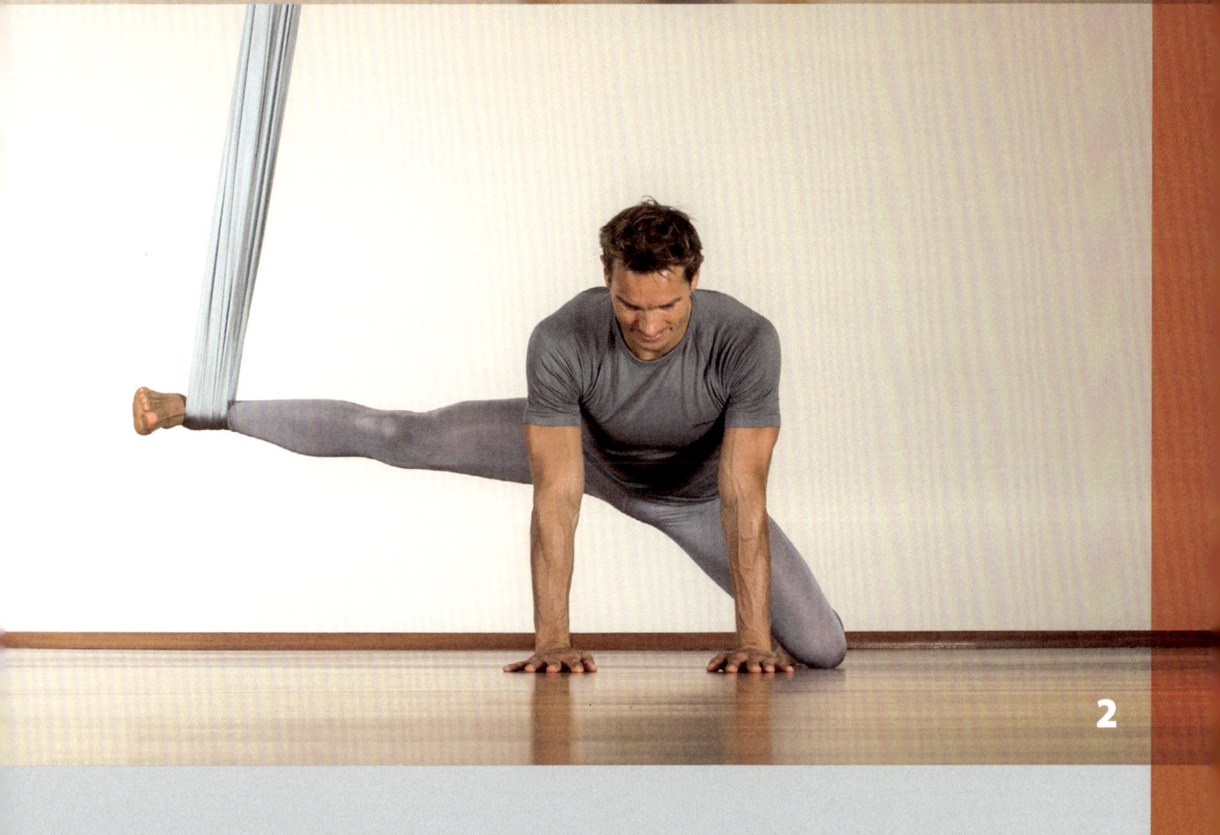
2

HALF HORSE
Variationen

TUCH
- Kniehoch
- Gerafft bzw. offen

WIRKUNG
- Dehnung der Oberschenkelinnenseiten (Adduktoren)
- Verbesserung der Beweglichkeit in den Hüftgelenken
- Unterstützung des Powerhouse

BESONDERHEITEN
- Allgemeine Grundlagenübung für Aerial
- Ausführung als knieschonende bzw. sanfte Variationen möglich

ÜBEN SIE VORSICHTIG BEI
- Problemen in Hüft- oder Kniegelenken

ÜBUNGSTIPP

So stabilisieren Sie Ihr Becken!
- Die seitliche Abspreizung des Beins bewirkt einerseits eine Verdrehung zwischen Becken und Wirbelsäule und andererseits eine verstärkte Hohlkreuzbildung im unteren Rücken.
- Versuchen Sie die seitliche Verdrehung möglichst zu vermeiden – dadurch aktivieren Sie automatisch die queren und schrägen Bauchmuskeln (Musculus transversus, Musculus abdominis obliquus internus, Musculus abdominis obliquus externus), die dabei wie ein stabilisierendes Korsett wirken.
- Vermeiden Sie eine zu starke Hohlkreuzbildung durch Aktivierung der geraden Bauchmuskulatur (Musculus abdominis rectus). Hierfür ziehen Sie Ihr Schambein kraftvoll nach vorn.

Es gibt neben Half Horse kaum alternative Übungen zur Dehnung der Adduktoren. Möglicherweise ist die Grundübung auf Seite 64 für Sie zu intensiv oder gelenkbelastend. Daher stellen wir Ihnen an dieser Stelle zwei Variationen zu einer knieschonenderen Dehnung vor.
Aufgrund der geringeren Kniebelastung können Sie beim Zurückziehen in die Neutralposition die Adduktorenmuskulatur viel stärker einsetzen, sodass Sie die Kräftigung und Dehnung der Oberschenkelinnenseiten miteinander verbinden. Führen Sie beide Variationen wie die Grundübung durch. Spannen Sie beim Zurückziehen in die Ausgangsstellung jedoch Ihre Oberschenkelinnenseiten fester an!

TUCH AM KNIE

1 Positionieren Sie sich wie für Half Horse seitlich vom Tuch im Vierfüßlerstand und halten dabei jedoch nur ungefähr eine halbe Beinlänge Abstand zwischen Ihrem Becken und dem Tuch. Der geringere Abstand ermöglicht Ihnen, das gestreckte Bein in dem zusammengerafften Tuch auf Höhe des Knies einzuhängen.

OFFENES TUCH

2 Ausgehend von der Variation mit dem Tuch am Knie (siehe oben), ziehen Sie das Tuch am eingehängten Bein ganz einfach auseinander. Verteilen Sie den Tuchstoff möglichst gleichmäßig am ganzen Bein.

HINWEIS

Auf Seite 150 finden Sie die Übung »Pre Stretch Adduktoren« als weitere Alternative zur Dehnung der inneren Oberschenkelmuskeln.

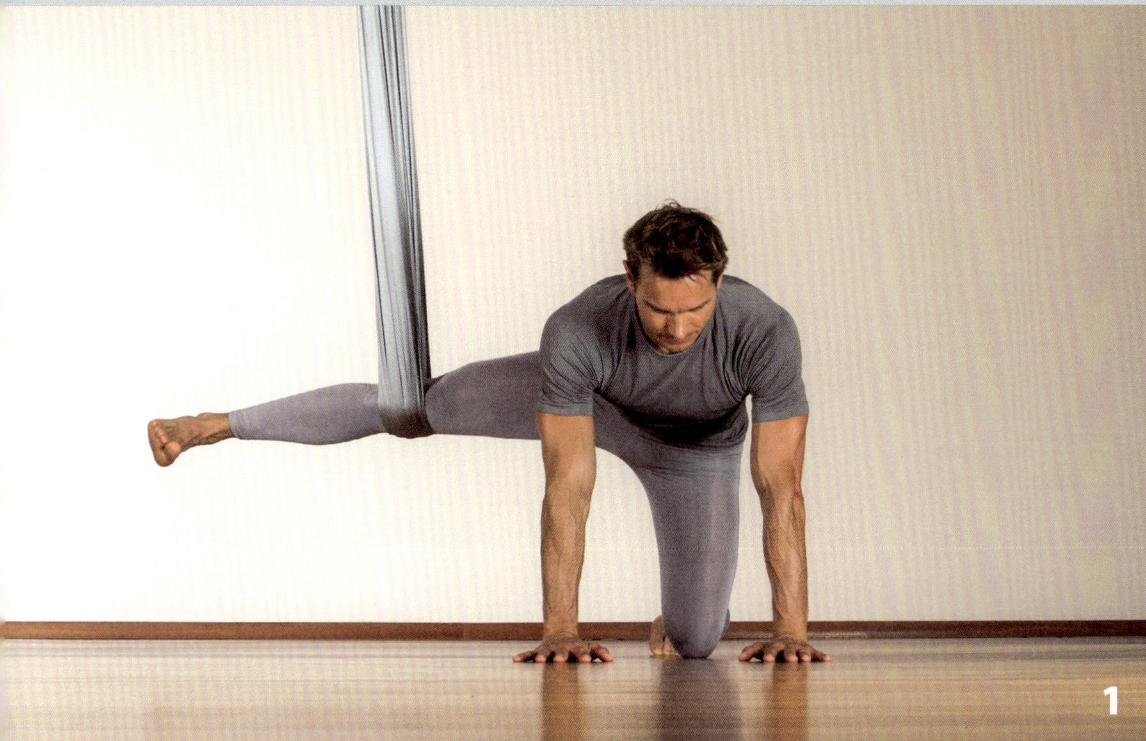

1

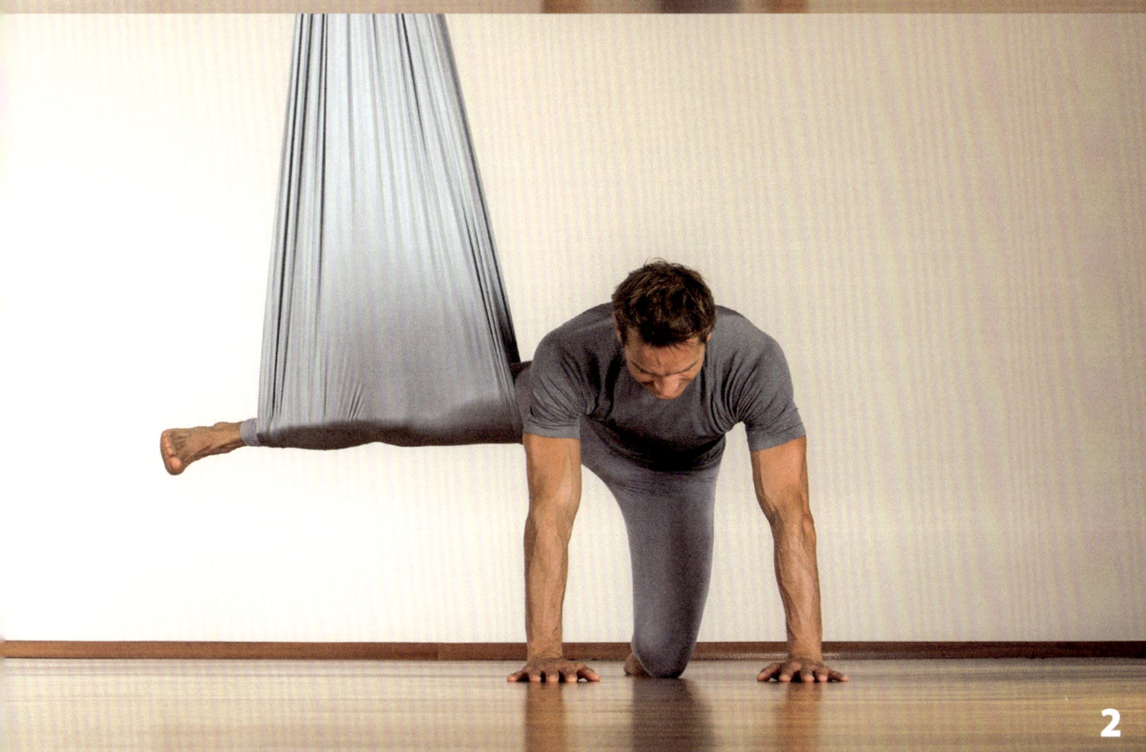

2

CAMEL I
Ushtrasana I

TUCH
- Hüfthoch
- Gerafft

WIRKUNG
- Kräftigung der Rückenmuskulatur
- Weitung und Dehnung des Brustkorbs
- Dehnung der Oberschenkelstreckmuskulatur und der Hüftbeuger
- Verbesserung der Beweglichkeit der Wirbelsäule
- Verbesserung der Atmung
- Verbesserung der Haltung

BESONDERHEITEN
- Ideal als Ausgleich bei lang andauernden einseitigen Haltungen und immer wiederkehrenden Bewegungsmustern im Alltag, Beruf oder Sport (Vielsitzer, vorgebeugte Haltungen, langes Stehen)

ÜBEN SIE VORSICHTIG BEI
- Rücken- und Knieproblemen

YOGA-WISSEN

Die Kamel-Haltung
In der klassischen Yoga-Praxis gehört Ushtrasana zu den intensiven Rückbeugen. Die Haltung erfordert eine große Beweglichkeit. Ist diese nicht vorhanden, entstehen hohe Druckkräfte im Bereich der Lendenwirbelsäule und des Kreuzbeins sowie ein starker Zug auf die Oberschenkelstreckmuskeln und damit auf die Kniescheiben. Ungeübte können sich bei der Haltung leicht überfordern. Bei Knie- oder Rückenproblemen ist die Haltung nur mit Unterstützungsmaßnahmen zu empfehlen.

Die Aerial-Yoga-Praxis erlaubt Ihnen, sicher in die Position zu gelangen und sie kontrolliert zu halten. Dabei können Sie die Intensität sehr fein dosieren und kommen somit in den vollen Genuss der Vorzüge von Ushtrasana.
Auf Seite 120 finden Sie eine weitere Kamel-Haltung als Aerial-Variante (Camel II).

1 Nehmen Sie als Ausgangsposition einen Fersensitz hinter dem Aerial-Tuch ein. Die Knie befinden sich genau in der Lotlinie des Tuches. Fassen Sie das Tuch mit einem Single Wrap.

2 Mit Unterstützung der Arme kommen Sie in eine kniende Haltung. Strecken Sie die Hüften, und aktivieren Sie Ihr Powerhouse. Ziehen Sie das Aerial-Tuch mit den Armen kraftvoll nach unten, und fixieren Sie dabei Ihren Schultergürtel, indem Sie die Schulterblätter ebenfalls nach unten ziehen.

3 Beugen Sie den Oberkörper nach hinten, ohne das Becken zu lösen – versuchen Sie sogar bewusst das Becken mit den vorderen Hüftknochen in die entgegengesetzte Richtung nach vorn zu drücken. Hierdurch wird der Hauptimpuls der Rückbeugung in den oberen Teil der Wirbelsäule (Brustwirbelsäule) gelegt. Achten Sie darauf, den Kopf dabei nicht unkontrolliert nach hinten zu überstrecken. Unterstützen Sie sich in der Haltung, indem Sie sich mit den Armen leicht nach oben ziehen und das Brustbein aktiv in Richtung Decke anheben. Halten Sie die Arme dabei eng anliegend am Rumpf. Verweilen Sie 5 bis 10 Atemzüge in der Haltung, bevor Sie den Oberkörper mit Armunterstützung wieder aufrichten.

4 Anschließend gehen Sie langsam in die Kindeshaltung (Balasana). Nehmen Sie sich genauso viel Zeit zum Nachspüren, Dehnen und Entspannen des Rückens, wie Sie in der Haltung waren. Legen Sie die Arme dabei in eine für Sie bequeme Position.

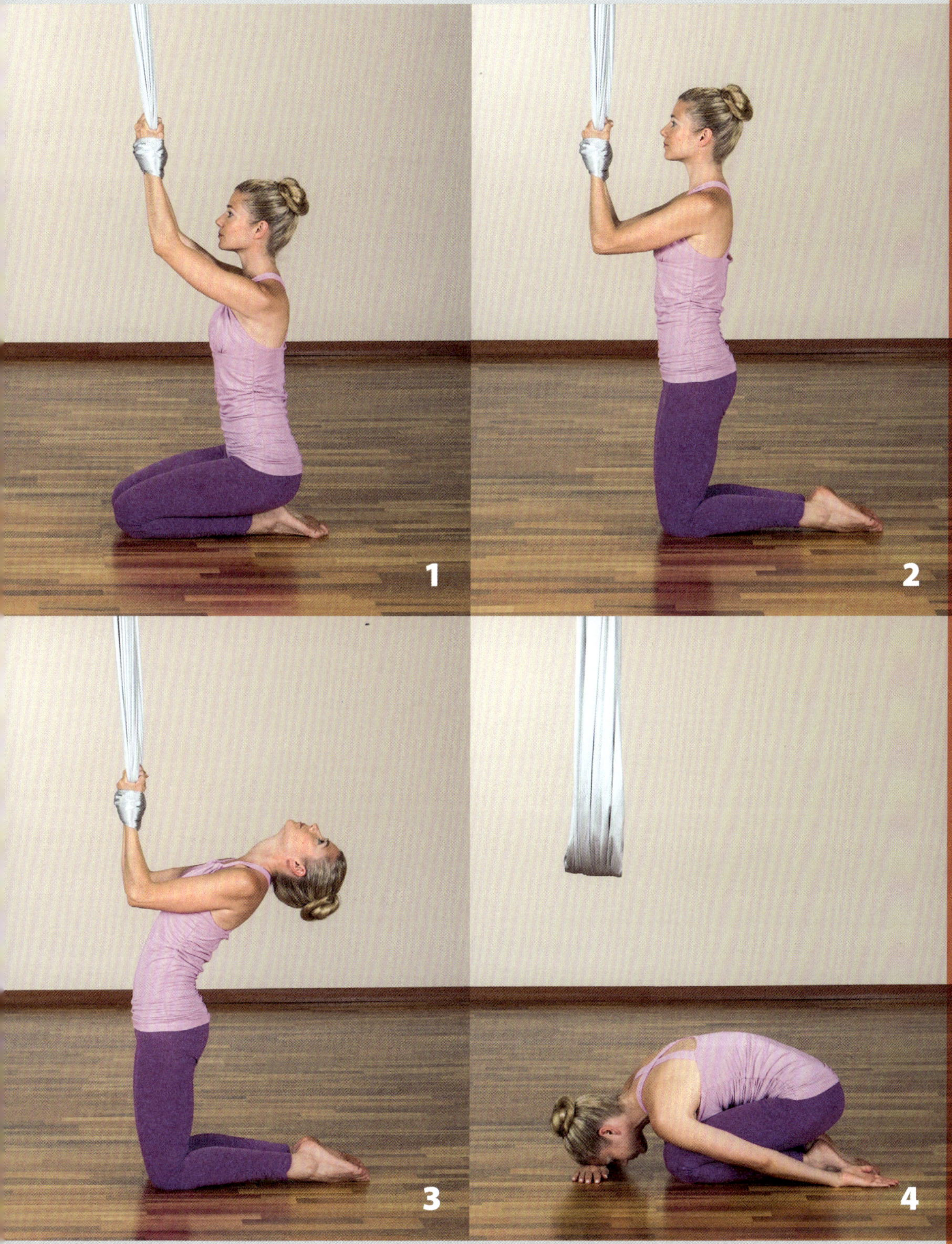
1
2
3
4

POWER PLANK
Grundübung und Variation

TUCH
- Hüfthoch
- Gerafft

WIRKUNG
- Kräftigung der Rücken-, Rumpf-, Schulter- und Armmuskulatur
- Verbesserung der Atmung

BESONDERHEITEN
- Ideal als Ausgleich bei lang andauernden und inaktiven Haltungen im Alltag (Vielsitzer, vorgebeugte und schlaffe Sitzhaltungen)
- Intensive Kräftigung der Bauchmuskulatur

ÜBEN SIE VORSICHTIG BEI
- Schulter- und Ellenbogenproblemen

ÜBUNGSTIPP

- Ziehen Sie den Bauchnabel zur Aktivierung des Powerhouse nach innen.
- Vermeiden Sie es, sich mit dem Oberkörper nach vorn durchhängen zu lassen. Dazu ziehen Sie die Rippenbogen aktiv zum Bauchnabel bzw. in Richtung Becken. Ein hierfür gern verwendeter Begriff lautet »rips to the hips«.
- Idealerweise bilden Oberkörper und Oberschenkel eine Linie.
- Achten Sie auf eine kraftvolle und gleichmäßige Atmung. Durch die enorme Rumpfspannung neigt man leicht zur Pressatmung.

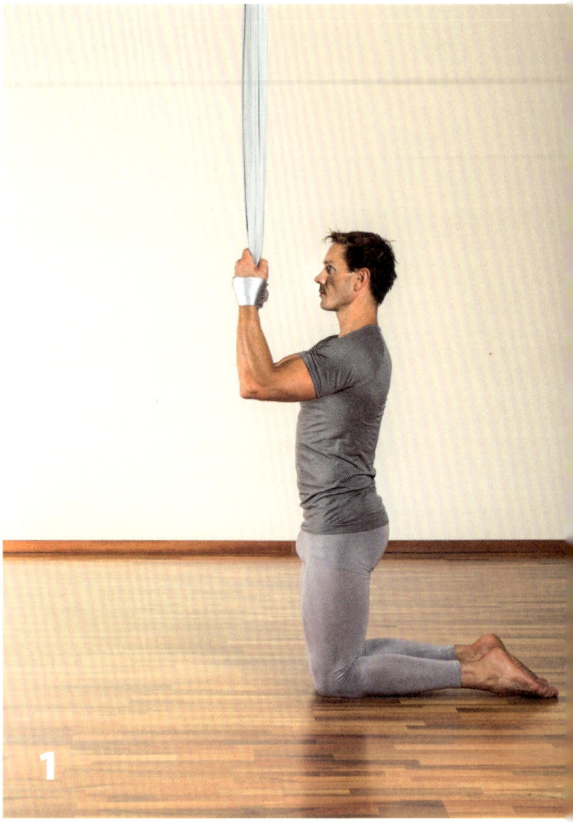

1 Kommen Sie in eine kniende Position hinter dem Tuch mit Blickrichtung nach vorn. Wählen Sie den Abstand zum Aerial-Tuch so, dass Sie sich mit den Händen bequem mit einem Single Wrap und im rechten Winkel angehobenen Armen vor dem Körper festhalten können.

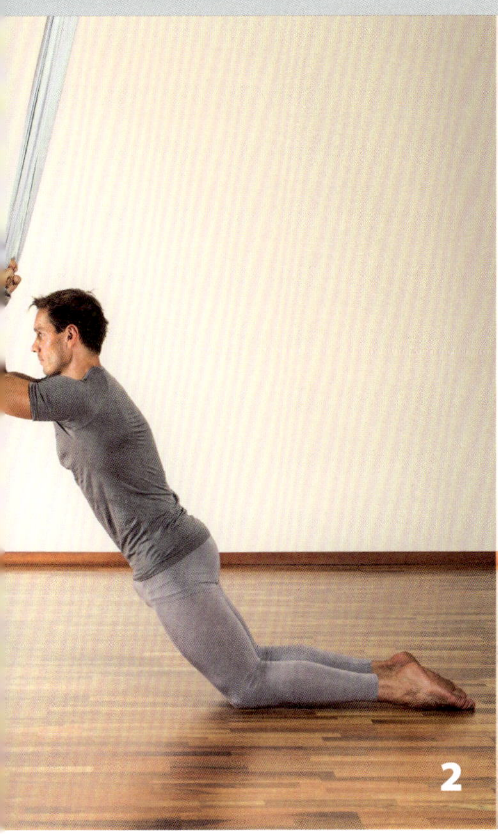

2

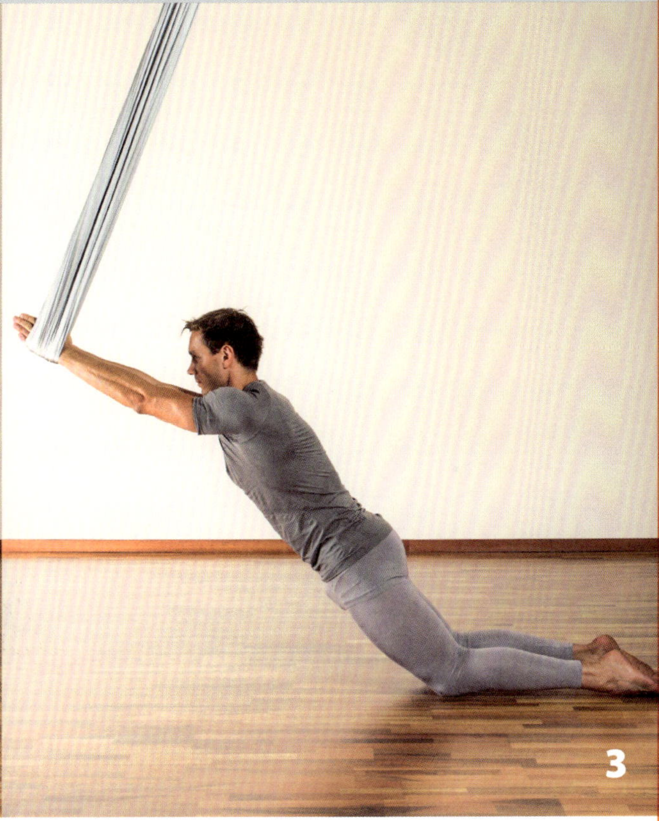

3

2 Ziehen Sie die Schultern nach unten, und aktivieren Sie kraftvoll Ihr Powerhouse. Schieben Sie den Oberkörper mit der Einatmung so weit nach vorn in das Tuch, wie Sie imstande sind, die Kraft kontrolliert zu halten. Strecken Sie dabei konsequent den Rücken, und heben Sie das Brustbein nach oben an. Kommen Sie mit der Ausatmung zurück in die Ausgangsposition. Wir empfehlen für diese Übung 10 bis 15 Wiederholungen.

Achten Sie darauf, die Schultern während des gesamten Bewegungsablaufs nach unten gezogen zu halten und mit den Armen nicht zur Seite auszuweichen.

STRAIGHT ARMS

3 Als Variation (nur für Geübte!) führen Sie die gleiche Übung mit gestreckten Armen aus, um eine größere Kraftbeanspruchung zu erzielen. Richten Sie sich dafür mit Prayer Hands im Tuch ein. Bei dieser Variante müssen Sie den Fokus noch deutlicher auf einen stabilen Schultergürtel legen. Gehen Sie mit dem Rumpf nur so weit nach vorn, wie Sie imstande sind, die Schultern am Rücken nach unten, also in Richtung Becken, fixiert zu halten. Bei Problemen mit den Ellenbogengelenken Überstreckungen der Arme vermeiden!

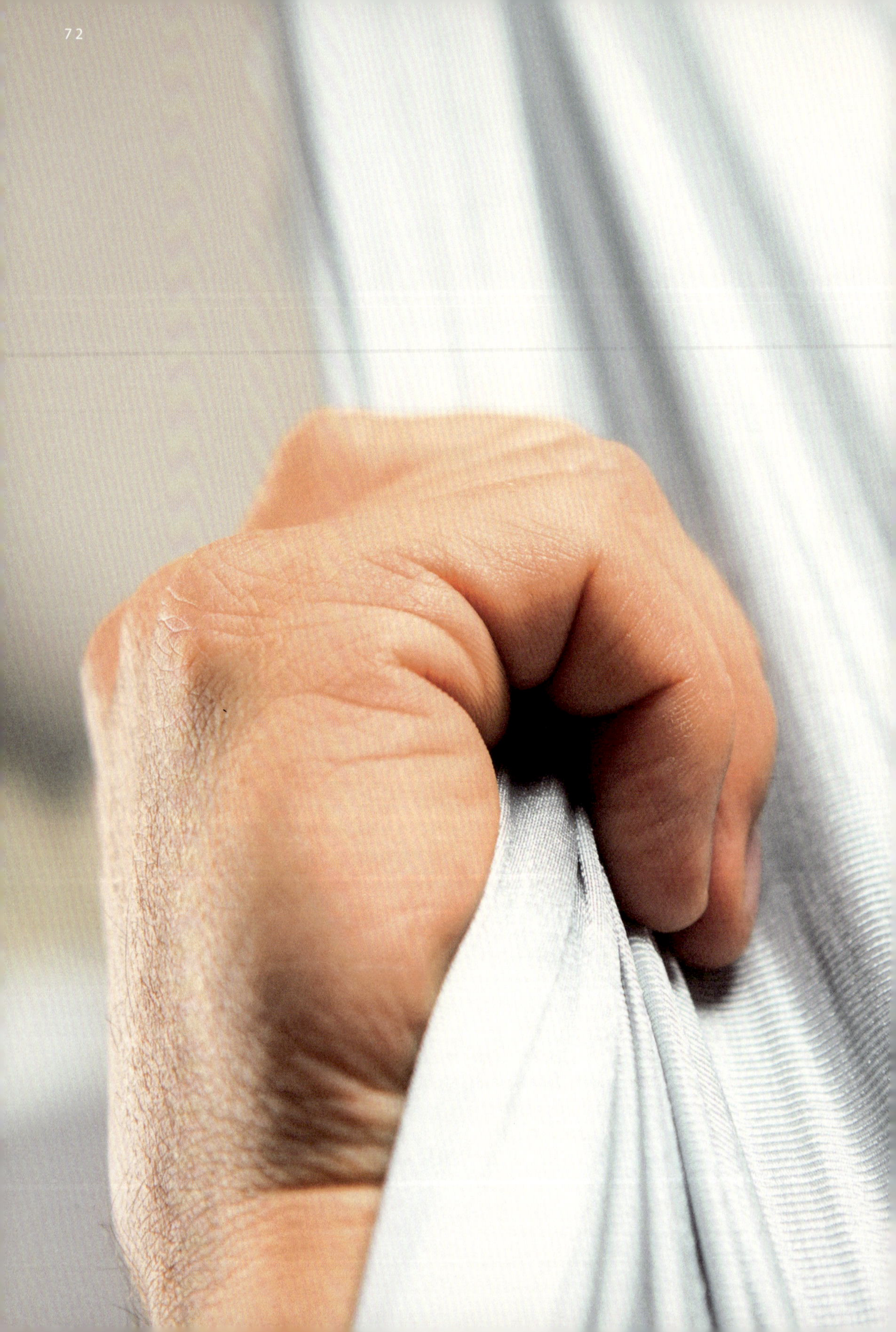

BODY GROUNDED POSES

DAS A UND O DER KÖRPERARBEIT

In diesem Unterkapitel sind Übungen zusammengefasst, bei denen Sie mit dem Rumpf, den Armen oder den Händen Kontakt zum Boden haben, während andere Körperteile mit dem Aerial-Tuch verbunden sind. Die Übungen dieser Gruppe weisen eine charakteristische Gemeinsamkeit auf: Sie sind allesamt körperstabilisierende Haltungen. Anders ausgedrückt, können Sie durch die folgenden Übungen hervorragend an der Verbesserung Ihrer Körperspannung und Haltung arbeiten. Sie schaffen hierdurch eine solide Basis für alle komplexen Übungen und anspruchsvollen Bewegungsabläufe.

RUMPFSTABILITÄT UND KÖRPERSPANNUNG

Im Zusammenspiel mit der Aktivierung des Powerhouse werden Sie durch intensive Körperspannung bei der Übungsausführung einen hohen Grad an Exaktheit und Effizienz erzielen. Diese Körperspannung wird Ihnen über die Aerial-Übungspraxis hinaus bei allen körperlichen Betätigungen beim Sport, in der Freizeit und im Beruf zugutekommen. Wenn Sie bereits Yoga oder Pilates praktizieren, werden Ihnen gerade die Body Grounded Poses zusätzliche körperliche Impulse geben und Ihre Übungspraxis deutlich verbessern. Sollten Sie noch keine Erfahrung im Yoga oder Pilates haben, können Sie besonders durch diese Übungen ein hervorragendes Körperfundament für den Einstieg in diese Bereiche bilden. Es lohnt sich also in jeder Hinsicht, die Body Grounded Poses häufig und ausgiebig zu trainieren – Sie werden kaum eine andere Trainingsform finden, die so gesundheitsorientiert und effizient ist!

ÜBUNGSVARIATIONEN UND MOTIVATION

Die folgende Übungsauswahl lässt sich natürlich durch unzählige weitere Variationen ergänzen. Nachdem Sie die hier vorgeschlagenen Übungen beherrschen, werden Sie sicherlich im Lauf Ihrer Aerial-Praxis durch eigenes Ausprobieren neue Übungen entdecken. Diese machen natürlich meist mehr Spaß als das, was man schon kennt, aber denken Sie auch an das Sprichwort »Übung macht den Meister«. Haltungen und Bewegungsabläufe werden vor allem dann besser, je öfter sie in den einzelnen Übungs- und Trainingseinheiten wiederholt werden. Mit einer ausgewogenen Mischung aus Bekanntem und Unbekanntem sind Ihnen Trainingserfolg und bleibender Spaß in der Aerial-Übungspraxis garantiert.

ÜBUNGSTIPP

Die Atmung bei intensiver Körperspannung
Achten Sie darauf, bei der Ausführung von rumpfstabilisierenden Haltungen die Atmung keinesfalls zu vernachlässigen. Bei intensiver Körperspannung wird der Bewegungsspielraum des Zwerchfells eingeschränkt und somit auch die natürliche Atmung über das Zwerchfell etwas reduziert. Daher ist es wichtig, dass Sie Ihre Atmung bewusst und kraftvoll ausführen.

Versuchen Sie, tief und ruhig ein- und auszuatmen. Ihre Atemhilfsmuskulatur im Rumpf wird dadurch ganz automatisch aktiviert und sorgt somit auch bei anstrengenden Übungen für eine ausreichende Sauerstoffversorgung des Körpers.

REVERSE PLANK
Setu bandha sarvangasana

TUCH
- Hüfthoch
- Alternativ auch kniehohe Einstellung möglich
- Gerafft

WIRKUNG
- Rumpf- und Rückenstabilisierung
- Kräftigung der Beinmuskulatur
- Haltungsverbesserung

BESONDERE HINWEISE
- Keine Unterlage unter dem Kopf verwenden

BESONDERHEITEN
- Grundlagenübung für viele weitere Übungen

ÜBEN SIE VORSICHTIG BEI
- Akuten Rückenproblemen
- Akuten Problemen mit Schultergelenken

ÜBUNGSTIPP

Beweglichkeit und Kraft kombinieren
Mit dieser Übung können Sie besonders effektiv Rücken und Rumpf kräftigen und Rückenproblemen vorbeugen. Sie können sie grundsätzlich in zwei Variationen ausführen:

1. Mobilisierende Variation
Dabei rollen Sie Becken und Rücken möglichst rund nach oben auf, bis Sie zur gestreckten Haltung kommen. Das Gleiche nach unten: Versuchen Sie jeden Wirbel einzeln nach unten auf dem Untergrund aufzulegen. Beim Abrollen der Wirbelsäule können Sie sich eine Perlenkette vorstellen, die Sie Perle für Perle (Wirbel für Wirbel) auf den Boden ablegen.

2. Stabilisierende Variation
Das Becken wird mit geradem Rücken nach oben in die gestreckte Haltung angehoben und auch nach unten mit geradem Rücken wieder abgelegt.

Setzen Sie in Ihrer Aerial-Übungspraxis beide Varianten nach Belieben ein.

1 Richten Sie sich im Schaukelsitz ein. Dabei halten Sie Ihre Position so ruhig wie möglich.

2 Strecken Sie die Arme, legen den Oberkörper leicht nach hinten, und lassen Sie dabei das Tuch in die Kniekehlen rutschen. Dadurch kommen Sie dem Boden nahe und pendeln möglicherweise leicht. Sie können Ihren Körper mit einer Hand auf dem Boden abbremsen.

3 Legen Sie Ihren Schultergürtel, die Arme und den Kopf auf dem Boden ab.

4 Nun noch das Becken ablegen, sodass der ganze Rumpf auf dem Boden aufliegt. Strecken Sie die Beine, und aktivieren Sie das Powerhouse.

5 Mit der Einatmung heben Sie den Rumpf nach oben, bis Beine und Oberkörper in einer Linie ausgerichtet sind. Mit der Ausatmung legen Sie den Körper auf den Untergrund zurück.

6 Zur optimalen Verbindung zwischen Rumpf und Aerial-Tuch sollten Sie für diese Übung die Füße im Tuch nach schräg außen richten.

Wir empfehlen 8 bis 12 Wiederholungen für einen Durchgang. Die Übung können Sie neben der oben beschriebenen dynamischen Variante auch als statische Variante halten. In diesem Fall empfehlen wir, 5 bis 8 Atemzüge in der Haltung zu verweilen. Führen Sie bis zu 3 Durchgänge durch, und nehmen Sie sich dazwischen genügend Zeit für Pausen.

HINWEIS
Ausgehend von der Reverse Plank-Grundübung, gibt es viele verschiedene Variationen. Als Beispiel stellen wir auf den folgenden Seiten zwei Variationen vor, die weitere Aspekte der Stabilisierung aufgreifen.

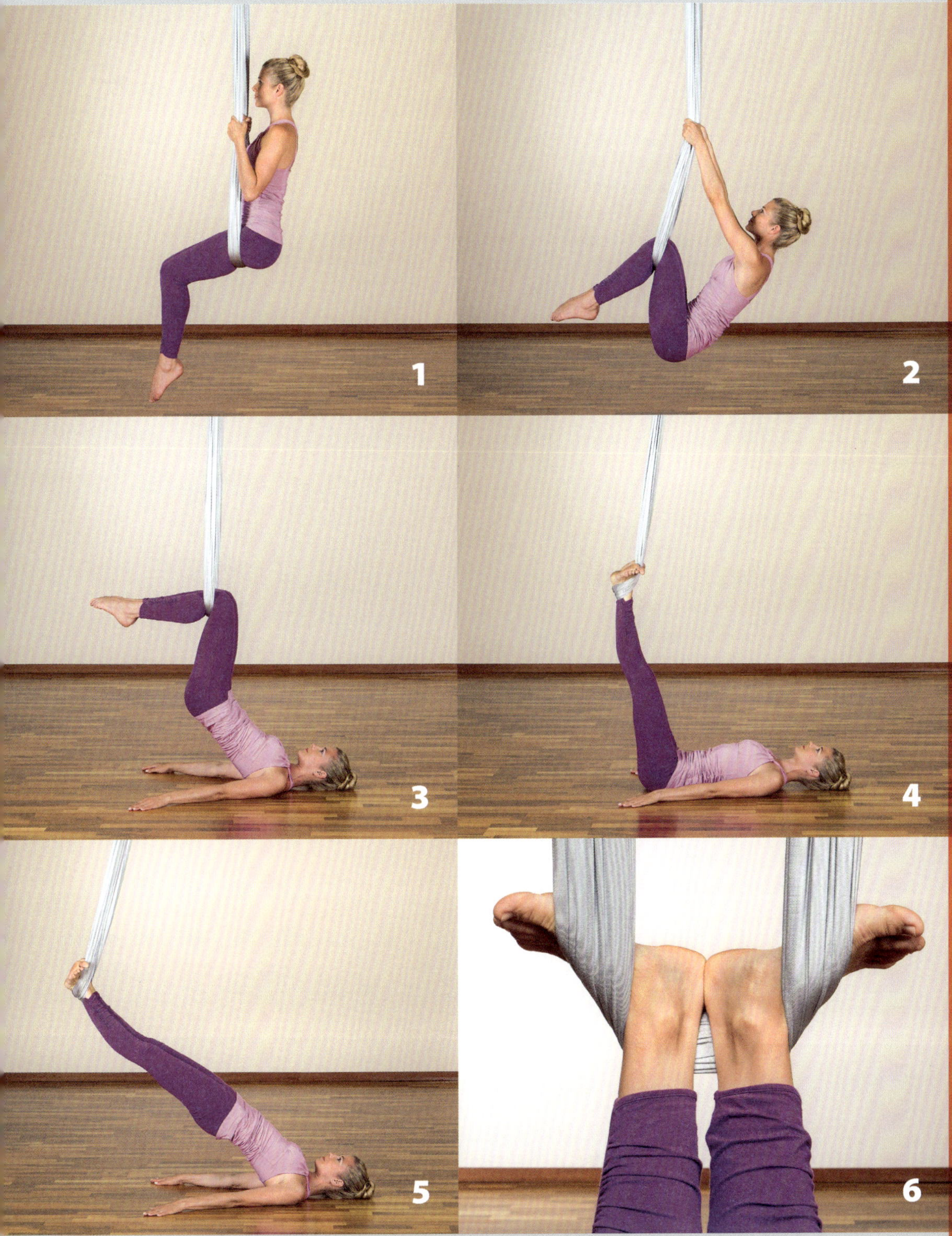
1
2
3
4
5
6

REVERSE PLANK

Variation mit Side Swing

1 + 2 Kommen Sie in die Position wie für die Reverse-Plank-Grundübung (Seite 75, Bild 5). Breiten Sie die Arme seitlich etwas aus, um während der Übung eine bessere Rumpfstabilität zu erreichen. Der Schultergürtel und die Arme sind fest auf dem Boden fixiert. Schwenken Sie nun die Beine seitlich hin und her. Beine und Becken bleiben in einer Linie. Auch in der Schwenkbewegung nach rechts und links halten Sie das Powerhouse aktiviert. Bei dieser Haltung brauchen Sie auf jeden Fall eine rutschfeste Unterlage, sonst können Sie die Schwungkraft aus Beinen und Rumpf kaum auf den Boden übertragen. Schwingen Sie bei dieser dynamischen Variante 10- bis 15- mal hin und her. Führen Sie die seitliche Bewegung dabei mit einer leichten Seitwärtsbeugung der Wirbelsäule aus. Durch diese sogenannte Lateralflexion gewinnt Ihre Wirbelsäule mit der Zeit immer mehr an Geschmeidigkeit.

STATISCHE AUSFÜHRUNG

Bei der statischen Variante versuchen Sie den Rumpf und die Beine in kraftvoller Streckung jeweils 5 Atemzüge lang zuerst auf der rechten und dann auf der linken Seite zu halten. Erspüren Sie ganz bewusst die Aktivität der seitlichen Rumpfmuskeln, und genießen Sie die rückenstärkende Wirkung!

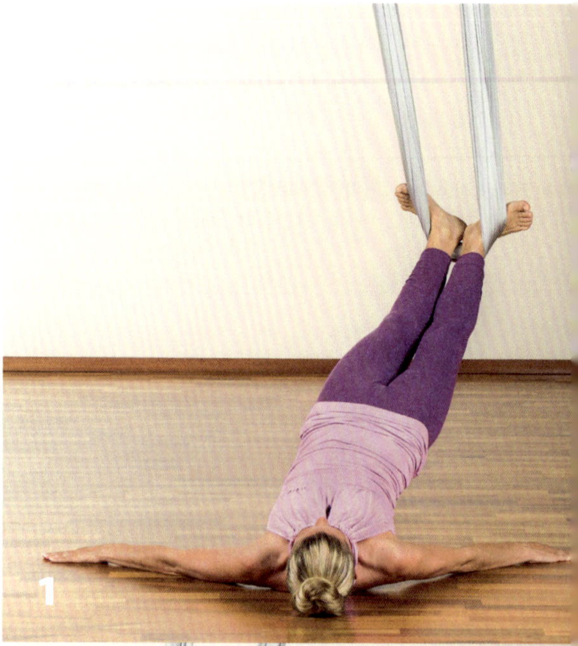

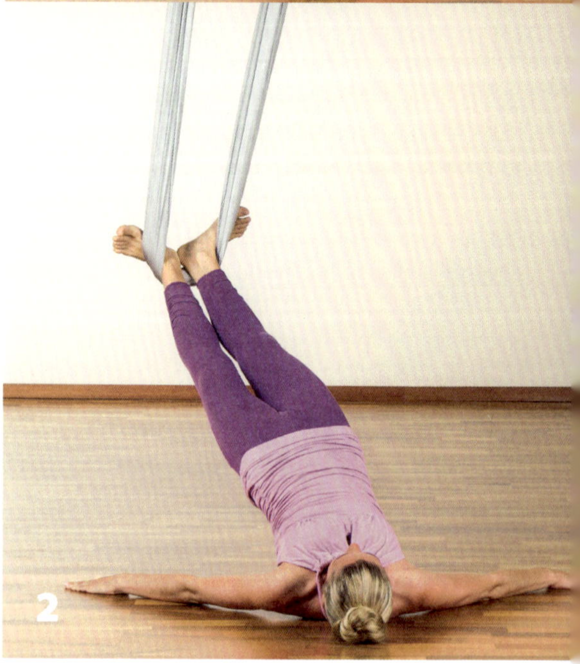

EXPERTENWISSEN

Aerial als Rückentraining

Bei der Lektüre dieses Buchs werden Sie bei vielen Übungen Hinweise auf die positiven Auswirkungen auf die Haltung sowie auf die Rücken- und Gelenke-Gesundheit finden. Aerial kann als vollwertiges Rückentraining betrachtet werden, insbesondere wenn man die folgenden Aspekte berücksichtigt:

- **Körperstabilität und Kraft**

  Jedes wirksame Rückentrainingskonzept beinhaltet Übungen zur Verbesserung der Kraft hinsichtlich Rücken- und Rumpfstabilität. Hierbei wird in Übungen mit direkter und indirekter Wirkung unterschieden. Im Aerial-Training finden Sie beides:

  Übungen mit direkter Wirkung stärken gezielt die Bauch- und Rückenmuskeln, die hüftstreckenden Muskeln und die Rumpfmuskeln des gesamten Oberkörpers. Hierzu zählen zum Beispiel Cat & Cow, Reverse Plank und andere, samt den dazugehörigen Variationen.

  Übungen mit indirekter Wirkung stärken das Powerhouse und die innere Mitte sowie die Haltung. Hierzu gehören beispielsweise Leg Swing, Leg Stretch oder auch Leg Stretch Spinal Twist – um nur einige zu nennen.

- **Beweglichkeit**

  Aerial fördert die Beweglichkeit des Körpers. Dabei wird unterschieden in Gewebebeweglichkeit und Gelenkigkeit:

  Alle Körperbereiche werden sowohl muskulär (Muskel- und Sehnengewebe) als auch faszial (Bindegewebsverbände) gedehnt. Aufgrund der besonderen Eigenschaften des Aerial-Tuches ist eine großflächige Einbeziehung der Bindegewebsstrukturen in die Dehnungsarbeit möglich. Dies hebt Aerial als Rückentraining besonders hervor. Die Gelenke werden physiologisch, also bewegungsgerecht beansprucht.

- **Vielseitigkeit und Koordination**

  Es lässt sich kaum von der Hand weisen, dass Aerial Yoga ein äußerst vielseitiges Programm zur Verbesserung der körperlichen Fitness ist. Die einzelnen Übungen und Bewegungsabläufe haben sehr unterschiedliche Schwerpunkte. Sie finden klassische Dehn- und Kräftigungsübungen, Balance- und Koordinationsübungen, besonders kraftvolle und akrobatische Übungen, Übungen aus Yoga oder Pilates oder auch Entspannungshaltungen, die mehr oder weniger herausfordernd sind. Eine vielseitige Beanspruchung des Körpers ist die beste Methode zur Vorbeugung von Rücken- und Haltungsproblemen.

REVERSE PLANK
Variation mit Leg Lift

TUCH
- Hüfthoch
- Alternativ auch kniehohe Einstellung möglich
- Gerafft

WIRKUNG
- Rumpf- und Rückenstabilisierung
- Kräftigung der Oberschenkel- und Bauchmuskulatur
- Allgemeine Haltungsverbesserung

BESONDERHEITEN
- Verbessert Körperausdruck und Haltung

ÜBEN SIE VORSICHTIG BEI
- Akuten Rückenproblemen
- Akuten Nackenproblemen

ÜBUNGSTIPP

Intensität durch Eleganz und Grazilität
- Steigern Sie die Effizienz der Übungen durch die Unterstreichung des Körperausdrucks. Betonen Sie die Geradlinigkeit bei gestreckten Gelenken, und führen Sie Bewegungen in einem harmonischen Fluss durch. Auf diese Weise bekommen Haltungen und Bewegungen einen besonderen Ausdruck wie bei Tänzern und Artisten. Probieren Sie es einfach aus, und versuchen Sie Ihren Bewegungen eine elegante Note zu geben.

- Sie werden bei den Übungen auf diese Weise ganz automatisch viel mehr Körperspannung erzeugen und können dadurch die Gelenke besser kontrollieren und vor Überbeanspruchung schützen.

- Neben der gesteigerten Effizienz macht das Üben und Trainieren dadurch noch mehr Spaß!

DYNAMISCHE AUSFÜHRUNG

1 Kommen Sie in die Grundposition wie bei der Reverse Plank Grundübung (Seite 75, Bild 5). Bringen Sie Ihren Körper von den Füßen bis zum Kopf in Spannung, und aktivieren Sie Ihr Powerhouse. Nehmen Sie den linken Fuß aus dem Tuch heraus und strecken das linke Bein exakt neben dem rechten Bein aus.

2 Heben Sie das linke Bein nun mit der Einatmung nach oben zur Decke an. Mit der Ausatmung senken Sie das Bein wieder in die Ausgangsposition ab. Halten Sie beide Beine die ganze Zeit gestreckt, und lassen Sie das Becken nicht absinken. Das unterstützte Bein (im Tuch), das Becken und der Rumpf bleiben in einer stabilen Position. Wenn es Ihnen gelingt, die Bewegung mit Harmonie und Geradlinigkeit auszuführen, erzeugen Sie gleichzeitig eine besonders hohe Muskelspannung in der Bein- und Rumpfmuskulatur.

Führen Sie pro Bein 10 bis 15 Wiederholungen durch. Zum Beinwechsel fädeln Sie den linken Fuß in das Aerial-Tuch ein und nehmen dann den rechten Fuß heraus.

STATISCHE AUSFÜHRUNG

In der statischen Variante nehmen Sie wie bei der dynamischen Variante ein Bein mit der Einatmung gestreckt nach oben. Halten Sie das Bein dann 5 bis 8 Atemzüge lang oben. Achten Sie dabei darauf, das Becken oben zu lassen und den Rumpf nicht zu verdrehen. In der Haltephase unbedingt weiteratmen! Nach der Haltephase das Bein mit der Ausatmung wieder absenken und für den Beinwechsel in das Tuch einfädeln.

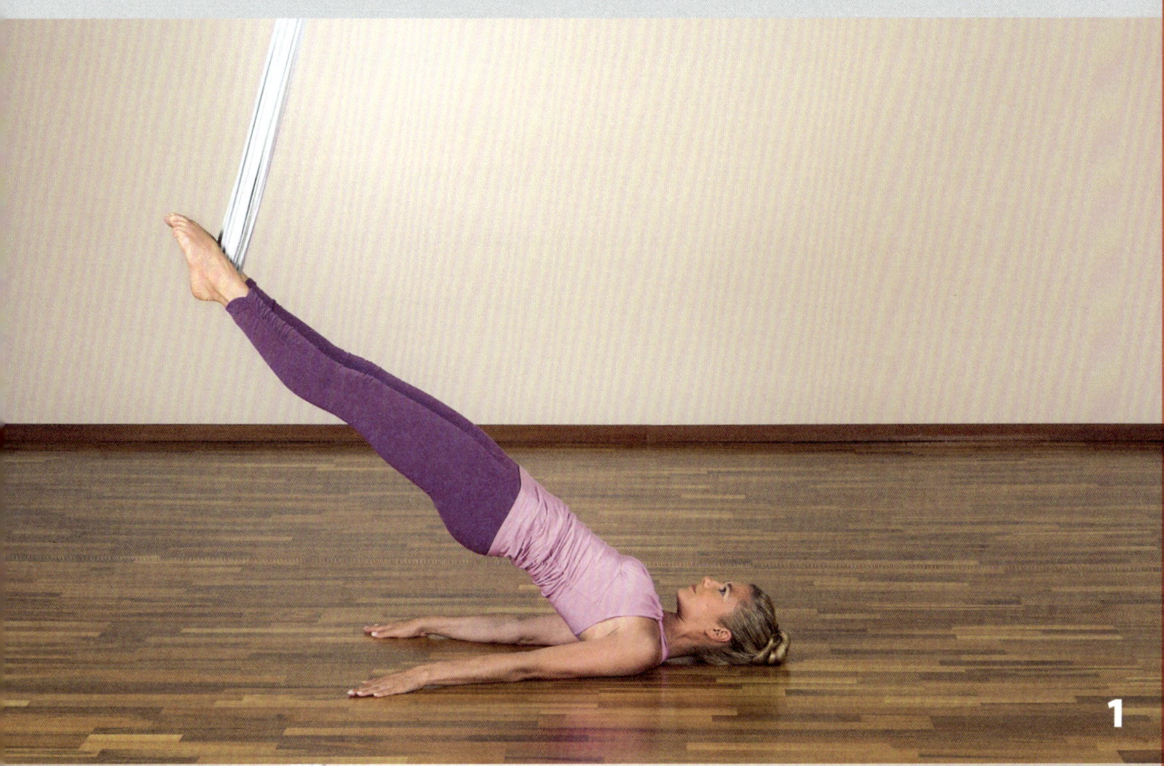
1

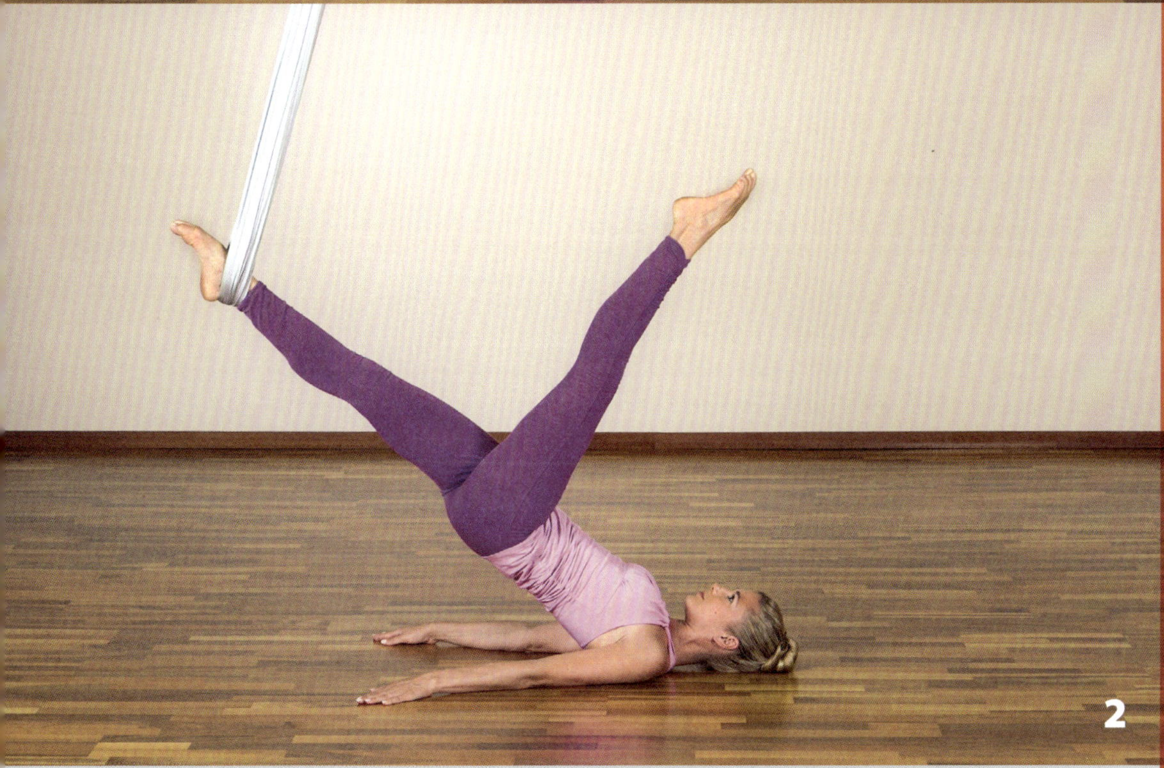
2

SUSPENDED POWER PLANK BASIC Phalakasana

TUCH
- Knie- bis hüfthoch
- Gerafft

WIRKUNG
- Rumpf- und Rückenstabilisierung
- Kräftigung der Schultern und Arme
- Kräftigung der Oberschenkel- und Bauchmuskulatur
- Haltungsverbesserung

BESONDERHEITEN
- Basisübung für viele weitere Haltungen

ÜBEN SIE VORSICHTIG BEI
- Problemen mit Hand-, Ellenbogen- und Schultergelenken

YOGA-WISSEN

Kraft und Stabilität durch Phalakasana
- In der Yoga-Praxis ist Phalakasana besser bekannt als »Schiefe Ebene«, eine wichtige Übergangshaltung in Bewegungsabläufen. Sie entspricht in etwa der klassischen Ausgangsposition für Liegestützen.
- Phalakasana erfordert neben der Rumpfkraft zur Stabilisierung des Körpers in der ganzen Länge vor allem Stützkraft in den Schultern und Armen.
- Phalakasana (Ausgangsposition) und Chaturanga Dandasana (Arme beugen zur tiefen Position, siehe auch Seite 86) werden als die yogische Liegestützübung bezeichnet. Beide Haltungen finden Sie im Aerial wieder.
- Achten Sie besonders auf die Handgelenke, da sie in überstreckter Position den Druck des Oberkörpers auf den Boden übertragen müssen.

1 Richten Sie sich im Vierfüßlerstand mit dem Rücken zum Tuch ein. Dabei sind die Füße in der Lotlinie, also unter dem Tuch positioniert.

2 Fädeln Sie den rechten Fuß in das geraffte Tuch ein. Achten Sie hierbei darauf, den Körper mittig auszurichten.

3 Nun auch den linken Fuß einfädeln. Halten Sie dabei beide Knie gebeugt. Die Schultern und Arme müssen jetzt fest angespannt werden.

4 Mit der Ausatmung strecken Sie den Rumpf, das Becken und die Beine in einer Linie aus. Verweilen Sie 5 bis 10 Atemzüge in dieser Haltung. Lassen Sie die Atmung lang und kraftvoll fließen.

WEITERE ÜBUNGSHINWEISE

Aktivieren Sie unbedingt Ihre Körpermitte (Powerhouse), und vermeiden Sie dadurch, im Bereich des unteren Rückens und des Beckens nach unten durchzuhängen. Durch eine bewusste Streckung der Beine unterstützen Sie zusätzlich die erforderliche Körperspannung.
Im Bereich des Brustkorbs gilt das Gleiche: Drücken Sie den Brustkorb nach oben, um die Schultern und den Brustkorb fest zu verbinden und ein Durchhängen im Schulterbereich zu vermeiden.
Ziehen Sie den Hinterkopf lang nach vorn, ohne im Hals zu überstrecken. Dazu richten Sie den Blick am besten ganz gerade nach unten zum Boden.
Wenn Sie nun noch die Füße ausstrecken (Point), haben Sie Ihren Körper von Kopf bis Fuß in voller Körperspannung eingerichtet und sind bereit für die weiteren Power-Plank-Variationen.

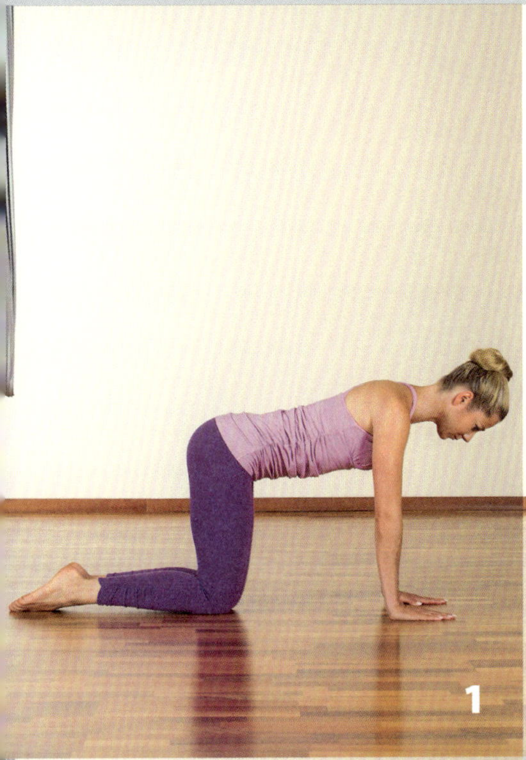
1

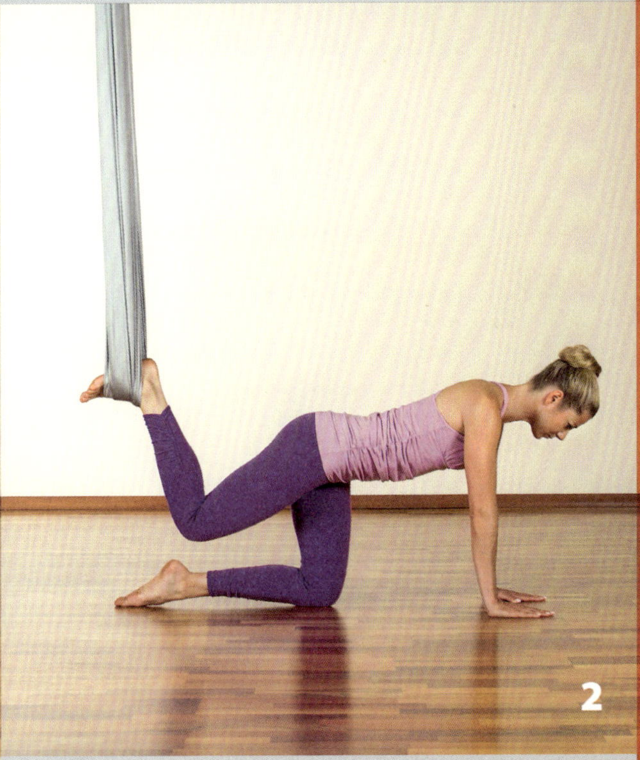
2

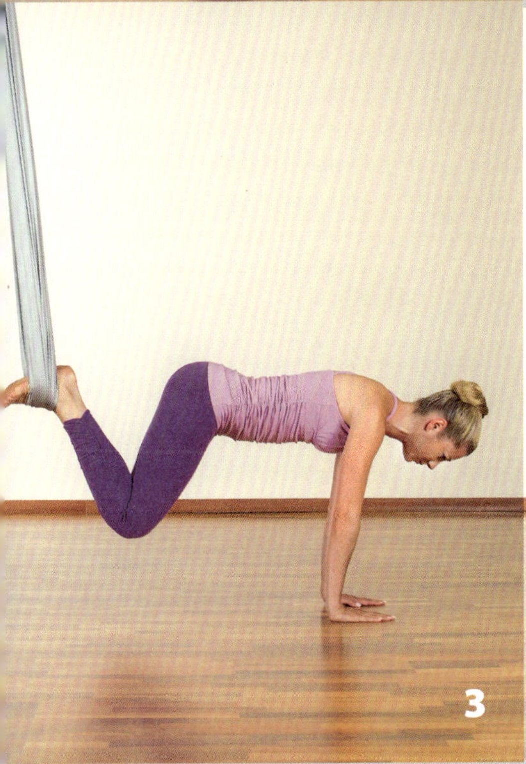
3

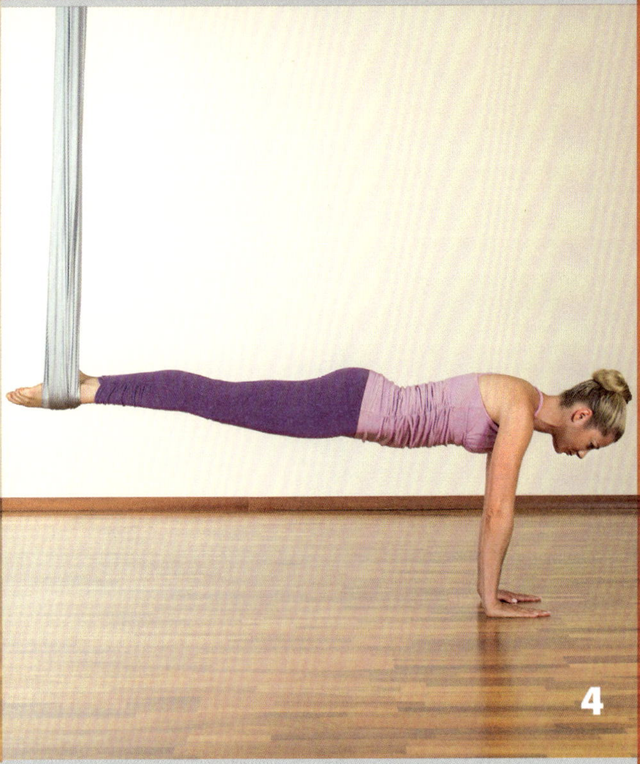
4

SUSPENDED POWER PLANK Variation mit Side Swing

TUCH
- Knie- bis hüfthoch
- Gerafft

WIRKUNG
- Rumpf- und Rückenstabilisierung
- Kräftigung der Schultern und Arme
- Kräftigung der Oberschenkel- und Bauchmuskulatur
- Haltungsverbesserung

BESONDERHEITEN
- Basisübung für viele weitere Haltungen
- Sehr wirkungsvolle Kräftigung der Schulterstabilisatoren und der tief liegenden Taillen-Bauchmuskeln

ÜBEN SIE VORSICHTIG BEI
- Problemen mit Hand-, Ellenbogen- und Schultergelenken

ÜBUNGSTIPP

Training für den Schultergürtel
In der Power-Plank-Side-Swing-Variante kräftigen Sie aufgrund der umfassenden Körperspannung die gesamte Rumpfmuskulatur. Darüber hinaus stärken Sie vor allem zusätzlich die Muskeln des Schultergürtels. Damit beugen Sie möglichen Schulterproblemen vor, wie sie bei vielen Menschen aufgrund unzureichender Beanspruchung (Bewegungsmangel) oder einseitiger Haltungen (vorgebeugtes Sitzen) vorkommen.

Apropos Prävention
Alle Plank-Haltungen (Reverse Plank und Suspended Power Plank) und deren Variationen können als besonders gesundheitspräventive Übungen klassifiziert werden!

Gehen Sie in die Grundhaltung, wie wir sie Ihnen auf Seite 80 beschrieben haben. Nehmen Sie für den folgenden Side Swing die Hände von vornherein etwas breiter auseinander.

DYNAMISCHE VARIANTE

1 Schwingen Sie aus der neutralen Position in der Mitte mit dem Rumpf nach links und verweilen einen kurzen Moment.

2 Von der linken Seite geht es nun hinüber auf die rechte Seite, wo Sie auch wieder einen kurzen Moment innehalten. Schwingen Sie bis zu 10-mal pro Seite hin und her. Finden Sie einen für Sie angenehmen Atemrhythmus. Sie können mit der Bewegung zur Seite sowohl ein- als auch ausatmen.

STATISCHE VARIANTE

Halten Sie nach einer Schwungbewegung zur Seite den Rumpf an, und versuchen Sie den Rückschwung so gut wie möglich zu vermeiden. Hierzu müssen Sie mit den Armen fest gegen den Boden drücken und einen Gegenhebel über Rumpf und Schultermuskeln erzeugen. Versuchen Sie bis zu 5 Atemzüge pro Seite zu halten. Lassen Sie sich nicht entmutigen – mit Übungsfleiß werden Sie sehr schnell die notwendige Kraft und Technik entwickeln!

WEITERE ÜBUNGSHINWEISE

Je länger Sie auf einer Seite die Bewegung anhalten, umso mehr sind Sie gefordert, Haltekraft in Armen, Schultern und Rumpf aufzubringen. Eine Aktivierung der inneren Mitte über Ihr Powerhouse ist dabei unerlässlich.
Bei dieser Übung sollten Sie achtsam in Bezug auf Ihre Kraftreserven bleiben. Seien Sie nicht zu ehrgeizig. Wenn Sie bemerken, dass bei Ihnen die Stützkraft in den Armen und den Schultern oder aber die Körperspannung nachlässt, gönnen Sie sich eine kleine Pause.

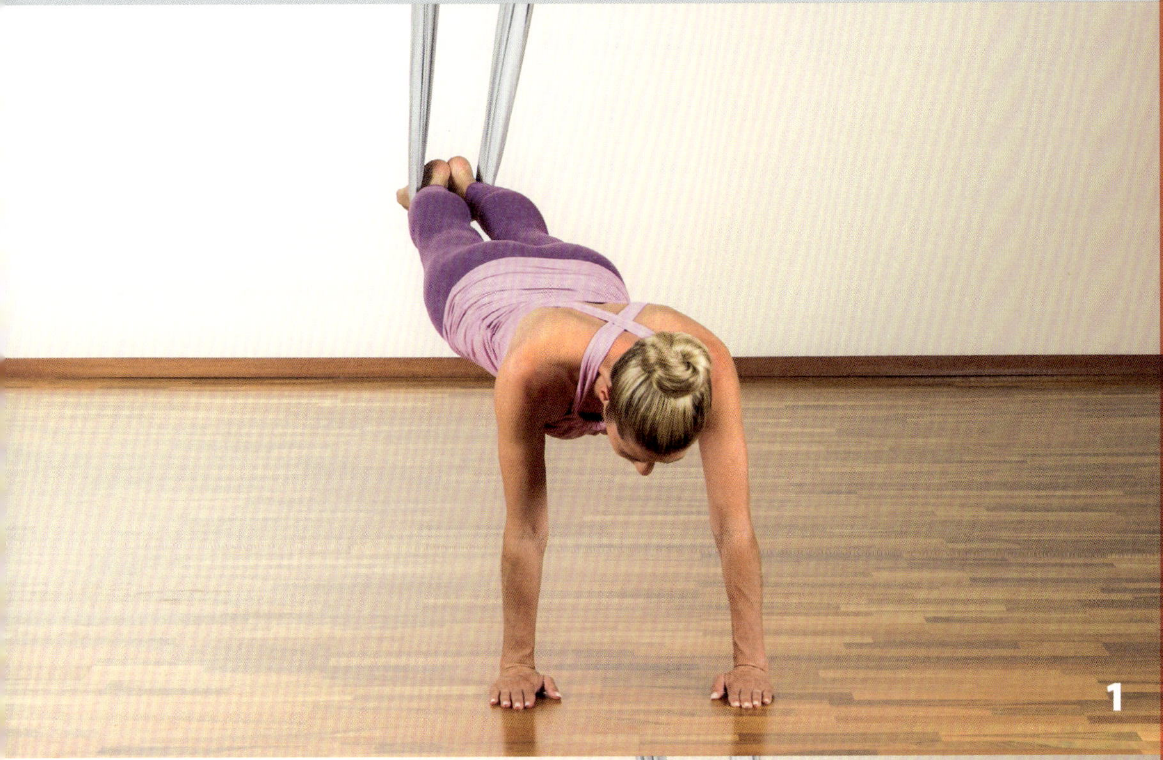
1

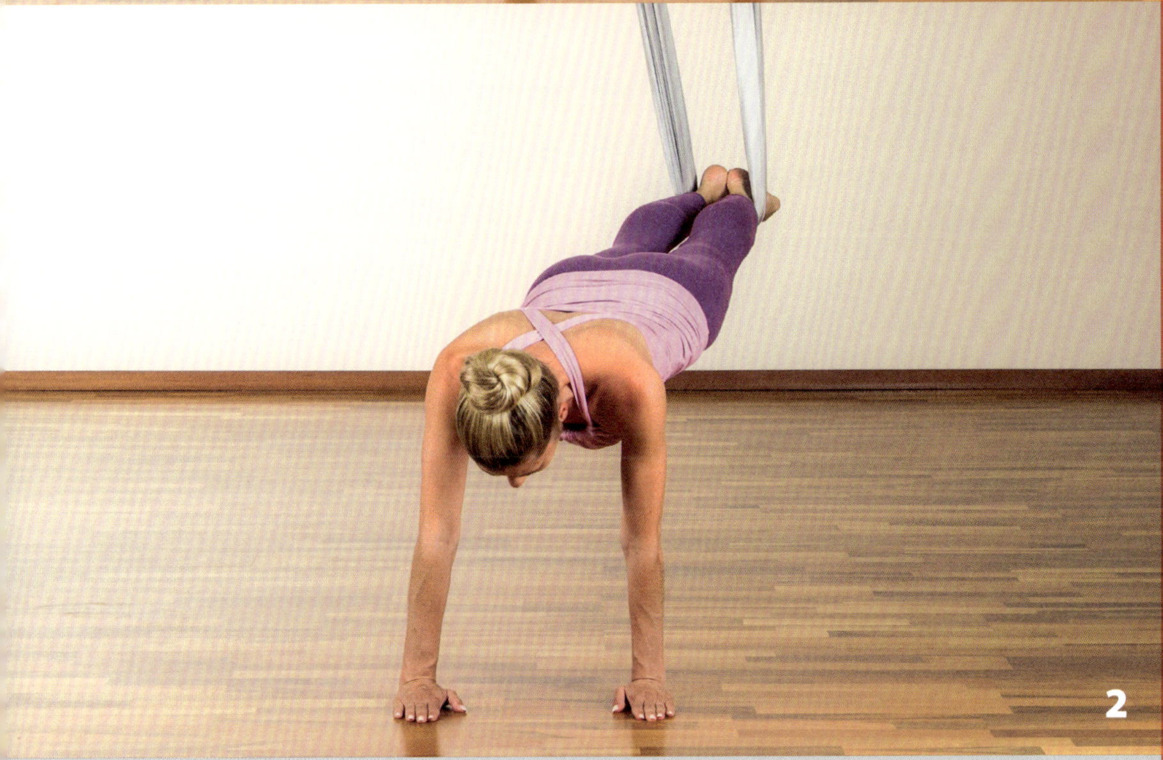
2

SUSPENDED POWER PLANK

Variation mit Leg Lift

TUCH

- Knie- bis hüfthoch
- Gerafft

WIRKUNG

- Rumpf- und Rückenstabilisierung
- Verbesserung der Kraft in Schultern und Armen
- Kräftigung der Oberschenkel- und Bauchmuskulatur
- Haltungsverbesserung

BESONDERHEITEN

- Sehr wirkungsvolle Kräftigung von Schulter- und Armmuskulatur

ÜBEN SIE VORSICHTIG BEI

- Problemen mit Hand-, Ellenbogen- und Schultergelenken

ÜBUNGSTIPP

Gesunde Knie durch Leg Lift

Die Suspended Power Plank in der Variation mit Leg Lift fordert besonders die Oberschenkelstreckmuskeln. Spüren Sie vor allem die enorme Muskelspannung des Beins im Tuch. Die Übung eignet sich entsprechend gut zur Festigung von instabilen Kniegelenken.

Falls Ihnen die Streckung des Kniegelenks des Tuch-unterstützten Beins zu streng oder unangenehm ist, beugen Sie das Knie ein ganz klein wenig, um den Druck zu reduzieren.

Richten Sie sich wie in der Basisübung Suspended Power Plank ein. Strecken Sie Rumpf, Hüften und Beine mit voller Körperspannung, und aktivieren Sie das Powerhouse.
Nehmen Sie den rechten Fuß aus dem Tuch heraus, und strecken Sie das Bein zunächst in der Luft neben dem linken Bein aus. Halten Sie beide Füße die ganze Zeit in Point-Position, die Beine bleiben gestreckt.

DYNAMISCHE VARIANTE

1 Senken Sie das rechte Bein mit der Einatmung so weit nach unten ab, bis der rechte Fuß den Boden leicht berührt. Der Rumpf und das obere Bein bleiben dabei in einer Linie und sinken nicht nach unten durch.

2 Heben Sie das rechte Bein mit der Einatmung so weit nach oben an, wie Sie imstande sind, das Becken gerade zu halten. Von hier aus senken Sie das Bein mit der Einatmung wieder ab. Wiederholen Sie diese Übungssequenz 10- bis 15-mal pro Beinseite.

STATISCHE VARIANTE

Heben Sie das rechte Bein mit der Einatmung nach oben an, und verweilen Sie bis zu 5 Atemzüge.

WEITERE ÜBUNGSHINWEISE

Spannen Sie die Gesäßmuskeln vor allem beim Anheben des Beins nach oben kraftvoll an. Die Aktivierung des Powerhouse ist unerlässlich, da nur eine aktive Körpermitte das Becken und den unteren Rücken stabilisiert.

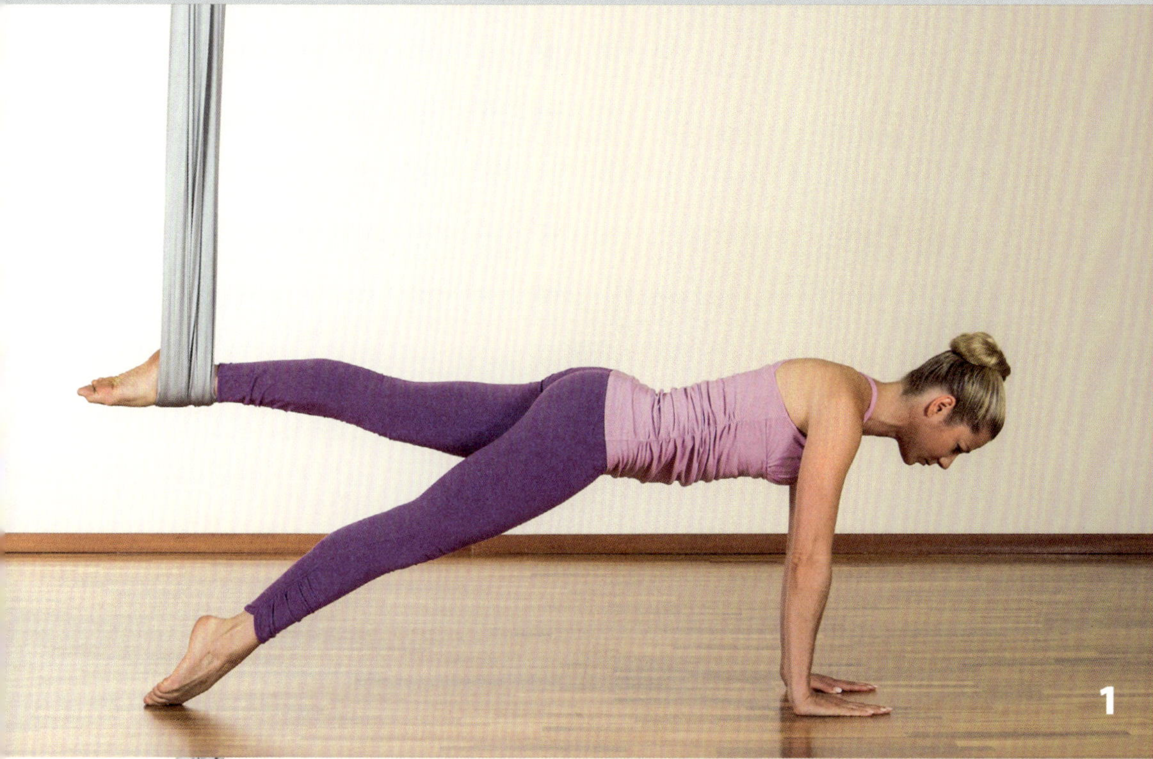

1

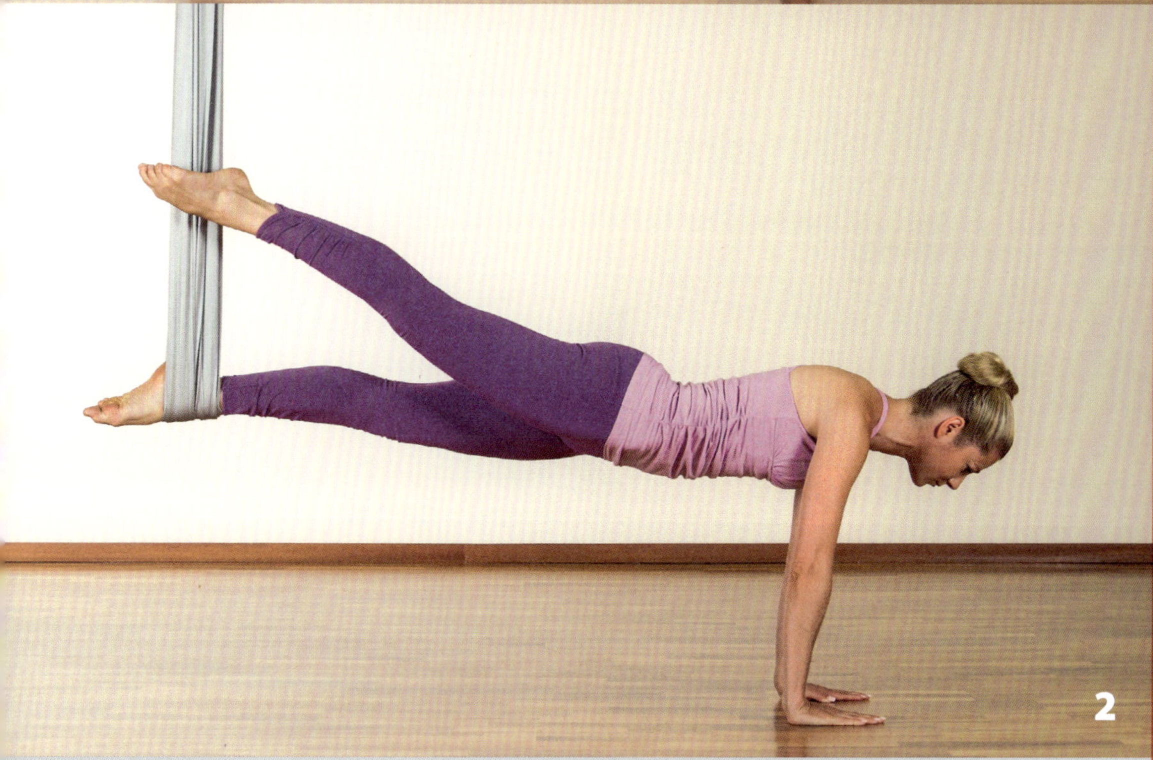

2

SUSPENDED POWER PLANK Variation Chaturanga Dandasana

TUCH
- Kniehoch (leichter) bis hüfthoch (sehr schwer)
- Gerafft

WIRKUNG
- Rumpf- und Rückenstabilisierung
- Kräftigung der Schultern und Arme
- Kräftigung der Oberschenkel- und Bauchmuskulatur
- Haltungsverbesserung

BESONDERHEITEN
- Sehr wirkungsvolle Kräftigung der Armstrecker (Musculus triceps brachii)

ÜBEN SIE VORSICHTIG BEI
- Problemen mit Hand-, Ellenbogen- und Schultergelenken

YOGA-WISSEN

Arm-Power durch den yogischen Liegestütz

- Viele Menschen denken bei Yoga nur an die sanften Wirkungen wie Entspannung und Erzeugung innerer Ruhe. Die körperliche Yoga-Praxis enthält aber auch anstrengende Übungsteile. Eine der klassischen Haltungen, die vom Übenden einen sehr hohen Kraftaufwand einfordert, ist der yogische Liegestüz (Chaturanga Dandasana). Die Haltung sorgt vor allem für feste Armstreckmuskeln, einen aufrechten Oberkörper und gute Körperspannung.

- In der Aerial-Variante können Sie die Arm- und Rumpfkraft für Ihre Yoga-Praxis ideal verbessern!

1 Richten Sie sich in der Suspended Power Plank ein (Seite 80). Strecken Sie Rumpf, Hüften und Beine mit voller Körperspannung, und aktivieren Sie durch Einziehen der Bauchdecke das Powerhouse. Ziehen Sie die Füße in Flex-Position an.

2 Mit der Einatmung beugen Sie die Arme, um den Oberkörper zwischen den Armen nach unten zu senken. Dabei gehen Sie so tief nach unten, wie Sie die Bewegung über die Kraft in den Armen kontrollieren können. Mit der Ausatmung heben Sie durch Streckung der Arme den Oberkörper wieder an. Führen Sie so viele Wiederholungen durch, wie Ihre Kraft reicht.

HINWEIS

Achten Sie ganz besonders auf die Qualität der Ausführung: Bei der Beugung der Arme schieben Sie den Rumpf ein klein wenig nach vorn, um die Oberarmgelenke etwas zu entlasten.
Halten Sie die Arme die ganze Zeit nah am Rumpf, und ziehen Sie die Schulterblattspitzen nach innen in Richtung Wirbelsäule. Sobald Ihre Ellenbogen zur Seite ausweichen, verlieren Sie Ihre Schulterstabilität.

WEITERE ÜBUNGSHINWEISE

Lassen Sie Beine, Becken und Rumpf immer gestreckt. Das Becken nicht nach unten durchhängen lassen. Den Brustkorb im Verhältnis zu den Schulterblättern hochdrücken.
Vernachlässigen Sie keinesfalls die Atmung. Besonders bei sehr anstrengenden Übungen für den Oberkörper sollte eine Pressatmung vermieden werden. Atmen Sie daher bewusst ein und aus.

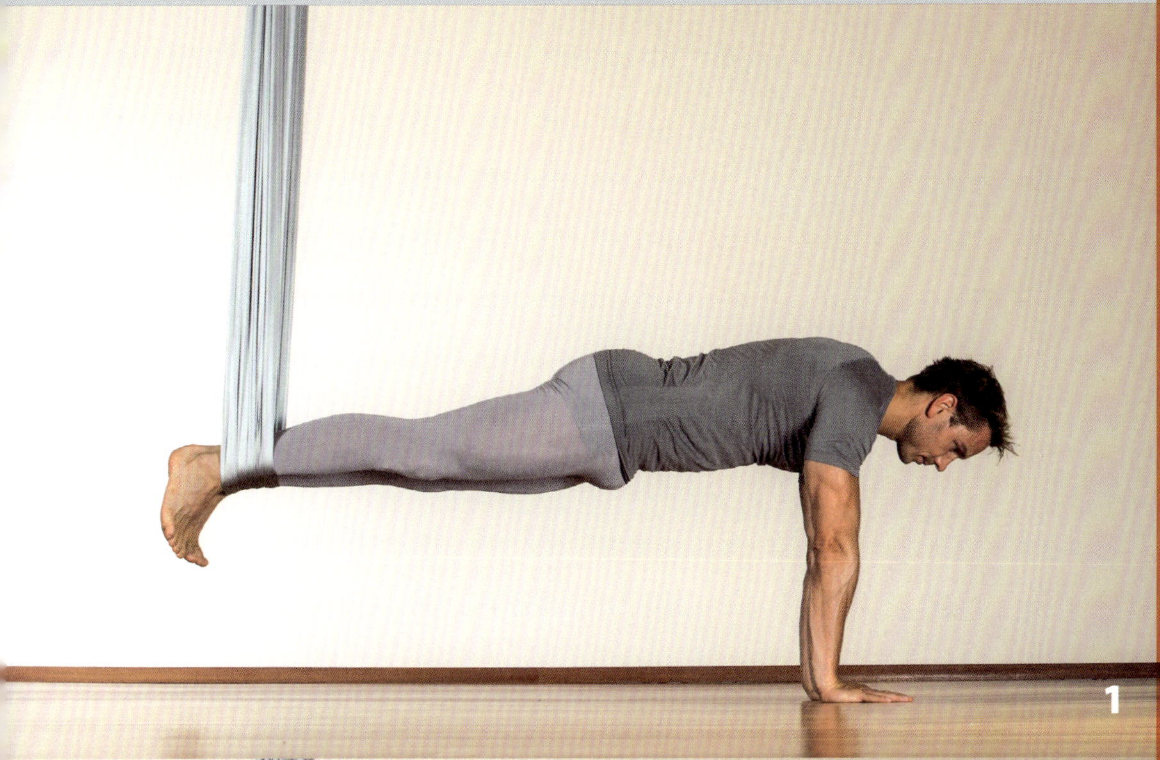

1

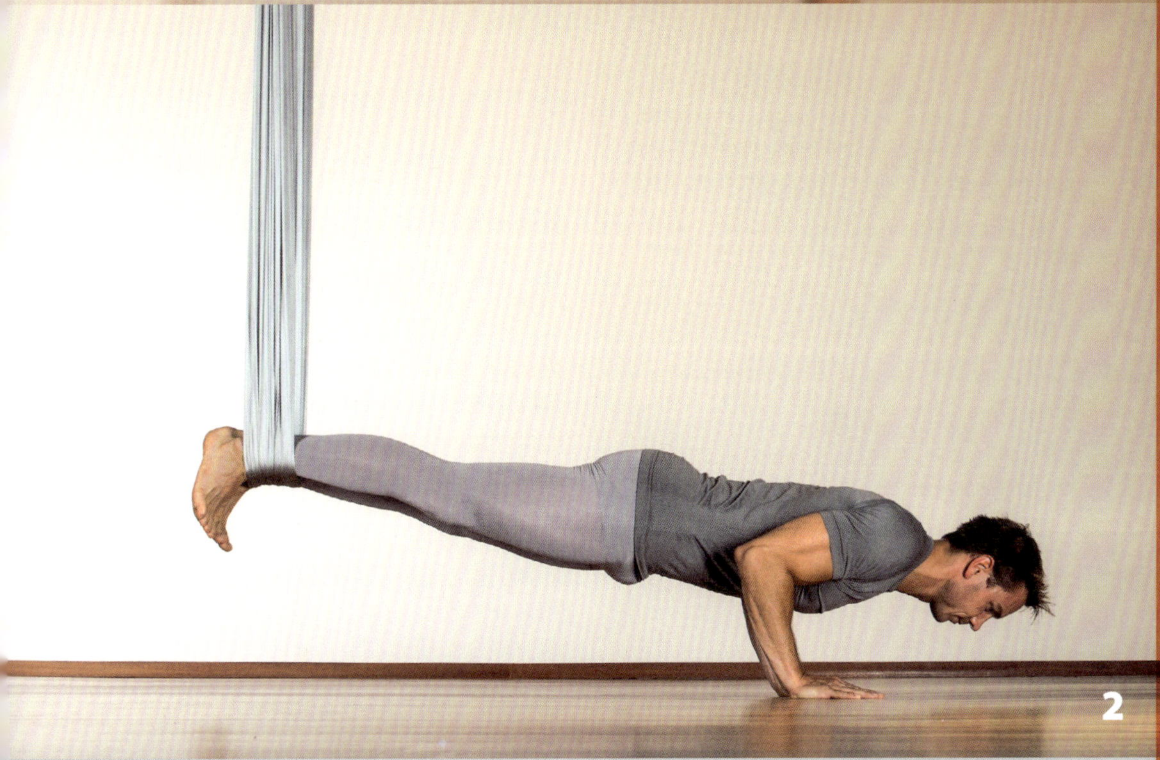

2

SIDE PLANK
Vasishthasana

TUCH
- Kniehoch
- Gerafft

WIRKUNG
- Verbesserung der Rumpfstabilität
- Kräftigung der Beine, Arme und Schultern
- Gesteigertes Körpergefühl und Verbesserung der Balancierfähigkeit

BESONDERHEITEN
- Kombination von Körperspannung und Balance innerhalb einer Übung

ÜBEN SIE VORSICHTIG BEI
- Problemen mit Hand-, Ellenbogen- und Schultergelenken

YOGA-WISSEN

Vasishthasana – Besitzer des Reichtums
Vasishthasana ist eine Stützhaltung aus der klassischen Yoga-Praxis. Bei dieser Haltung geht es weniger um Beweglichkeit als vielmehr um die Fähigkeit, die Wirbelsäule neutral auszurichten, während gleichzeitig durch die einseitige Armstützung ein großer Balanceausgleich erforderlich ist.

Die Schwerkraft wirkt dabei an vielen Stellen des Körpers. Hierdurch kann sich die Wirbelsäule verdrehen, die Hüften können sich schief stellen, und die Schulter des Stützarms kann ihre Stabilität verlieren.

Für den Übenden stellt sich also die große Herausforderung, durch Körperspannung und Armkraft den gesamten Körper auszurichten und in Balance zu halten.

1 Legen Sie sich mit den Füßen zum Tuch ausgerichtet in eine abgestützte Seitenlage. Stützen Sie sich dabei am besten mit dem unteren Unterarm ab. Fädeln Sie dann den Fuß des oberen Beins auf Höhe der Fußfessel in das Tuch ein.

2 Heben Sie das Becken an, während Sie gleichzeitig den Rumpf und beide Beine strecken. Mit dem unteren Arm stützen Sie sich im Unterarmstütz ab. Das untere Bein bleibt mit der Fußaußenkante auf dem Boden. Aktivieren Sie Ihr Powerhouse, und kontrollieren Sie Ihre Beckenausrichtung – der Körper ist idealerweise in einer exakten Seitenlage eingerichtet.

3 Sobald Sie sich in einer stabilen Seitenposition befinden, strecken Sie noch den oberen Arm zur Decke. Richten Sie den Blick nach oben zum gestreckten Arm, und drücken Sie sich weiterhin mit dem unteren Arm vom Boden weg. Bleiben Sie 5 bis 8 Atemzüge in dieser Haltung und wechseln danach auf die andere Seite. Gönnen Sie sich dazwischen eine kleine Pause!

4 Falls Sie noch Kraftreserven haben, können Sie zusätzlich das untere Bein zum oberen Bein hochziehen und halten.

WEITERE ÜBUNGSHINWEISE
Halten Sie den Kopf als Verlängerung der Wirbelsäule möglichst gerade. Sie trainieren dabei die Muskeln des Schulter-Nacken-Bereichs und beugen durch die Kräftigung der Halsmuskulatur Nackenproblemen vor. Bei akuten Nackenverspannungen halten Sie die Übung nur so lange, wie Sie die Nackenmuskulatur ohne unangenehmes Zuggefühl anspannen können. Während des Übens spüren Sie die Anspannung der stützenden seitlichen Rumpfmuskulatur. Beobachten Sie nach der Übung aufmerksam, wie die Muskeln langsam loslassen und entspannen.

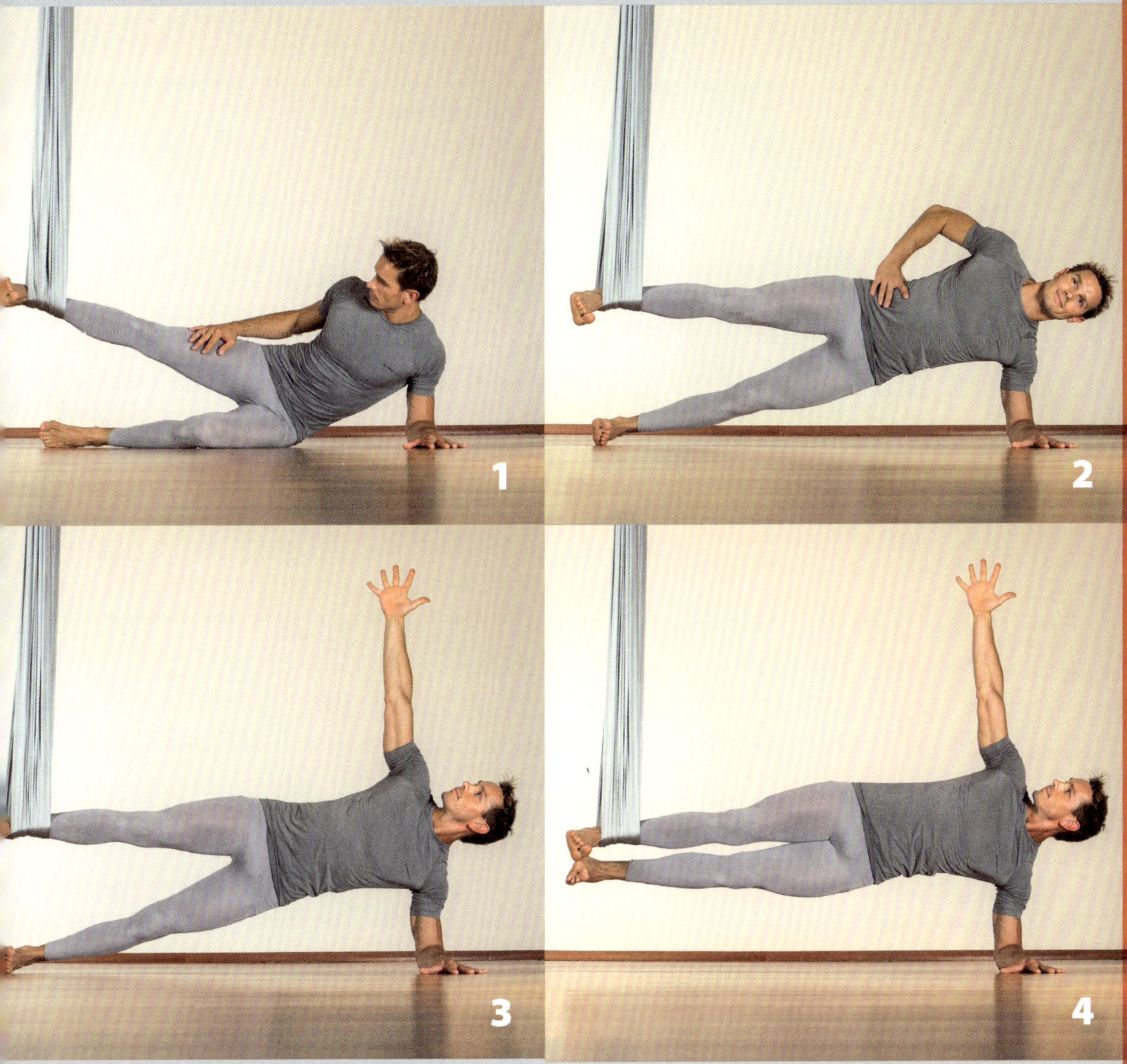
1
2
3
4

SIDE PLANK
Variation Simple Edition

TUCH
- Kniehoch
- Gerafft

WIRKUNG
- Verbesserung der Schulterkraft
- Verbesserung der seitlichen Rumpfstabilität
- Erhöhung des Körpergefühls

BESONDERHEITEN
- Gelenkschonende Stabilisation

ÜBEN SIE VORSICHTIG BEI
- Problemen mit den Schultergelenken

EXPERTENHINWEIS

Gelenkschonender Einstieg in die seitliche Stabilisation
- Die Side Plank Simple Edition bietet einen idealen Einstieg in die seitliche Stabilisation für die Schultern, die Flanken des Rumpfes und die Oberschenkel.
- Die Kniegelenke sind frei und unbelastet.
- Das untere Bein wird zur Unterstützung auf dem Boden abgelegt, wodurch die Hebelkräfte abgedämpft werden. Die seitlichen Rumpfmuskeln können bei moderater Kraftanstrengung und gelenkschonender Belastung gekräftigt werden.
- Da die Schulter des Stützarms moderat belastet wird, eignet sich die Haltung zur Kräftigung der schulterblattstabilisierenden Muskeln sowie der tief liegenden Rotatorenmanschette (eine Gruppe von Muskeln der Schulter, die rund um den Oberarmkopf liegen, zur Hebung und Rotation des Arms dienen und das Schultergelenk stabilisieren).

1 Legen Sie sich mit den Füßen zum Tuch ausgerichtet in eine abgestützte Seitenlage. Die Knie befinden sich in der Lotlinie unter dem Tuch. Stützen Sie sich dabei am besten mit dem unteren Unterarm ab. Fädeln Sie dann den Fuß vom oberen Bein auf Höhe des Knies in das Tuch ein.

2 Heben Sie das Becken an, während Sie gleichzeitig den Rumpf und das obere Bein strecken. Der Fuß vom oberen Bein zeigt mit Flex-Position ganz gerade zur Seite. Mit dem unteren Arm stützen Sie sich im Unterarmstütz ab. Das untere Bein bleibt mit leicht angewinkeltem Knie auf dem Boden. Aktivieren Sie Ihr Powerhouse, und kontrollieren Sie Ihre Beckenausrichtung. Der Körper ist idealerweise in einer exakten Seitenlage eingerichtet.

Bleiben Sie bis zu 10 Atemzüge in dieser Haltung. Lassen Sie den Atem dabei lang und kraftvoll ein- und ausströmen.

WEITERE ÜBUNGSHINWEISE

Sie können die Rumpfspannung durch Anhebung des Beckens variieren. Je mehr Sie das Becken nach oben zur Decke heben, umso weniger Gewicht wird vom unteren Bein abgefangen.
Drücken Sie den Oberkörper vom aufgestützten Arm weg. So vermeiden Sie, dass Sie den Rumpf in die Schulter hineinhängen lassen.
Achten Sie auf die korrekte Positionierung des Aerial-Tuches am Bein. Falls das Tuch unangenehm in den Oberschenkel einschneidet, fächern Sie den Stoff einfach etwas auseinander und vergrößern somit die Auflagefläche.

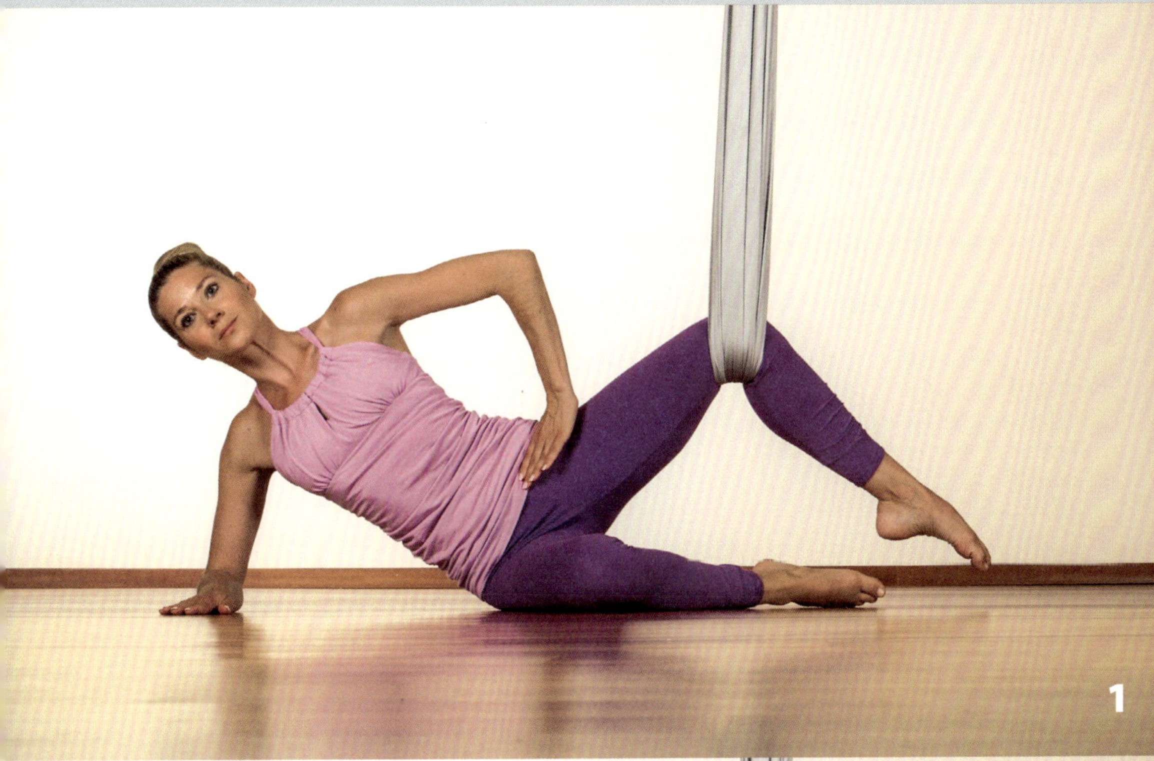
1

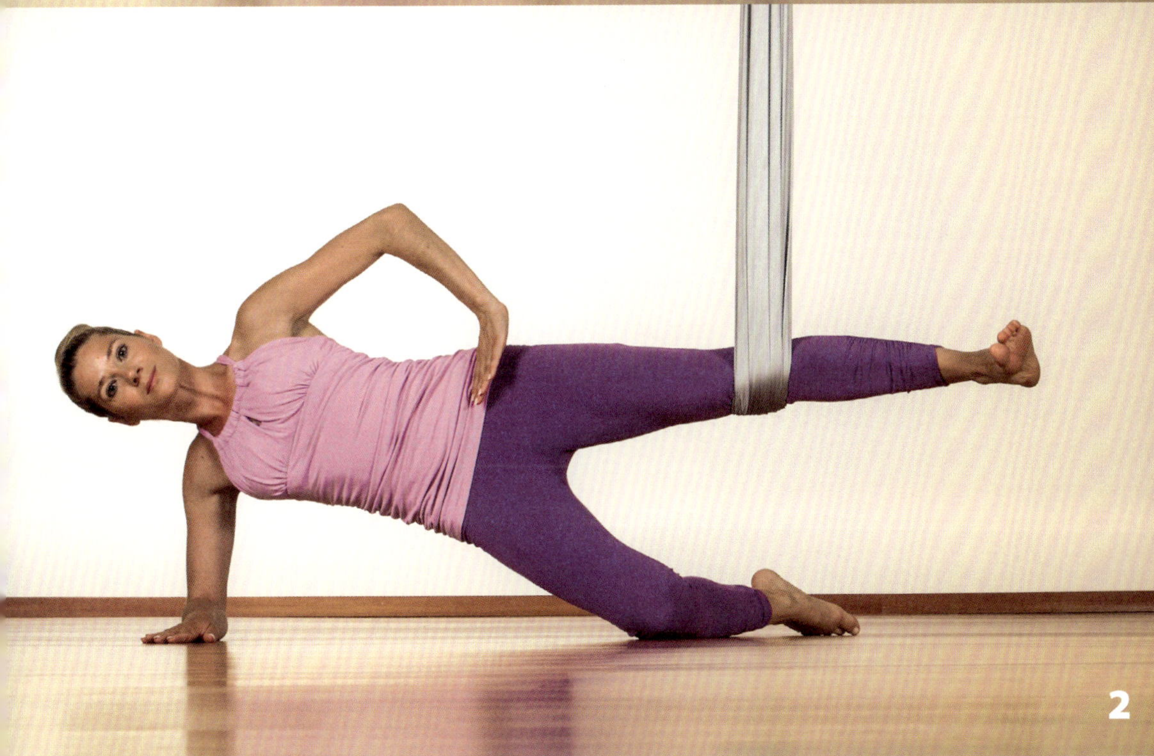
2

SIDE PLANK
Dynamische Variation

TUCH
- Kniehoch
- Gerafft

WIRKUNG
- Kräftigung der Beine
- Verbesserung der Schulterkraft
- Verbesserung der seitlichen Rumpfstabilität
- Erhöhung des Körpergefühls

BESONDERHEITEN
- Gelenkschonende Stabilisation

ÜBEN SIE VORSICHTIG BEI
- Problemen mit den Schultergelenken

ÜBUNGSTIPP

Vorbereitung für Vasishthasana
Aufgrund der Unterstützung auf Kniehöhe werden die auf den Körper einwirkenden Hebelkräfte verringert. Die Side Plank Dynamic Variation eignet sich daher ideal zur Vorbereitung auf die Vasishthasana-Variante (Seite 89, Bild 4), die aufgrund der Unterstützung auf Fußhöhe mehr Körperspannung erfordert.

Durch die dynamische Beinarbeit des unteren Beins wird die gesamte Oberschenkelmuskulatur angespannt: Oberschenkelstrecker und -beuger, Abduktoren und Adduktoren. Bei dieser Übung werden die Beine ohne wesentliche Gelenkbelastung gleichmäßig gekräftigt. Die Übung ist daher ideal zur Stabilisierung bei Knie- oder Hüftgelenkproblemen geeignet.

1 Kommen Sie in die Side-Plank-Simple-Edition-Haltung (Seite 91, Bild 2). Strecken Sie dann das untere Bein aus, und halten Sie beide Füße in Flex-Position. Das obere Bein und die nach oben gerichtete Oberkörperflanke bilden eine Linie.

2 Heben Sie mit der Einatmung das untere Bein nach oben an, sodass die Beine geschlossen sind. Mit der Ausatmung senken Sie das untere Bein wieder ab, bis die Fußkante den Boden fast berührt. Führen Sie bis zu 15 Wiederholungen aus, und wechseln Sie dann die Beinseite.

WEITERE ÜBUNGSHINWEISE
Halten Sie die Schulter des Stützarms während der Übung die ganze Zeit aktiv in Spannung, und vermeiden Sie somit ein Durchsinken des Oberkörpers gegenüber der Stützschulter.
Führen Sie die Übung mit voller Körperspannung aus. Aktivieren Sie dazu Ihr Powerhouse.
Lassen Sie die Hüfte immer gestreckt, und schaffen Sie somit eine noch festere Verbindung zwischen den Beinen und dem Oberkörper. Die besondere Herausforderung bei dieser Übung liegt in der richtigen Dosierung der Körperspannung in den einzelnen Körperregionen. Beachten Sie dazu auch den Übungstipp.

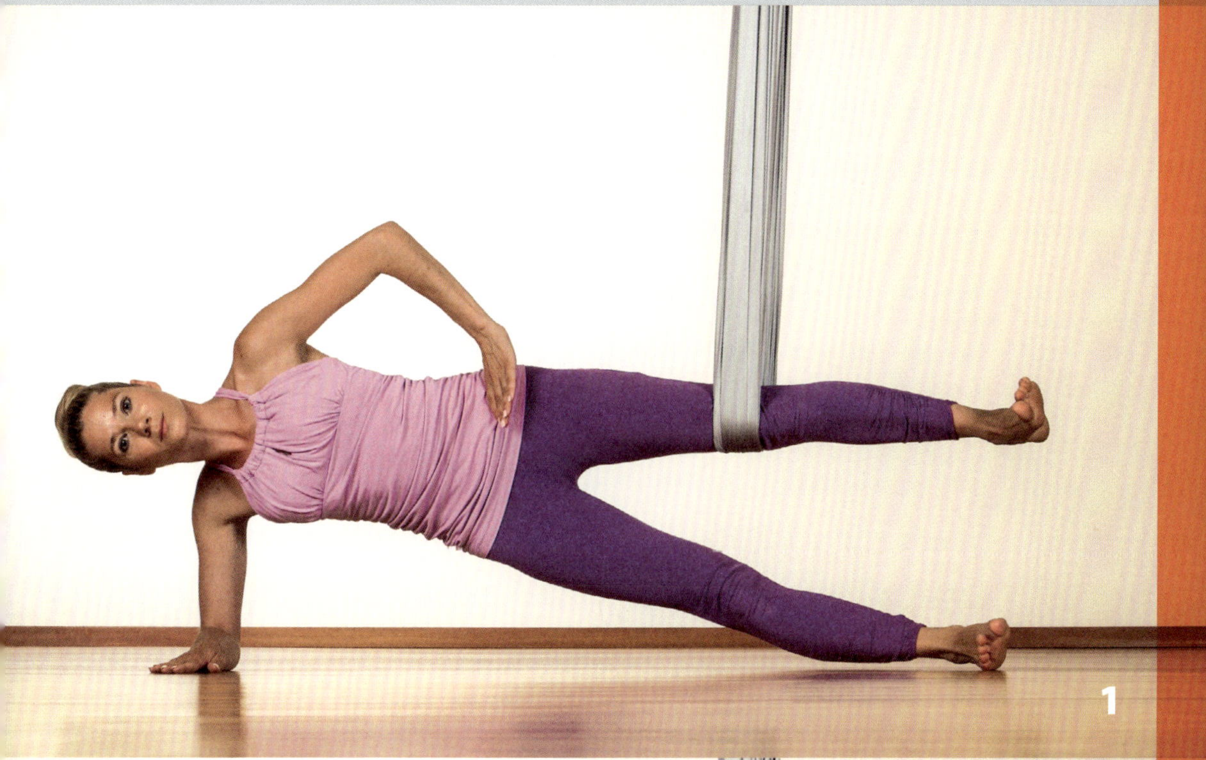

1

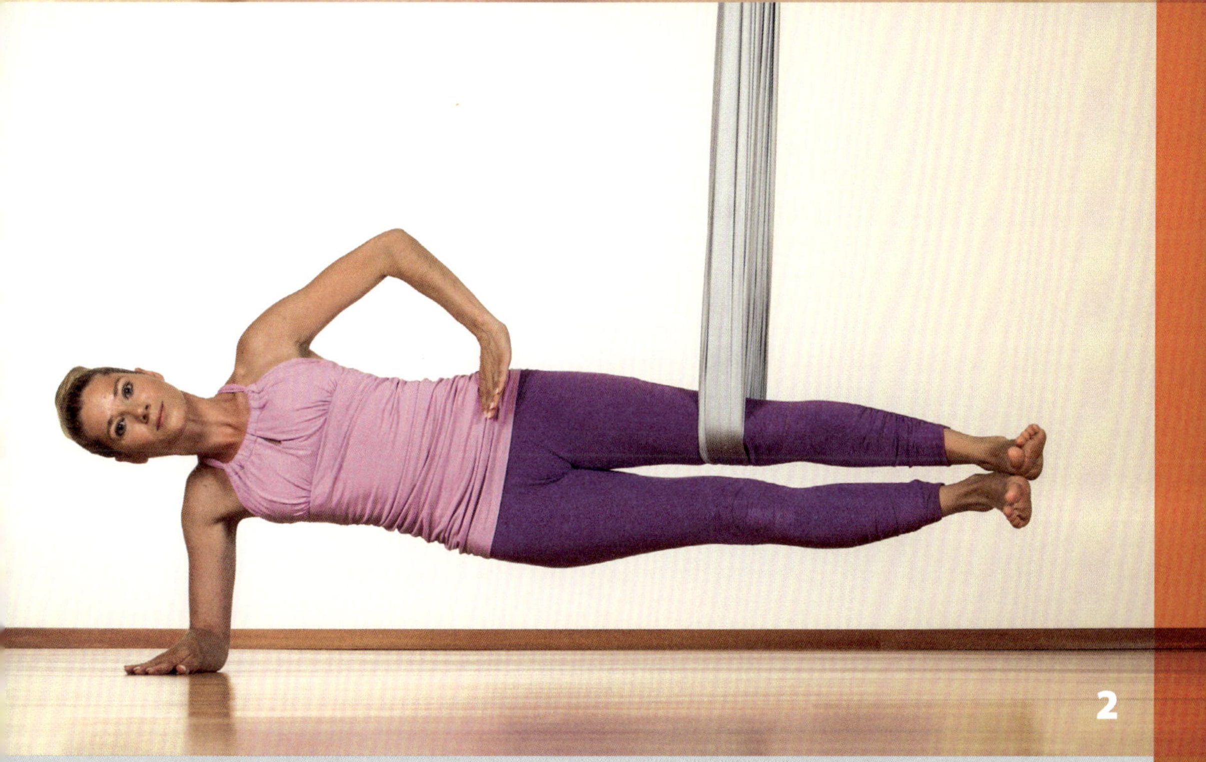

2

SIDE PLANK
Variation Hip Suspended

TUCH
- Kniehoch
- 2-fach gefaltet

WIRKUNG
- Kräftigung der Beine
- Seitliche Rumpfstabilität
- Schulterkraft
- Körpergefühl, Koordination und Balance

BESONDERHEITEN
- Gelenkschonende Stabilisation

ÜBEN SIE VORSICHTIG BEI
- Problemen mit den Schultergelenken

EXPERTENHINWEIS

Schlanke Taille durch Side Plank
Die Side Plank, insbesondere die Hip Suspended Variation, sorgt neben der Schulter- und Rumpfstabilisierung vor allem auch für eine feste Taillenmuskulatur. Durch die Anspannung der Rumpfmuskeln in der Seitenlage wird das tief liegende Muskelkorsett im Taillenbereich (quere Bauchmuskulatur – Musculus transversus abdominis –, innere und äußere schräge Bauchmuskulatur – Musculus obliquus abdominis internus, Musculus obliquus externus) besonders beansprucht.

Sie können es pragmatisch-gesundheitsorientiert oder auch kosmetisch betrachten: Diese Muskulatur ist im Wesentlichen für die Form der Taille verantwortlich, während ihre Funktion die Stabilisierung (Korsettwirkung) des Rumpfes ist – so oder so eine lohnenswerte Übung!

1 So kommen Sie in die Grundposition für Side Plank in der Variante Hip Suspended: Richten Sie sich zunächst im Schalensitz ein. Halten Sie sich mit beiden Händen am Tuch fest. Strecken Sie beide Beine fest nach vorn aus, und lehnen Sie den Rumpf nach hinten, bis der gesamte Körper eine feste und gerade Linie bildet. Nun drehen Sie sich im Tuch mit dem Becken auf eine Seite. Da das Tuch kniehoch eingerichtet ist, können Sie sich leicht mit dem unteren Arm auf dem Boden abstützen und den Körper in ruhiger Lage halten. Durch die komfortable Unterstützung des Tuches im Beckenbereich fällt es Ihnen leicht, sich voll auf die Streckung des Körpers in der Seitenlage zu konzentrieren.

2 Strecken Sie den oberen Arm nach oben zur Decke und heben das obere Bein seitlich nach oben an. Versuchen Sie trotz Abspreizung des Beins nicht mit dem Becken nach hinten auszuweichen – lassen Sie Rumpf und Beine möglichst in einer Linie. Halten Sie beide Füße in Flex-Position. Bleiben Sie bis zu 8 Atemzüge in dieser Haltung, und wechseln Sie anschließend die Seite.

DYNAMISCHE VARIATION
Sie können die oben beschriebene Übung auch mit einer dynamischen Bewegung ausführen: Ausgehend von der Grundposition, heben Sie das obere Bein mit der Einatmung nach oben an. Mit der Ausatmung senken Sie das Bein wieder ab. Versuchen Sie den Bewegungsablauf mit Ihrer Atmung zu synchronisieren. Diese Bewegung können Sie bis zu 15-mal pro Seite wiederholen.

WEITERE ÜBUNGSHINWEISE
Durch die Aktivierung des Powerhouse wird die Rumpfstabilität zusätzlich unterstützt.

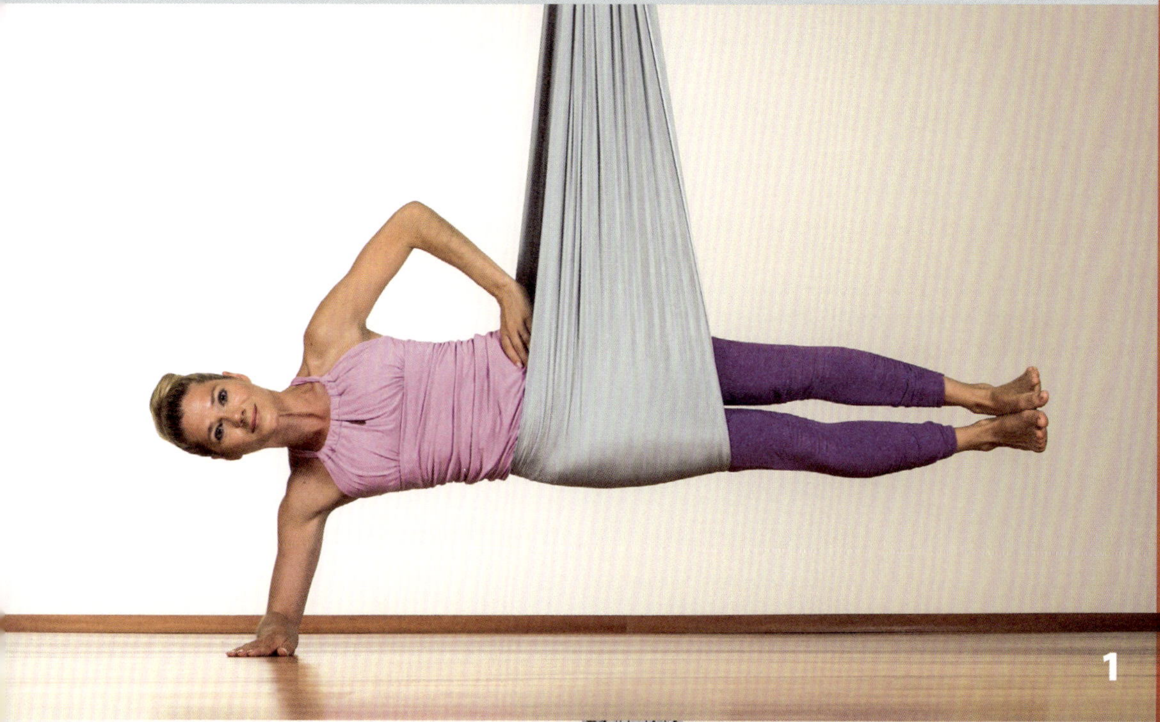

1

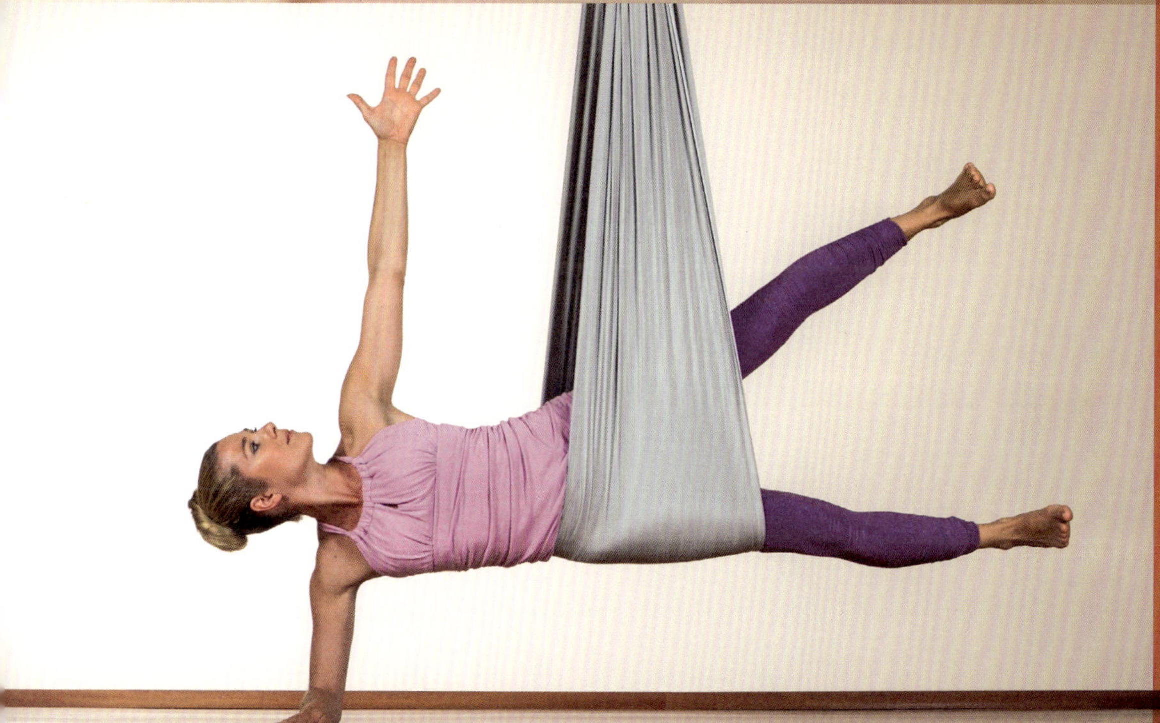

2

WATERFALL
Setu Bandha Sarvangasana

TUCH
- Kniehoch (mit individueller Anpassung etwas höher oder tiefer)
- 1-fach gefaltet

WIRKUNG
- Dehnung und Beweglichkeit im Brustkorb
- Dehnung des Schultergürtels
- Beweglichkeit der Wirbelsäule
- Verbesserung der Atmung

BESONDERHEITEN
- Geschmeidige Dehnung im Rücken- und Brustkorbbereich mit Entlastung der Wirbelsäule

ÜBEN SIE VORSICHTIG BEI
- Problemen im Rücken- und Nackenbereich

YOGA-WISSEN

Die Brustkorbdehnung im Yoga
Ein wichtiger Aspekt in der körperlichen Yoga-Praxis ist die Vorbereitung des Körpers auf Atem-, Entspannungs- und Meditationsübungen. Zur Verbesserung der Atemqualität und Haltung eignen sich vor allem brustkorbdehnende Übungen wie beispielsweise die Schulterbrücke Setu Bandha Sarvangasana (Unterstützte Brückenhaltung). Im Aerial Yoga findet sich dazu eine wunderbare Alternative: der Wasserfall.

Die Haltung Waterfall macht ihrem Namen alle Ehre, denn optisch fließt der Körper weich und geschmeidig aus dem Tuch heraus. Für den Übenden ergibt sich das Gefühl der Verbindung zwischen den schwebenden Elementen und fester Erdung.

Im Vergleich zur relativ intensiven und aktiven Übung Reverse Plank auf Seite 74, die ebenfalls den Namen Setu Bandha Sarvangasana trägt, ist Waterfall eine eher sanfte Übung. Beide Aerial-Haltungen entspringen der Idee der klassischen Schulterbrücke aus dem Hatha Yoga.

1 Richten Sie sich das Tuch mit einem einfach gefalteten Schalensitz ein, und setzen Sie sich hinein. Dazu raffen Sie den überschüssigen Stoff im Kniebereich zusammen.

2 Halten Sie sich mit den Händen an den vorderen Kanten des Aerial-Tuches fest. An Ihrem unteren Rücken sollte sich so viel Stoffreserve befinden, dass sich damit der Beckenkamm noch abdecken ließe. Den restlichen zusammengerafften Stoff in Ihrer Kniekehle schieben Sie mit den Füßen nach vorn in Richtung der Fersen.

3 Lassen Sie den Oberkörper rückwärts langsam nach unten gleiten. Halten Sie sich dazu zunächst noch an den vorderen Tuchkanten fest, und lassen Sie den Stoff in Ihren Händen kontrolliert durchgleiten. Wenn Sie mit Kopf und Schultern den Boden erreichen, legen Sie die Arme auf dem Boden aus. Dabei legen Sie die Handrücken auf den Boden. Verweilen Sie für mehrere tiefe Atemzüge, jedoch nicht länger als 10 bis 15 Atemzüge.
Zum Auflösen der Haltung ziehen Sie sich mit den Händen an den vorderen Tuchkanten nach oben zur sitzenden Position zurück. Nehmen Sie sich nun Zeit für eine kleine Pause, und spüren Sie nach.

WEITERE ÜBUNGSHINWEISE
Sie sollten die Höhe des Tuches für diese Haltung möglichst genau anpassen. Die Dehnung der Wirbelsäule in die rückgebeugte Position sollte Sie nicht überfordern. Bei einer starken Rückbeugung muss auch der Hals einen größeren Knick machen. Je höher das Tuch hängt, umso intensiver sind diese Auswirkungen. Lassen Sie es lieber etwas ruhiger und genussvoller angehen, und fangen Sie mit einer niedrigeren Höhe an. Mit der Zeit können Sie sich noch steigern.

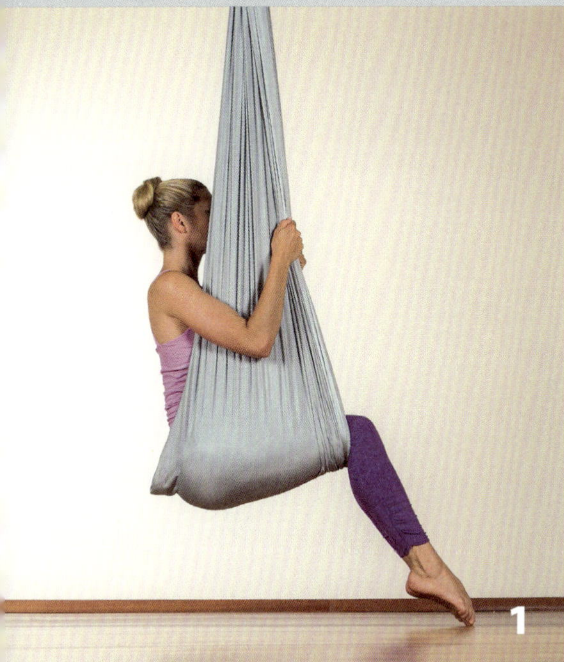

1

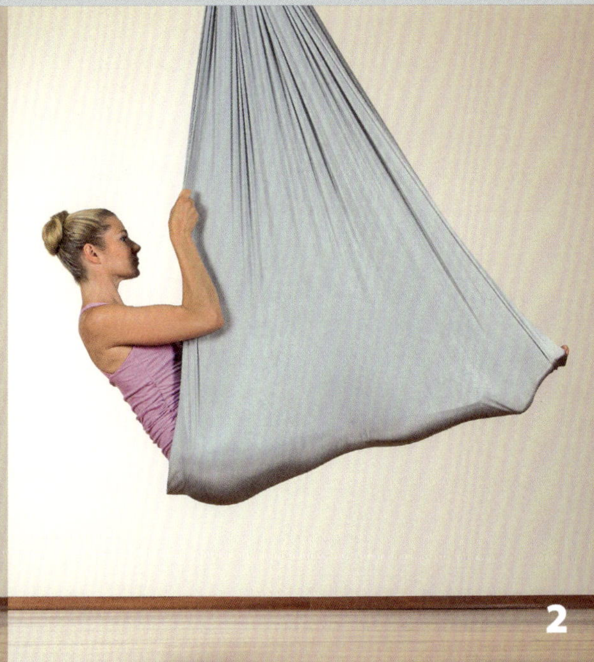

2

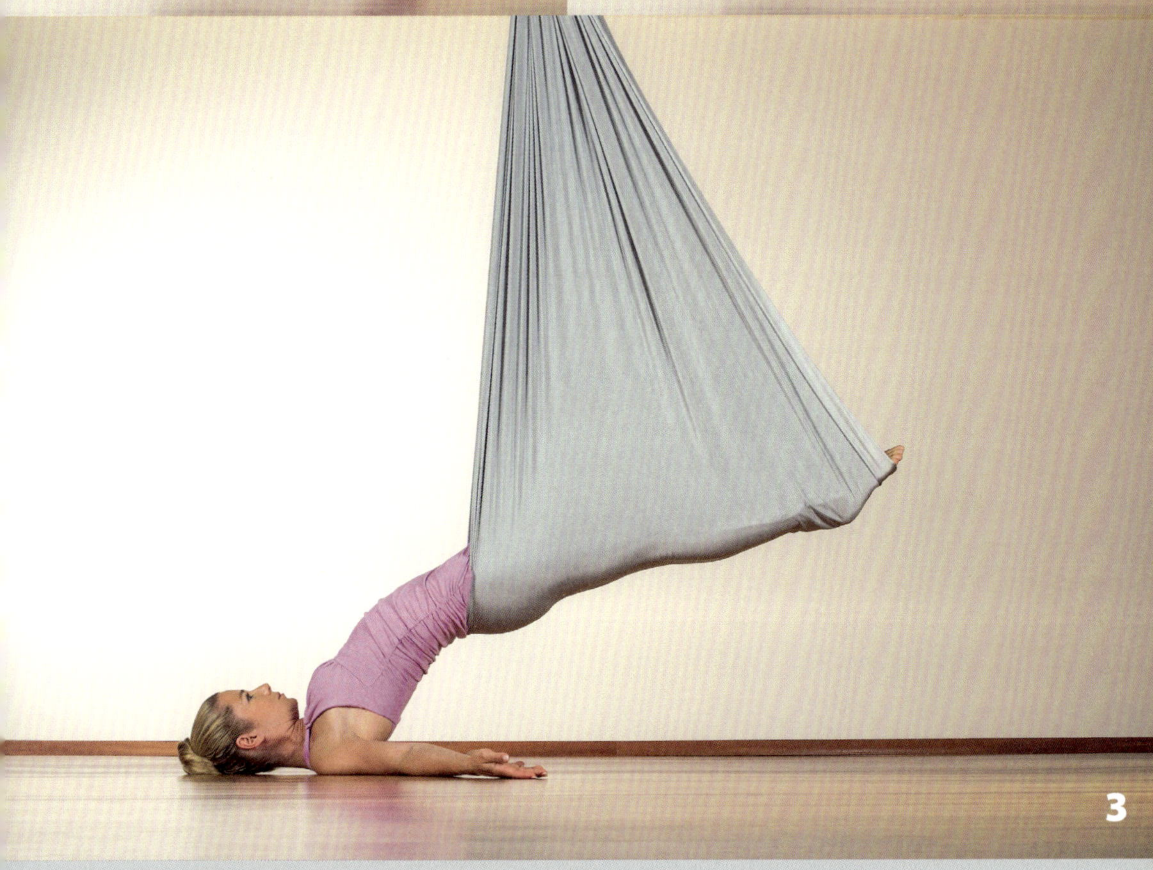

3

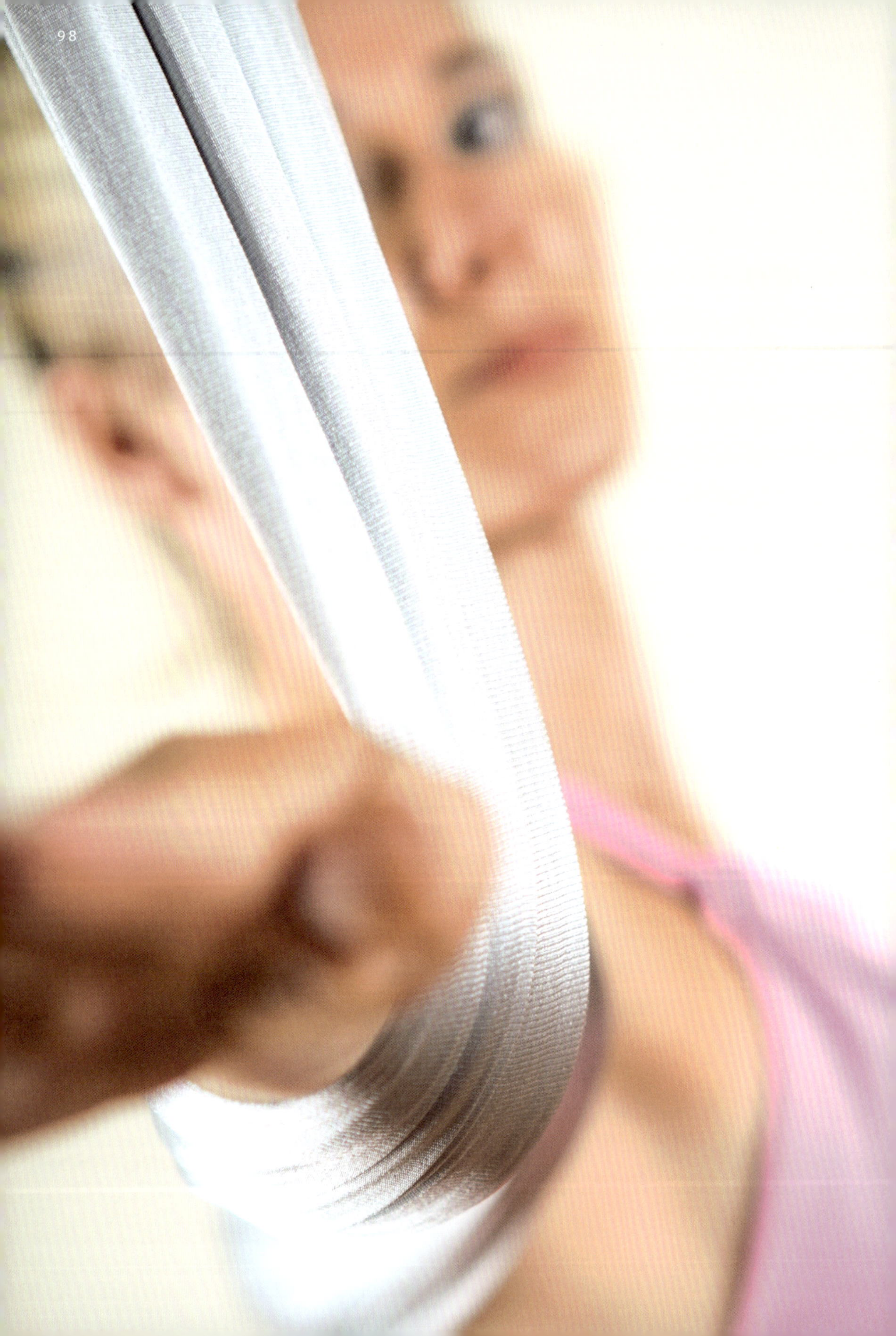

FEET GROUNDED POSES

Freuen Sie sich darauf, das spannende Zusammenspiel der zwei Aerial-Grundprinzipien zu erleben – Bodenverbundenheit durch Schwerkraft und Leichtigkeit durch Unterstützung des Aerial-Tuches. Die Haltungen dieses Kapitels haben eine markante Eigenschaft gemeinsam: Sie vermitteln einerseits das Gefühl von Erdung, denn mindestens ein Fuß ist immer mit dem Boden in Kontakt. Andererseits verstärkt sich durch das Aerial-Tuch immer mehr das Gefühl, vom Boden abzuheben.

DIE VERBINDUNG VON AERIAL UND YOGA

Nicht zufällig finden sich in diesem Kapitel viele Yoga-Haltungen in mehr oder weniger abgewandelter Form wieder: Auch im Hatha Yoga sind es vor allem die Stehhaltungen, die das Fundament der Übungspraxis bilden. Die Erdung des Körpers und die geistige Wahrnehmung der Bodenhaftung sind elementare Prinzipien im Hatha Yoga. Mithilfe der Feed Grounded Poses, bei denen immer mindestens ein Fuß festen Kontakt zum Boden hat, können Sie Ihre Körperwahrnehmung in Bezug auf die Wirkung der Schwerkraft und des Körpereigengewichts ideal schulen.

WIE VIEL YOGA STECKT IN AERIAL?

Diese Frage wird in naher Zukunft sicherlich von verschiedenen Seiten diskutiert werden. Wir wollen einige Überlegungen beisteuern, die einerseits die Meinung unterstützen, dass sich Aerial Yoga als eigenständiges Yoga-Konzept durchsetzen wird, andererseits aber dagegen sprechen, dass Aerial Yoga auf eine Stufe mit den etablierten Yoga-Konzepten gestellt wird.

PRO

- Aerial Yoga enthält viele Haltungen, die den klassischen Asanas des Hatha Yoga sehr nahekommen. Dabei stellen sich für den Übenden oft überraschende Momente der Leichtigkeit in der Ausführung ein. Die Wirkungen, die von den klassischen Yoga-Haltungen erzeugt werden sollen, werden durch Aerial-Haltungen oft viel leichter erreicht.
- Mit Aerial Yoga lässt sich der Yoga-Weg wie im Sinne des klassischen Hatha Yoga gehen. Dabei öffnen sich durch das achtsame Üben mit dem eigenen Körper neue Ebenen der Spiritualität und Selbsterkenntnis.
- Aerial Yoga schafft neue Möglichkeiten für die Entspannungs- und Meditationspraxis. Die Haltungen, bei denen sich der Übende wie in einem Kokon einhüllen kann, erleichtern die Abschirmung von Außenreizen, sodass innere Ruhe einkehren kann.

KONTRA

- Aerial Yoga basiert nicht auf einer klassischen Yoga-Tradition oder -Philosophie.
- Aerial Yoga enthält viele Haltungen, die eine hohe Affinität zu Yoga-Übungen aufweisen. Nur selten erzeugen sie jedoch exakt das gleiche Körpergefühl. Oft vermitteln sie auch ganz neue Aspekte in der Technik, der Atmung und der Wirkung.
- Aerial Yoga enthält auch Elemente aus den Disziplinen Tanz, Akrobatik und sogar aus dem Pilates-Training. Daher ist Aerial Yoga eine Kombination aus verschiedenen Richtungen der Körperarbeit.

Im Grunde genommen entscheiden Sie für sich, ob Sie Aerial zu einem Teil Ihres Yoga-Weges machen wollen. Es liegt an Ihnen, wie viele Aspekte Sie in Ihre persönliche Praxis integrieren. Yoga ist das, was Sie in Ihrer Übungspraxis zu Yoga machen! Und wenn Sie mit den Feed Grounded Poses nicht nur Ihren Körper stärken, sondern langfristig auch eine gewisse mentale Standfestigkeit erreichen, dann ist der Weg, für den Sie sich entscheiden, unabhängig von Definitionen Ihr eigener – selbstbestimmt und selbstbewusst.

LEG SWING
Dynamisches Beinschwingen

TUCH
- Hüfthoch
- Gerafft

WIRKUNG
- Verbesserung der Beweglichkeit in den Hüftgelenken
- Verbesserung von Kraft und Standfestigkeit für Beine und Füße
- Verbesserung der Beckenstabilität
- Verbesserung der allgemeinen Körperhaltung

BESONDERHEITEN
- Fantastische Übung zur Hüftgelenkspflege mit einem hohen Präventionsfaktor

ÜBEN SIE VORSICHTIG BEI
- Knieproblemen

ÜBUNGSTIPP

Kraft und Balance für die Beine – Beweglichkeit im Hüftgelenk
Versuchen Sie bei den dynamischen Bewegungen des Leg Swing das Becken so wenig wie möglich zu bewegen. Dadurch sind Sie gefordert, das Standbein fest anzuspannen und den Fuß gut zu erden.

Vervollständigen Sie diese hohe Körperspannung durch Aktivierung des Powerhouse. So können Sie den Oberkörper, das Becken und das Standbein während der ganzen Übungsausführung aufrecht und stabil halten.
Durch die Beckenstabilisierung kann das Schwingen des Beins als geschmeidige und gelenkschonende Mobilisierung unmittelbar im Hüftgelenk wirken. Auf diese Weise betreiben Sie gewissermaßen Altersvorsorge durch Gelenkpflege.

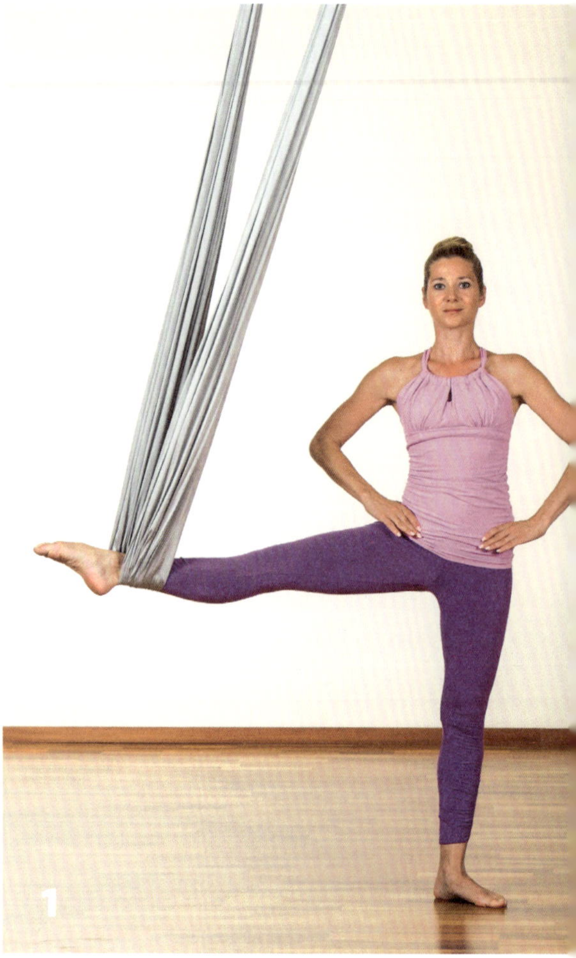

1 In der Ausgangsposition stehen Sie hinter dem Tuch und legen einen Fuß in das zusammengeraffte Tuch. Der Fuß des Standbeins zeigt schräg nach außen, der Fuß des Schwungbeins wird ausgestreckt (Point). Legen Sie die Hände in die Taille. Schwingen Sie nun das Schwungbein abwechselnd nach außen ...

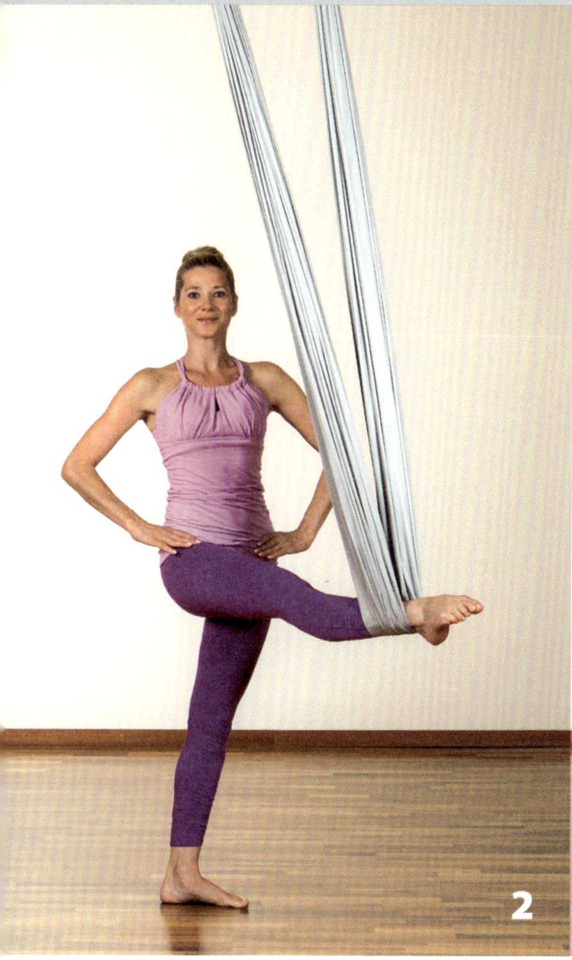

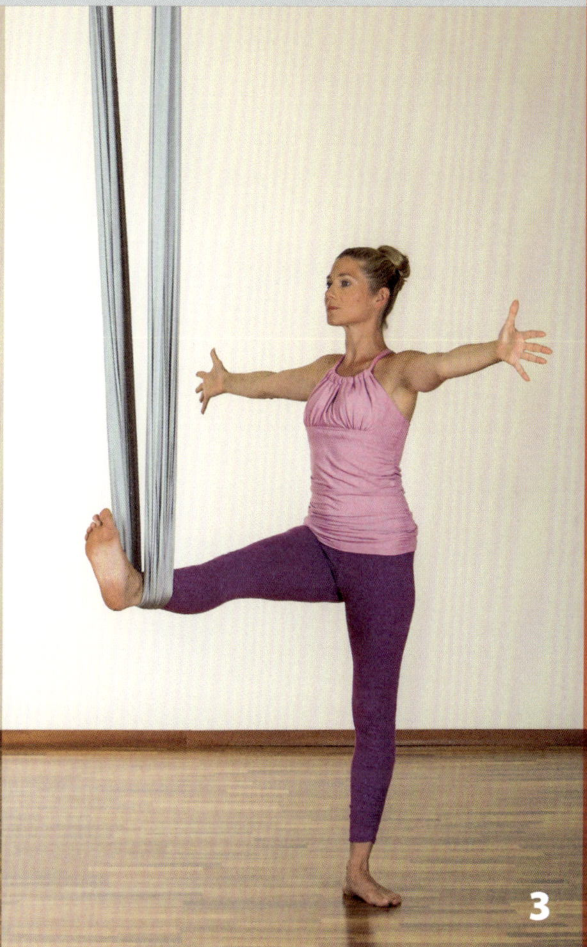

2 ... und nach innen. Beide Beine befinden sich dabei in voller Streckung. Halten Sie mit dem Fuß des Standbeins vollflächigen Kontakt zum Boden. Schwingen Sie das Bein 10- bis 15-mal pro Seite hin und her, während Ihr Becken stabil bleibt. Als kleine Herausforderung versuchen Sie zwischendurch das Bein für ein paar Atemzüge in der Außen- oder Innenposition anzuhalten – hierbei ist volle Körperspannung gefragt!

VARIATION

3 Als Variante führen Sie die Übung mit seitlich gestreckten Armen aus. Spreizen Sie die Hände dabei großflächig auf, der Fuß vom Standbein wird angezogen (Flex-Position).

HINWEIS

Auf Seite 108 (Leg Change Flow) finden Sie eine schöne dynamische Variante zum Seitenwechsel der Beine.

LEG STRETCH

Utthita Hasta Padangushthasana

TUCH
- Hüfthoch
- Gerafft

WIRKUNG
- Dehnung der Beinrückseiten
- Kraft und Standfestigkeit für die Beine und Füße
- Verbesserung der Haltung

BESONDERHEITEN
- Geschmeidige Dehnung der Beinrückseiten im Bereich der eigenen Möglichkeiten

ÜBEN SIE VORSICHTIG BEI
- Knieproblemen

YOGA-WISSEN

Flexibilität der Beine
Die Dehnfähigkeit der Beinrückseiten ist eine der wichtigsten Voraussetzungen für viele Yoga-Haltungen und steht in verschiedenen Übungen im Fokus.

Zu den bekanntesten Yoga-Haltungen dieser Kategorie gehört Utthita Hasta Padangushthasana. In der klassischen stehenden Ausführung hält eine Hand den großen Zeh des gleichseitigen und durchgestreckten Beins.

Aerial Yoga verleiht dieser Haltung in modifizierter Ausführung mehr Weichheit und Dynamik unter Beibehaltung einer fließenden Atmung.

ARM SUPPORTED LEG STRETCH

1 In der Ausgangsposition stehen Sie hinter dem Tuch und legen einen Fuß in den locker zusammengerafften Stoff. Der Fuß des Standbeins zeigt schräg nach außen, der Fuß des eingefädelten Beins ist ausgestreckt (Point-Position). Strecken Sie die Arme nach vorn aus, und legen Sie die Handrücken etwa schulterhoch von innen an die beiden Stoffbahnen.

2 Drücken Sie mit der Einatmung die beiden Stoffbahnen auseinander. Dadurch wird das Bein mithilfe des Aerial-Tuches angehoben und in Dehnung gebracht. Mit der Ausatmung bringen Sie die Hände zusammen, und das Bein senkt sich wieder ab. Führen Sie bis zu 15 Wiederholungen pro Beinseite aus.

LEG STRETCH MIT SLIDE

3 Bei dieser Variante drücken Sie in der Ausgangsposition die Hände mit den Handinnenflächen gegen die beiden Stoffstränge.

4 Mit der Einatmung schieben Sie Ihren Körper in Tuchrichtung, drücken den Stoff mit gestreckten Armen nach vorn und bleiben dadurch mit dem Rumpf in aufrechter Haltung.

WEITERE ÜBUNGSHINWEISE

Sie können die Dehnungsintensität bei Bedarf erhöhen, indem Sie den Standfuß weiter nach vorn in Richtung des Tuches positionieren.
Bei Knieproblemen im Standbein oder im unterstützten Bein sollten Sie das betroffene Knie leicht beugen.
Lassen Sie die Atmung langsam ein- und ausfließen. So verschaffen Sie sich noch mehr physisches und mentales Wohlbefinden.
Auf Seite 108 (Leg Change Flow) finden Sie eine dynamische Variante zum Seitenwechsel.

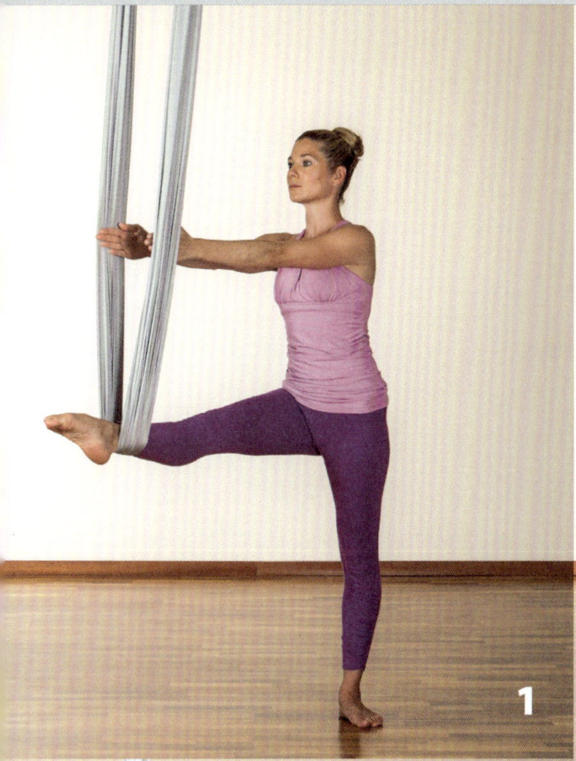
1

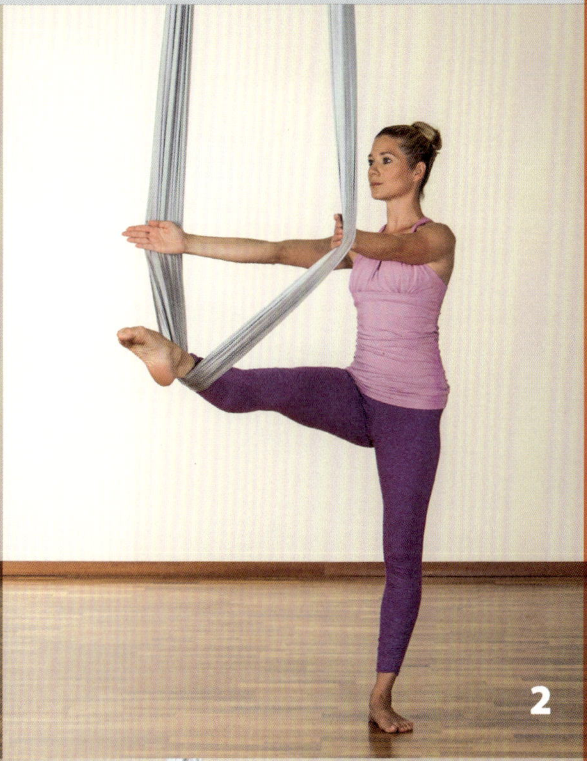
2

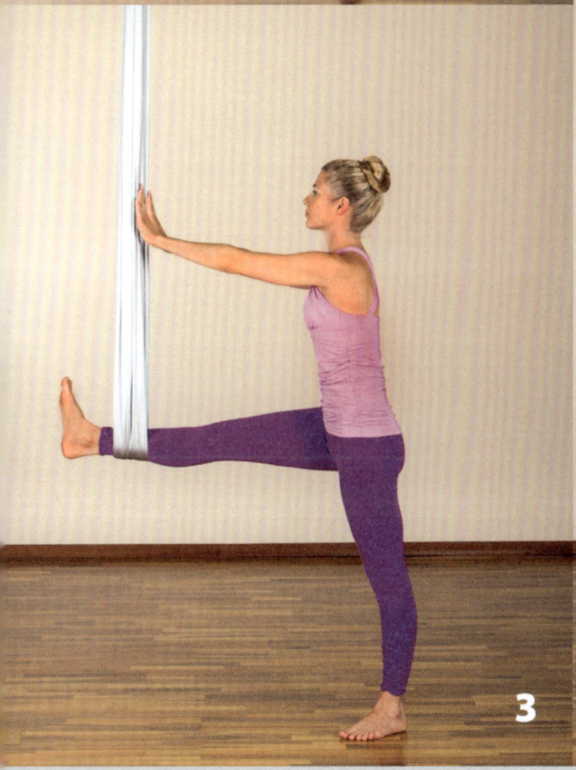
3

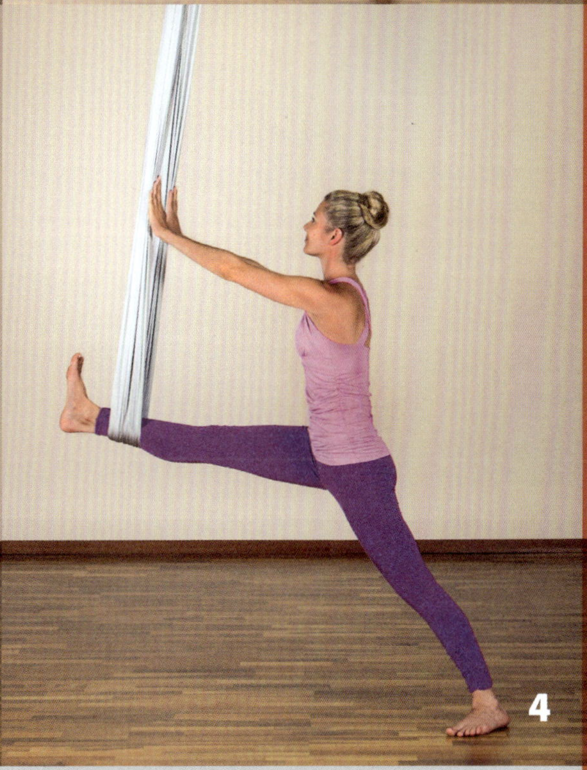
4

LEG STRETCH SPINAL TWIST

Parivritta Utthita Hasta Padangushthasana

TUCH
- Hüfthoch
- Gerafft

WIRKUNG
- Dehnung der Beinrückseiten
- Dehnung des Rumpfes
- Kräftigung der Schultern
- Schulung der Balance und Standfestigkeit

BESONDERHEITEN
- Großflächige und intensive Dehnung

ÜBEN SIE VORSICHTIG BEI
- Problemen mit Sprung-, Knie- und Schultergelenken
- Rückenproblemen

YOGA-WISSEN

Drehhaltungen im Yoga
Bei Drehhaltungen werden Muskeln und Bindegewebe sehr großflächig gedehnt. Sie werden daher als besonders intensiv empfunden. So auch bei Parivritta Utthita Hasta Padangushthasana.

Den Drehhaltungen werden häufig Wirkungen wie Entgiftung und bessere Verdauung nachgesagt – nachvollziehbar ist auf jeden Fall der anregende Einfluss auf die Bauchorgane aufgrund der durchdringenden Drehwirkung über die Bindegewebsverbände, der sogenannten Faszien (siehe auch Expertenhinweis Seite 106).

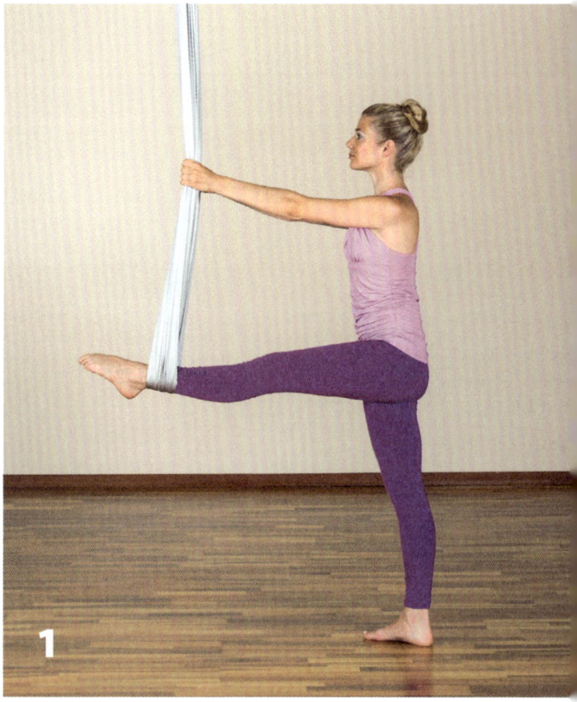
1

1 In der Ausgangsposition stehen Sie hinter dem Tuch und legen einen Fuß in den locker zusammengerafften Stoff. Der Fuß des Standbeins zeigt schräg nach außen, der Fuß des eingefädelten Beins ist in Point-Position. Strecken Sie beide Arme auf Schulterhöhe nach vorn aus, und halten Sie das Tuch mit einem Single Grip fest. Passen Sie den Abstand zum Tuch so an, dass der vordere Fuß ungefähr in der Lotlinie des Tuches unterstützt wird.

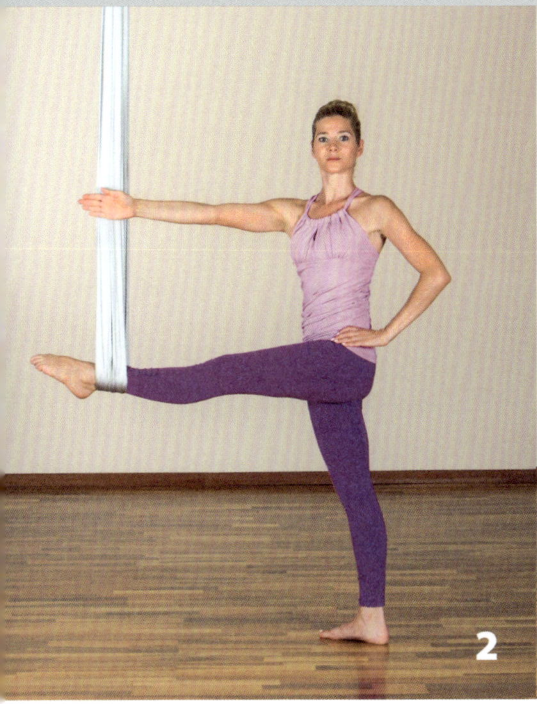

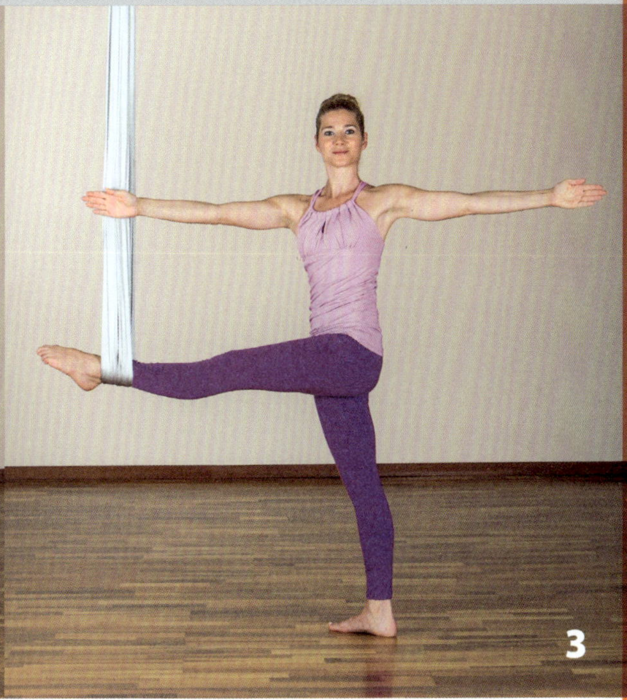

2 Drehen Sie sich mit dem Rumpf zum vorderen Bein, und strecken Sie den Arm diagonal nach vorn: Wenn also das linke Bein vorn im Tuch positioniert ist, bringen Sie den rechten Arm nach vorn, und umgekehrt. Drücken Sie mit dem Handrücken des vorderen Arms gegen den Stoff, um sich in der Drehung zu unterstützen. Die Hand des freien Arms legen Sie an die Hüfte. Standbein und vorderes Bein im Tuch sind gestreckt, der Oberkörper wird mit Körperspannung aufgerichtet, der Kopf bewegt sich in Drehrichtung mit.

3 Nun können Sie den freien Arm nach hinten strecken und vergrößern die Drehwirkung dadurch zusätzlich. Versuchen Sie die Schulterblätter auseinanderzuziehen, und atmen Sie in dieser intensiven Haltung fest und ruhig ein und aus. Achten Sie darauf, die Beckenseite des vorderen Beins nicht nach oben anzuziehen! Bleiben Sie bis zu 8 Atemzüge in der Haltung, und wechseln Sie dann die Seite. Die Dehnung sollte auf beiden Seiten gleich lang gehalten werden.

HINWEIS

Auf Seite 108 (Leg Change Flow) finden Sie eine schöne dynamische Variante zum Seitenwechsel der Beine.

LEG STRETCH SPINAL TWIST Variationen

EXPERTENHINWEIS

Fasziale Ketten brauchen Training

Großflächige Dehnungen, wie sie bei Drehungen des gesamten Rumpfes auftreten, sorgen anscheinend für mehr Beweglichkeit in den Muskeln und Gelenken. In Wahrheit wird die Beweglichkeit aber von den faszialen Strukturen bestimmt, denn diese umhüllen und verbinden die Muskeln, Gelenke und sämtliche anderen organischen Strukturen durch teils großflächige, teils eng vernetzte Verbindungen miteinander. Dies erklärt auch, warum es nicht immer ausreicht, einzelne Muskelbereiche isoliert zu dehnen. Die Bindegewebsverbände übertragen Zugkräfte zwischen den funktionalen Bereichen in großflächigen oder langkettigen Verbindungen. Sind sie geschmeidig und elastisch, lassen sie Bewegungsfreiheit zu; sind sie fest und »verfilzt«, wirken sie versteifend.

Gut zu wissen: Nicht nur große dynamische Bewegungen und Dehnungswege vergrößern die Elastizität, sondern auch intensives statisches Halten, da die Vibrationen aus der Muskelspannung wie Mikrobewegungen wirken. Mehr interessante Informationen zum Thema Faszien finden Sie im zweiten Kapitel ab Seite 26.

ÜBUNGSTIPP

Die Brustwirbelsäule als Dreh- und Angelpunkt

Konzentrieren Sie sich bei den Rumpfdrehungen auf den Bereich der Brustwirbelsäule. Dort ist die Wirbelsäule speziell für Rotationen bei gleichzeitiger Aufrichtung geeignet. Wenn Sie während der Drehung gleichzeitig einatmen und die Brustwirbelsäule nach oben strecken, erzeugen Sie den größtmöglichen Drehimpuls (= Drehkraft). Ein Teil der Drehkraft geht dabei automatisch in die Lendenwirbelsäule, die nach unten hin immer weniger Anteil an der Drehbeweglichkeit hat.

Der Kopf sollte nur moderat mitgedreht werden. Eine übermäßige Verdrehung ist für die feinen Strukturen der Halswirbelsäule nicht günstig!

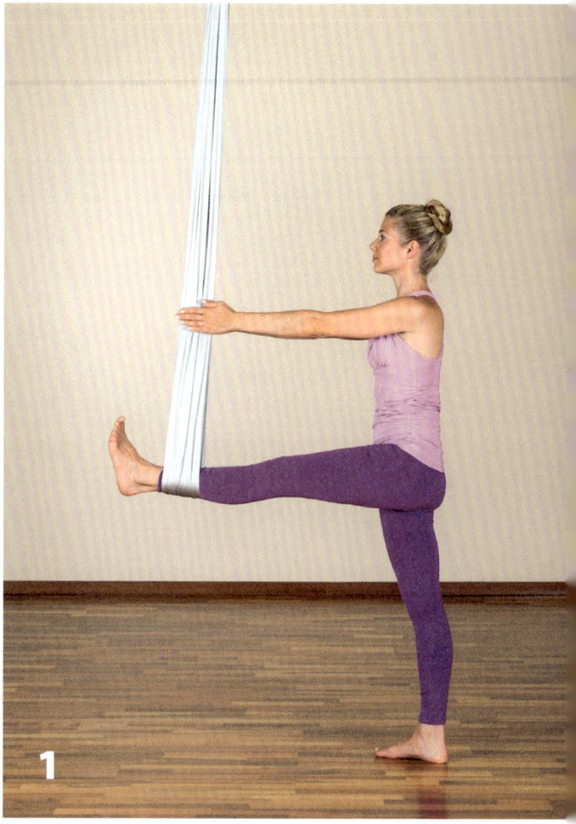

1

DYNAMIC TWIST

1 Lernen Sie nun die dynamische Variante des Leg Stretch Spinal Twist kennen. Nehmen Sie zunächst die neutrale Ausgangsposition für die Haltung ein, und strecken Sie die Arme nach vorn. Die Hände legen Sie auf der Drehseite an das Tuch. Um die Drehung nicht unkontrolliert auf den Rücken wirken zu lassen, aktivieren Sie Ihr Powerhouse. Als weitere wichtige Vorbereitung spannen Sie das Standbein fest an und verteilen Ihr Gewicht gleichmäßig auf die ganze Fußsohle.

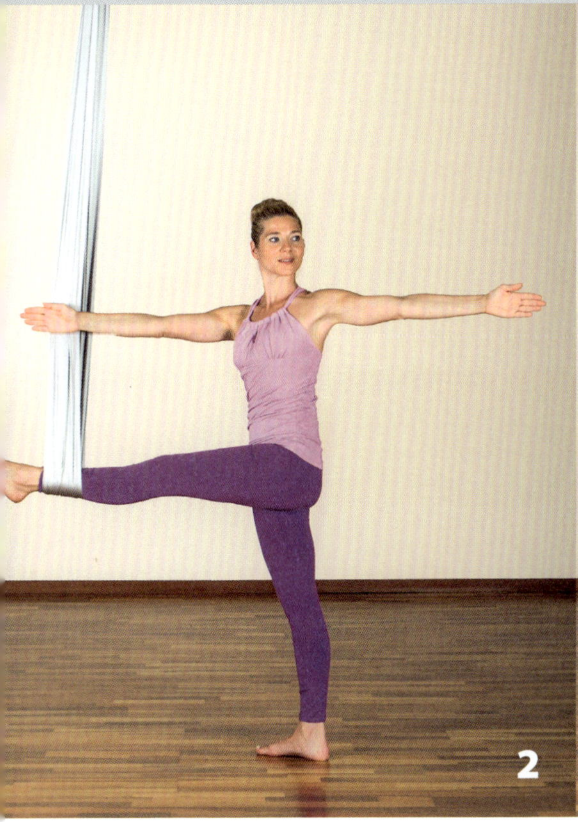

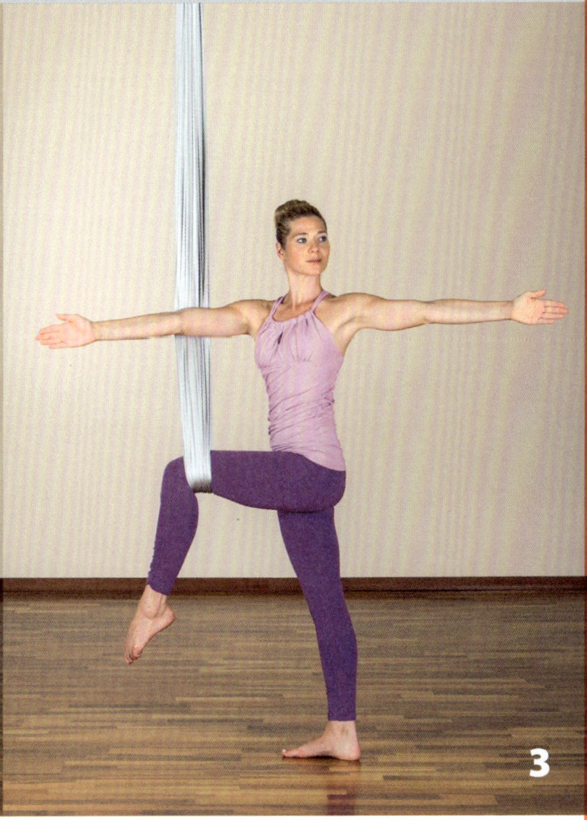

2 Mit der Einatmung drehen Sie den Rumpf in Richtung des vorderen Beins auf und strecken den freien Arm zur Seite. Den oberen Bereich der Wirbelsäule sollten Sie während der Drehung gleichzeitig nach oben strecken und die Schultern dabei auseinanderziehen. Mit der Ausatmung drehen Sie zurück zur Ausgangsposition und legen beide Hände zusammen. Führen Sie bis zu 15 Wiederholungen durch. Gönnen Sie sich vor dem Seitenwechsel eine kleine Pause!

SIMPLE EDITION

3 Für eine sanftere Variante stellen Sie sich in der Ausgangsposition etwas näher zum Tuch und beugen das vordere Bein, sodass der Stoff die Kniekehle unterstützt. Der vordere Arm liegt auf Oberarmhöhe am Tuch an. Durch den Wegfall der Zugwirkung aus dem vorderen gestreckten Bein wird die Drehung sowohl in der statischen als auch in der dynamischen Variante deutlich einfacher.

HINWEIS

Auf Seite 108 (Leg Change Flow) finden Sie eine dynamische Variante zum Seitenwechsel.

LEG CHANGE FLOW

Fließender Beinwechsel

1 Als Ausgangsposition eignen sich alle Haltungen, bei denen der Blick zum Tuch gerichtet ist und ein Fuß im Tuch eingefädelt ist, wie zum Beispiel Leg Swing (Seite 100) oder Leg Stretch (Seite 102) mit seinen Variationen. Greifen Sie das Tuch mit beiden Händen im Simple Grip, und richten Sie sich mittig aus, damit später eine geradlinige Schaukelbewegung entsteht. Legen Sie den Oberkörper leicht zurück, und lassen Sie dabei den Rücken gerade gestreckt.

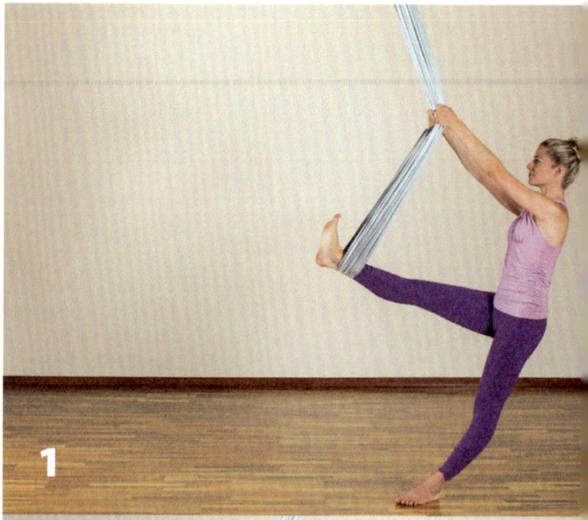
1

2 Bevor Sie in die Schaukelphase kommen, aktivieren Sie jetzt Ihr Powerhouse. Lösen Sie den Standfuß vom Boden, und legen Sie den Fuß in das Tuch zum anderen dazu. Dabei schwingt Ihr Körper nun von allein vor und zurück.

3 Lassen Sie Ihren Körper ein paarmal vor und zurück schwingen. Dabei halten Sie den Rumpf starr und die Beine gestreckt. Wenn Sie den Oberkörper leicht nach hinten legen, können Sie die Kraft in den Händen besser kontrollieren.

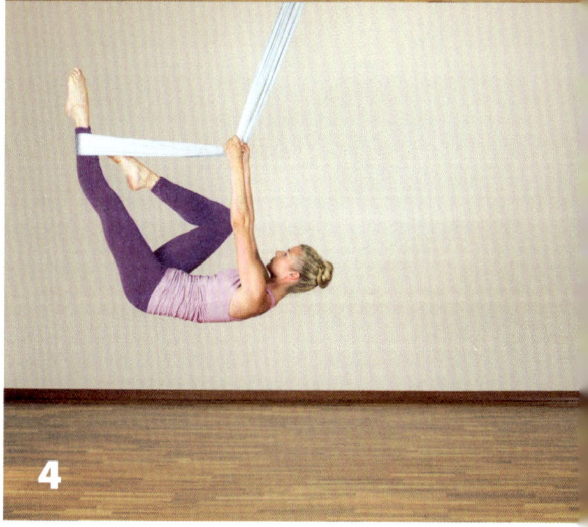
4

4 Schaukeln Sie, sooft Sie mögen, vor und zurück. Spätestens wenn die Haltekraft in den Händen nachlässt, bereiten Sie sich auf den Wechsel vor und nehmen den Fuß des Beins aus dem Tuch, das in der folgenden Übung Ihr Standbein sein wird.

5 Setzen Sie den ausgefädelten Fuß ungefähr in der Lotlinie des Tuches auf dem Boden auf. Mit etwas Übung wird Ihr Timing immer besser, um geschmeidig zu landen und zum Stehen zu kommen.

6 Nach dem fliegenden Beinwechsel richten Sie sich im einbeinigen Stand ein, um nun Ihre Übungen auf dieser Seite fortzusetzen.

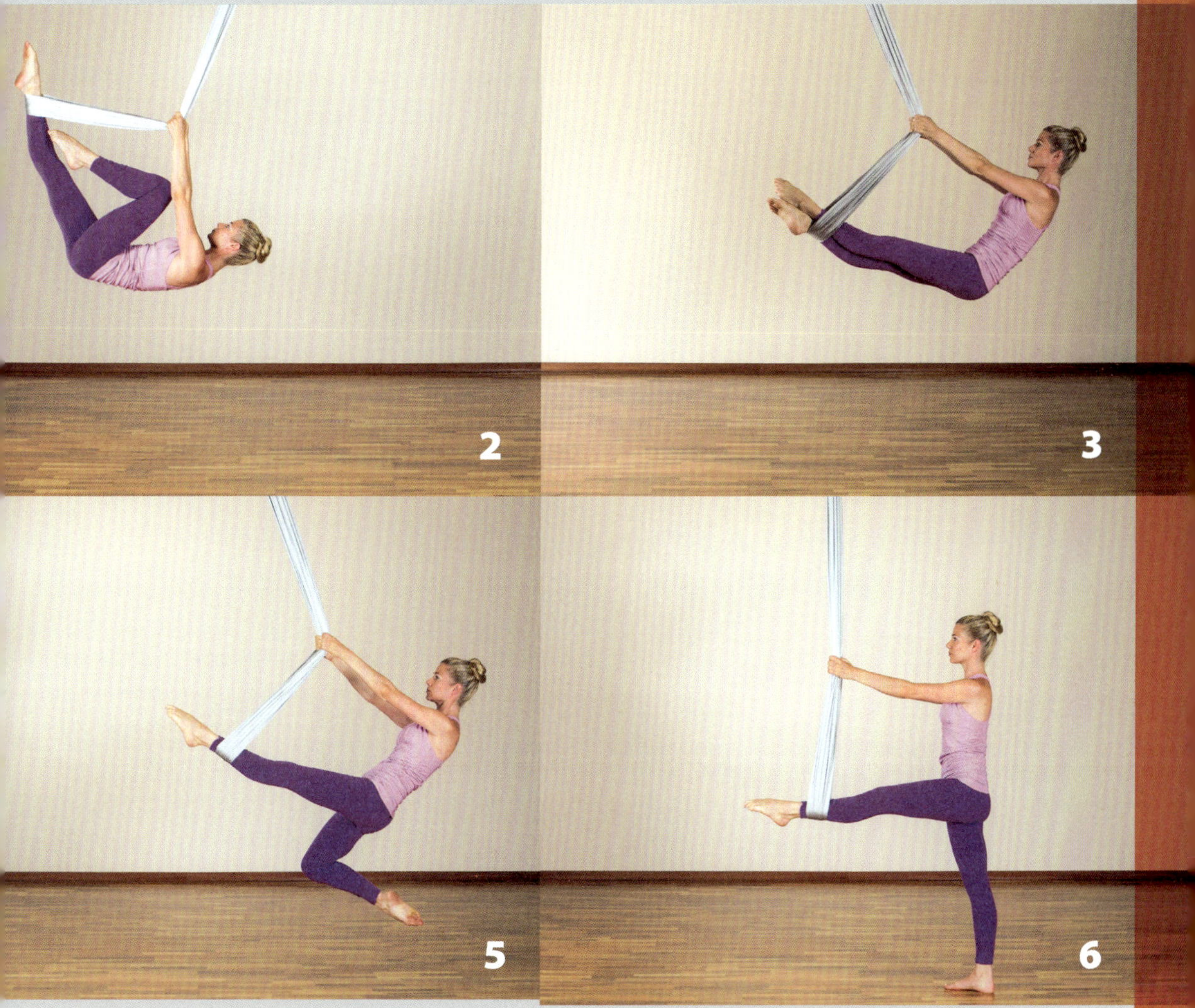

ÜBUNGSTIPP

Fliegender Wechsel

Verbinden Sie die Dehnung der Beine mit Haltekraftübungen für Schultern, Arm und Hände – und mit dem für Aerial typischen Spaß! Um die Beinseite zu wechseln, nutzen Sie das Tuch einfach für ein paar luftige Schaukelschwünge. So können Sie die intensiven Dehnungsübungen für die Beinrückseiten auflockern und in der Pause einfach die Beinseiten wechseln. Vielleicht inspiriert Sie diese Methode, nach dem Seitenwechsel ein paar Durchgänge mehr auszuführen?

DANCERS SERIES I

Slide & Plié

TUCH
- Hüfthoch
- Gerafft

WIRKUNG
- Dehnung der Oberschenkel-rück- und -innenseiten
- Dehnung und Kräftigung der Füße und Fußgelenke
- Verbesserung der Körperhaltung und Koordination

BESONDERHEITEN
- Ideal für Fußarbeit

ÜBEN SIE VORSICHTIG BEI
- Knieproblemen
- Fußgelenkproblemen

ÜBUNGSTIPP

Gelenkausrichtung im Plié und im Lateral Stretch
Die korrekte Gelenkausrichtung in der Plié-Haltung und beim Lateral Stretch (Seite 112) ist für viele Menschen sehr schwierig.

Diese Stellung wird im Alltag selten genutzt und erfordert viel Kraft für die Auswärtsdrehung aus dem Gesäß heraus. Dabei werden vor allem die kleinen Gesäßmuskeln und weitere nach außen rotierende Hüftmuskeln angesprochen. Sie sind übrigens vor allem für die Beckenausrichtung im Stand und beim Gehen wichtig!

Achten Sie ganz streng auf die Ausrichtung der Standbeingelenke: Hüftgelenk, Kniegelenk und der Fuß zeigen immer in eine Richtung nach außen.

SLIDE

1 Fädeln Sie einen Fuß in das geraffte Tuch ein. Stellen Sie sich dann mit einer Beinlänge Abstand seitlich zum Tuch. Strecken Sie sowohl das Standbein als auch das eingefädelte Bein aus. Der Fuß vom Standbein zeigt nach schräg außen, der Fuß im Tuch ist in Flex-Position. Legen Sie beide Hände in die Taille und richten den Oberkörper gerade auf.

2 Aktivieren Sie Ihr Powerhouse und schieben Rumpf und Becken mit der Einatmung in Richtung Tuch, bis Sie einen Dehnungsreiz spüren. Mit der Ausatmung kommen Sie zurück in die neutrale Ausgangsposition. Führen Sie 10 bis 15 Wiederholungen durch, und wechseln Sie dann die Seite.

WEITERE ÜBUNGSHINWEISE
Versuchen Sie die Oberschenkelmuskeln aktiv einzusetzen, während Sie zur neutralen Ausgangsposition zurückkehren. Sollten Sie die Knie in der gestreckten Position der Beine unangenehm spüren, erlauben Sie dem betroffenen Knie eine kleine Beugung, um die Spannung zu reduzieren.

PLIÉ

3 Nehmen Sie die gleiche Grundhaltung wie zuvor ein. Beugen Sie anschließend das Knie des Standbeins. Rotieren Sie dabei das Bein nach außen, und achten Sie streng auf die Ausrichtung der Gelenke. Nehmen Sie die Arme vor das Becken.

4 Mit der Einatmung strecken Sie das Standbein und heben die Arme seitlich vom Kopf nach oben. Strecken Sie die Arme nicht ganz durch – dafür richten Sie den Oberkörper kraftvoll nach oben. Mit der Ausatmung beugen Sie das Standbein wieder und senken das Becken nach unten ab. Das Becken bleibt dabei ganz gerade ausgerichtet.

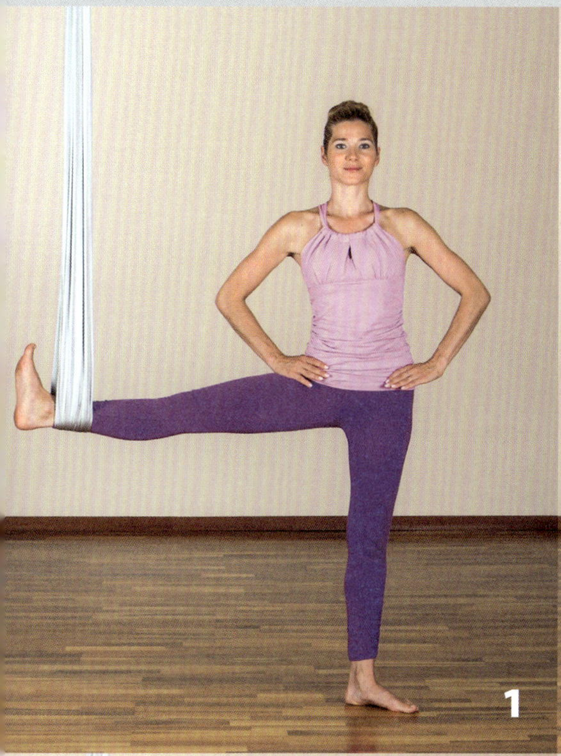
1

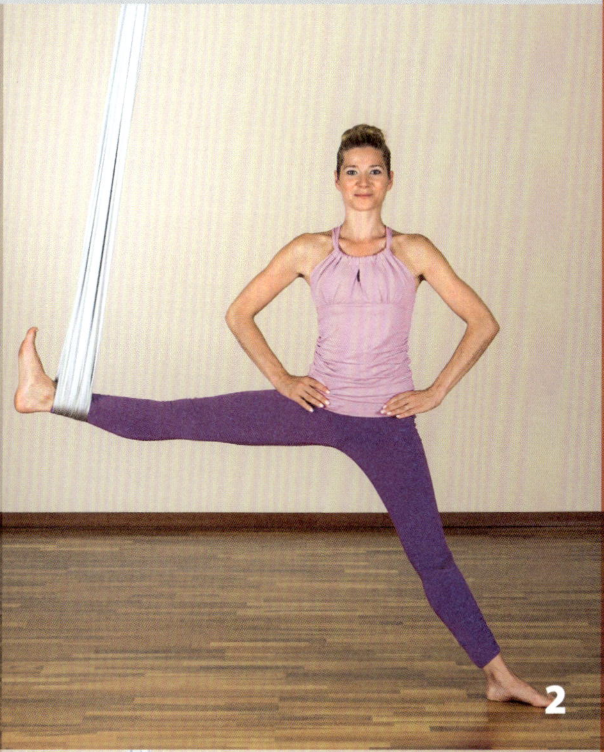
2

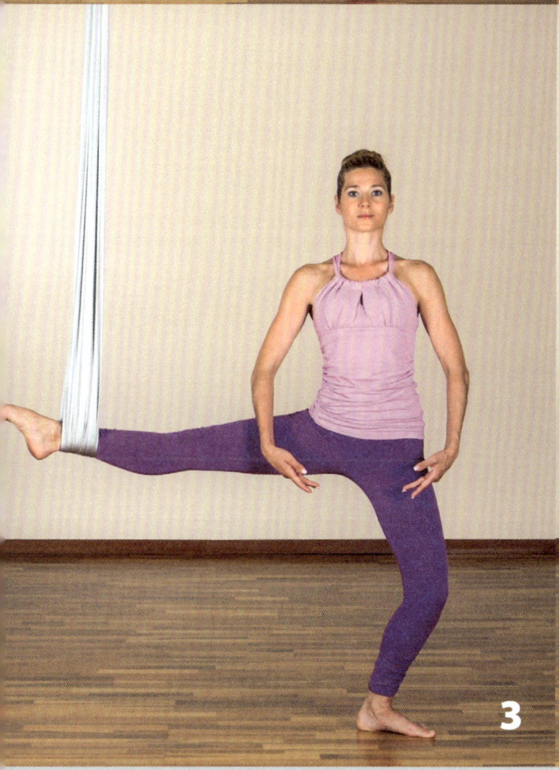
3

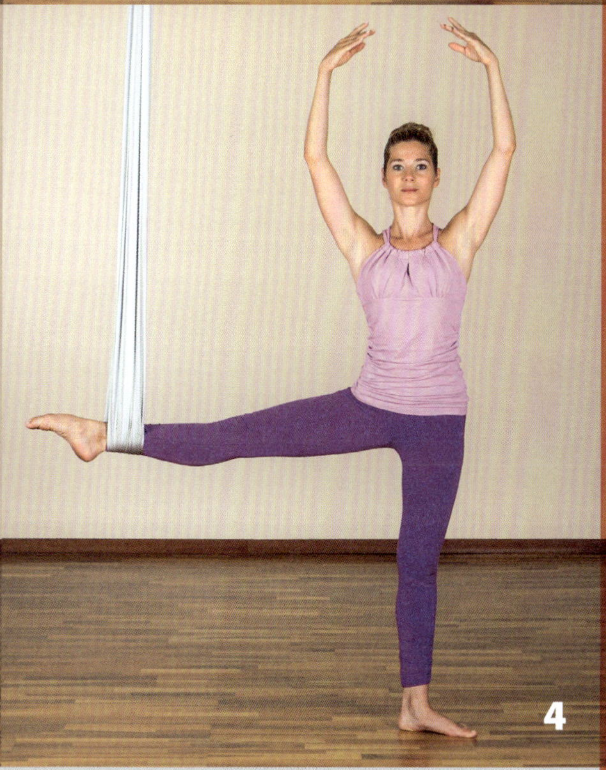
4

DANCERS SERIES II

Lateral Stretch & Relevée

TUCH
- Hüfthoch
- Gerafft

WIRKUNG
- Dehnung der Oberschenkelrück- und -innenseiten
- Dehnung und Kräftigung der Füße und Fußgelenke
- Verbesserung der Körperhaltung und Koordination

BESONDERHEITEN
- Ideal für aktive Fußarbeit und somit zur Kräftigung der Fußquer- und -längsgewölbe

ÜBEN SIE VORSICHTIG BEI
- Knieproblemen
- Fußgelenkproblemen

ÜBUNGSTIPP

Beweglichkeit und Kraft für die Füße
Bei den Übungen der Dancers Series stehen vornehmlich die Dehnungen und Kräftigungen für Rumpf und Beine im Vordergrund. Unterschätzen Sie aber nicht die dabei integrierte Fußarbeit. Die Füße und Fußgelenke werden intensiv gedehnt und gekräftigt.

Bei vielen Menschen schlagen sich allgemeiner Bewegungsmangel sowie häufige Fehlbelastungen der Füße auch in einer reduzierten Beweglichkeit der Fußgelenke nieder.

Insbesondere die oberen Sprunggelenke, die für die Streckung und Beugung des Fußes verantwortlich sind, werden durch Übungen wie Lateral Stretch und Relevée wieder beweglicher und stabiler.

LATERAL STRETCH

1 Nehmen Sie die gleiche Grundposition wie bei der Dancers Series I (Seite 110) ein. Strecken Sie beide Arme zur Seite. Aktivieren Sie Ihr Powerhouse.

2 Mit der Ausatmung beugen Sie den Rumpf seitlich zum gestreckten Bein im Tuch. Dabei ziehen Sie den Arm auf der gedehnten Rumpfseite seitlich über den Kopf und beugen das Bein auf dieser Seite ein wenig ein. Bei der Beinbeugung achten Sie auf die Ausrichtung des Oberschenkels und des Knies – es gilt das gleiche Prinzip wie beim Plié (siehe auch Übungstipp auf Seite 110). Mit der Einatmung kommen Sie zurück in die Ausgangsposition. Führen Sie 10 bis 15 Wiederholungen pro Seite aus.

RELEVÉE

3 Für das Relevée starten Sie in der gleichen Position wie für die Dancers Series I. Das Standbein ist gestreckt, der Rumpf aufgerichtet, die Arme sind zur Seite gestreckt.

4 Mit der Einatmung strecken Sie den Standfuß und heben die Ferse nach oben an. Mit der Ausatmung senken Sie die Ferse kontrolliert nach unten ab. Versuchen Sie die Balance zu halten. Falls Sie Unterstützung brauchen, können Sie sich mit der Hand am Tuch festhalten. Wiederholen Sie diese Bewegung 10- bis 15-mal pro Seite.

WEITERE HINWEISE ZUR DANCERS SERIES I & II

Da alle hier vorgestellten Varianten von der gleichen Grundposition ausgehen, können Sie diese auch kombinieren, das heißt, auf einer Seite hintereinander ausführen und anschließend auf die andere Beinseite wechseln.

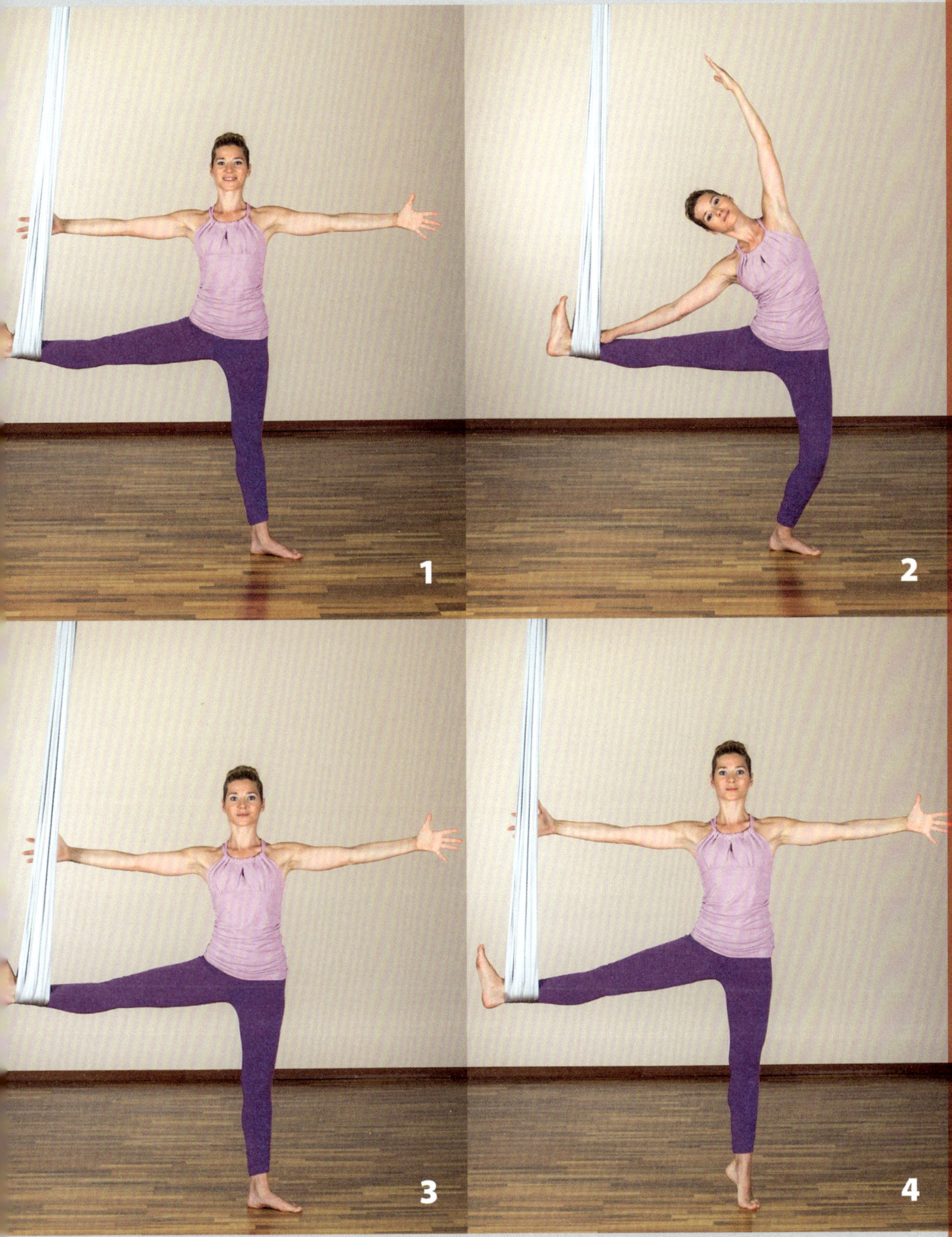
1
2
3
4

FORWARD HINGE

Ardha Uttanasana

TUCH
- Hüfthoch
- Gerafft

WIRKUNG
- Dehnung der Beinrückseiten
- Dehnung der Rumpfflanken und des Brustkorbs
- Ausrichtung von Becken und Wirbelsäule
- Kräftigung der Schultern

BESONDERHEITEN
- Sehr praktikable Übung zur Rumpfstreckung
- Komfortable Dehnung für die Beinrückseiten

ÜBEN SIE VORSICHTIG BEI
- Schulterproblemen
- Beckenproblemen

YOGA-WISSEN

Verbesserte Körperausrichtung durch intensive Dehnung

Die Yoga-Haltungen Ardha Uttanasana und Parshvottanasana sind Übungen zur Dehnung von langen Muskel- und Bindegewebsketten. Dabei erfahren vor allem die Beinrückseiten und die Rumpfflanken eine großflächig wirkende Dehnungsspannung. Die Haltungen führen häufig zu außerordentlich intensiven Eigenwahrnehmungen auf der körperlichen wie auf der geistig-emotionalen Ebene.

Bei der Ausführung ist hohe Genauigkeit gefordert; dann eignen sich diese Haltungen ideal zur Haltungsverbesserung und Körperausrichtung. In der Aerial-Ausführung unterstützt das Tuch den Übenden dabei, sich noch mehr auf die Ausrichtung zu konzentrieren.

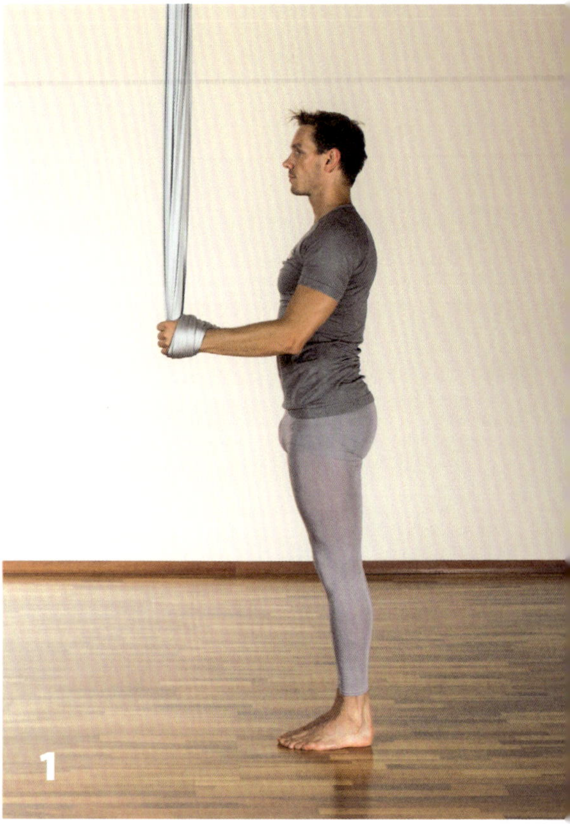
1

1 In der Ausgangsposition stehen Sie hinter dem Tuch mit Blick nach vorn. Greifen Sie das zusammengeraffte Tuch mit einem Single Wrap, und lassen Sie die Hände ganz nach unten gleiten, bis sie am Ende in einer schulterbreiten Position sind. Achten Sie auf eine korrekte Stellung der Füße. Die Füße sind entweder geschlossen oder leicht geöffnet, sollten aber in jedem Fall ganz gerade nach vorn zeigen.

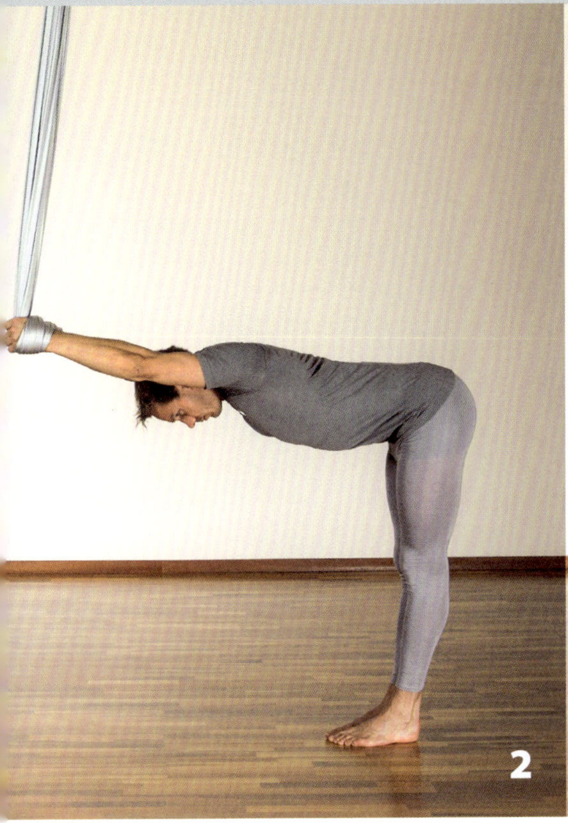
2

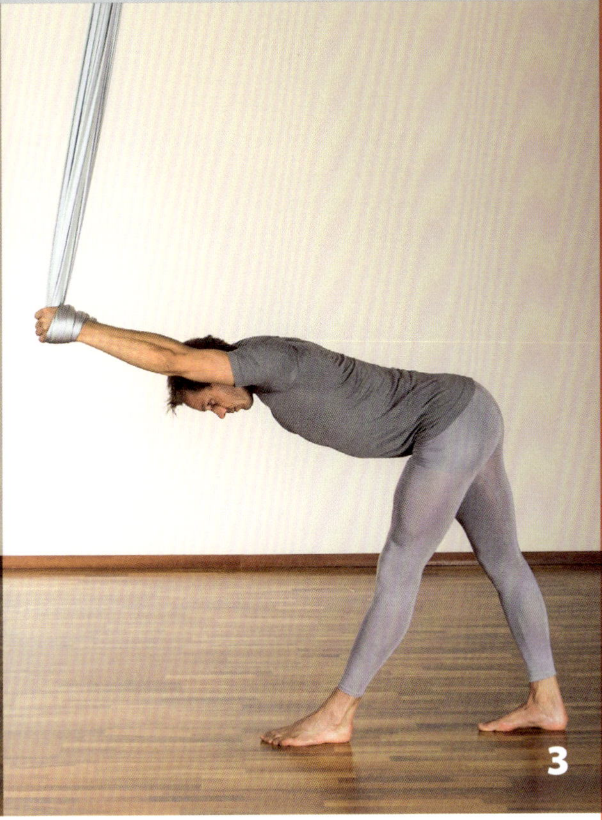
3

2 Mit der Ausatmung schieben Sie den Rumpf mit gestreckten Armen nach vorn in Richtung des Tuches. Verweilen Sie in der Position bis zu 10 Atemzüge. Halten Sie die Beine dabei gestreckt und den Bauch eingezogen. Besondere Aufmerksamkeit sollte den Schultern und der Brustwirbelsäule gelten: Ziehen Sie die Schultern vom Kopf weg nach hinten in Richtung Becken. Versuchen Sie die Wirbelsäule im Bereich des Brustkorbs zu strecken, ohne auf Schulterhöhe nach unten durchzuhängen. Zum Abschluss der Haltung kommen Sie mit der Einatmung nach oben zum Stehen.

VARIATION PARSHVOTTANASANA

3 Bei dieser Ausführung wird die Dehnung der Beinrückseiten noch deutlicher spürbar. Der Ablauf entspricht im Grunde genommen dem der Forward-Hinge-Grundübung. Zuvor wird jedoch in der Grundposition eine Schrittstellung eingenommen. Je größer die Schrittweite gewählt wird, umso herausfordernder wird die Dehnung des vorderen Beins. Außerdem wird das Becken durch die Schrittstellung seitlich verschoben. Zur Ausrichtung ziehen Sie die Beckenseite des vorderen Beins nach hinten. Beginnen Sie am besten mit einer kleinen Schrittweite und tasten sich allmählich an Ihren idealen Übungslevel heran.

LEANING PLANK

Purvottanasana

TUCH
- Hüfthoch
- Gerafft

WIRKUNG
- Streckung der Wirbelsäule
- Dehnung der Brustkorbvorderseite
- Rumpfstabilisierung

BESONDERHEITEN
- Sehr wirkungsvolle Streckdehnung für die Wirbelsäule

ÜBEN SIE VORSICHTIG BEI
- Schulterproblemen

YOGA-WISSEN

Regenerative Yoga-Haltungen
Eine besondere Wirkung von Purvottanasana ist die Dehnung der Körpervorderseite. Sie ist jedoch mit einer gewissen Anstrengung in den Schultern und Armen verbunden und kann daher nur von sehr geübten Yogis länger gehalten werden.

In der Aerial-Ausführung ist die Leaning Plank aufgrund der Unterstützung durch das Tuch eine sehr komfortable Haltung, die länger gehalten werden kann. Sie eignet sich daher besonders zur Regeneration der Wirbelsäule zum Beispiel nach einem langen Arbeitstag am Schreibtisch.

1 Stellen Sie sich mit etwa hüftbreiter Fußstellung in die Lotlinie des Arial-Tuches und richten einen Shoulder Wrap ein. Das Tuch wird dabei so positioniert, dass es vom Rücken unterhalb der Achselhöhlen seitlich am Rumpf nach vorn läuft. Nehmen Sie sich etwas Zeit, um das Tuch angenehm einzurichten.

2 Beugen Sie die Knie, und legen Sie dabei immer mehr Gewicht nach hinten in das Tuch. Mit den Händen können Sie das Tuch dabei in Position halten.

3 Die Beine und der Rumpf werden nun in einer Linie ausgestreckt. Ziehen Sie den Bauchnabel nach innen, um die Rumpfmitte zu stärken (Powerhouse) und keinen unnötigen Druck im Bereich des unteren Rückens entstehen zu lassen.

4 Durch die Streckung der Arme seitlich am Kopf vorbei wird der ganze Körper nun in die Länge gezogen, und zwar sowohl auf der Körpervorderseite als auch auf der Rückenseite.

Bleiben Sie bis zu 10 Atemzüge in der Haltung. Sie können die Leaning Plank jederzeit auch als Regenerations- oder Ausgleichsübung zwischen anderen Übungen Ihres Programms ausführen.

WEITERE ÜBUNGSHINWEISE
Das Ziel ist eine gleichmäßige Längung des Rumpfes auf allen Seiten, das heißt, es wird nicht ausschließlich eine Überstreckung des Rückens angestrebt, sondern eine gleichmäßige Dehnung der vorderen, seitlichen und rückwärtigen Muskeln und Gewebestrukturen. Erspüren Sie die Unterstützung durch das Tuch am oberen Rücken, und strecken Sie bewusst die Brustwirbelsäule in diesem Bereich in die Länge. Steuern Sie die Länge im unteren Rücken durch Powerhouse-Kontrolle.

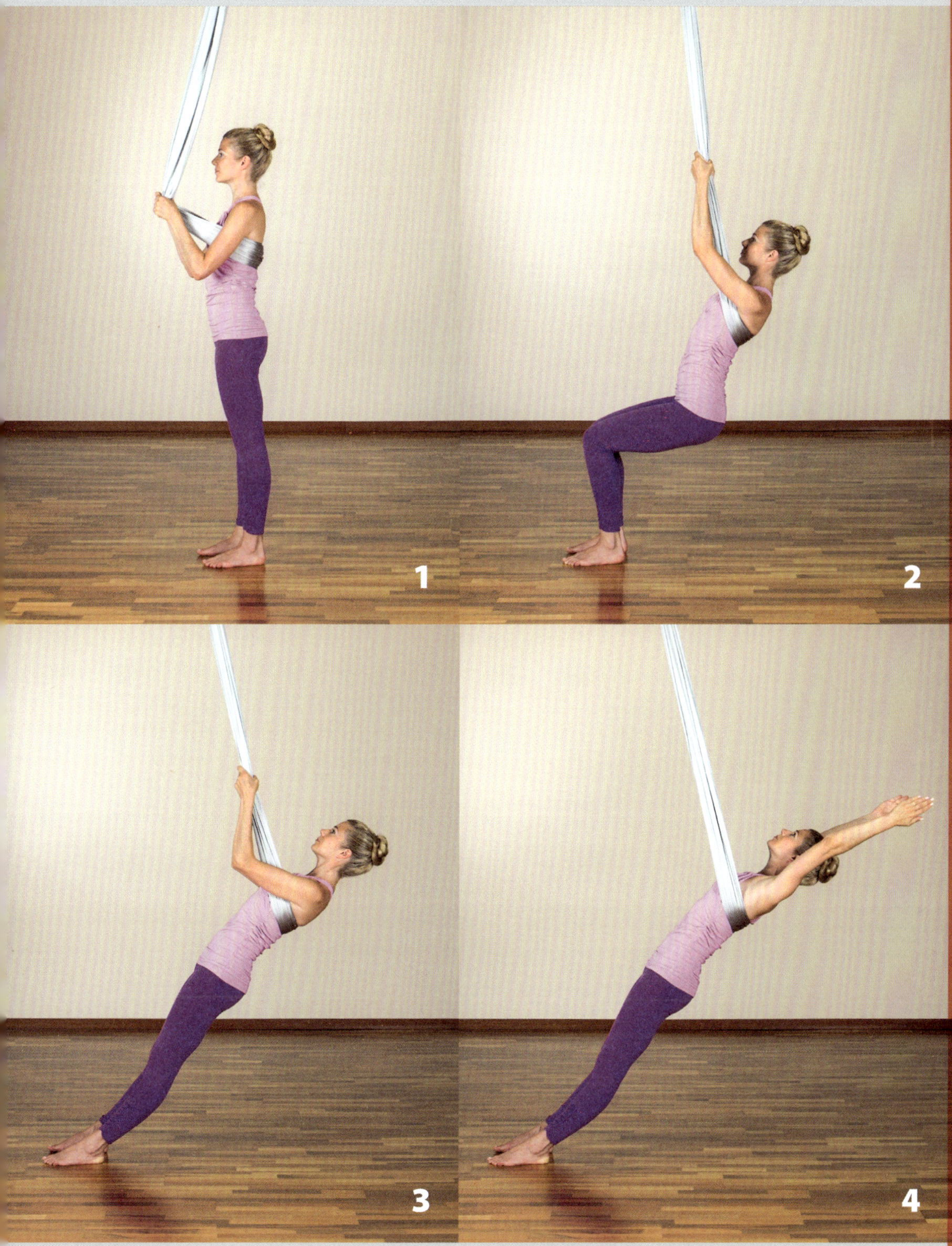
1
2
3
4

LEANING PLANK
Variationen

DYNAMIC SWING

1 Richten Sie sich für die Leaning-Plank-Grundposition ein (Seite 116). Mit der Einatmung neigen Sie den Rumpf zu einer Seite. Das Becken bleibt dabei idealerweise stabil und weicht nach Möglichkeit nicht aus. Mit der Ausatmung bringen Sie den Rumpf wieder zur neutralen Position in der Mitte.

2 Mit der nächsten Einatmung geht es nun zur anderen Seite und mit der Ausatmung wieder zur Mitte. Führen Sie 10 bis 15 Wiederholungen aus.

ÜBUNGSTIPP

Sanfte Vorbereitung für Rückbeugen
Eine herausragende Eigenschaft von Aerial Yoga ist die Möglichkeit, Rückbeugen mit deutlich geringerem Kraftaufwand gegenüber der herkömmlichen Yoga-Praxis zu üben.

Eine besonders effiziente Rückbeuge im Aerial Yoga ist die Leaning Plank in der Active-Backbend-Variante. Sie eignet sich hervorragend zur regelmäßigen Übungspraxis mit dem Ziel der Verbesserung in den Rückbeugen.

Den größeren Anteil an der Rückbeugung erzeugt die Schwerkraft des Körpers, aber durch aktives Anspannen des Rückenstreckers kann die Beugung noch verstärkt werden.

Achten Sie aber bitte in jedem Fall durch Bandha-Aktivierung (für Yogis) oder durch Aktivierung des Powerhouse auf einen Schutz der Lendenwirbelsäule vor Überlastung!

ACTIVE BACKBEND

3 Für die Active-Backbend-Variation ziehen Sie den Bauchnabel nach innen und aktivieren Ihr Powerhouse. Ziehen Sie die Füße in Flex-Position an, und strecken Sie die Beine und die Hüften. Führen Sie die Hände hinter dem Rücken zusammen, verschränken Sie die Finger, und strecken Sie die Arme und Schultern kraftvoll in Richtung Boden. Legen Sie den Oberkörper im Bereich des Brustkorbs nach hinten, und betonen Sie die Aufwölbung im Brustbeinbereich. Achten Sie darauf, den Kopf nicht in den Nacken fallen zu lassen. Bleiben Sie bis zu 10 tiefe Atemzüge in dieser Haltung.

LEG LIFT

4 Aus der Leaning-Plank-Position heben Sie mit der Einatmung ein Bein gestreckt nach oben an. Wenn Sie diese Variante als statische Haltung üben möchten, bleiben Sie bis zu 5 Atemzüge in der Position. Mit der Ausatmung setzen Sie das Bein ab und wechseln auf die andere Seite.
Für eine dynamische Variante heben Sie das Bein mit der Einatmung an und setzen es mit der Ausatmung wieder ab. Sie können die Beine abwechselnd anheben und führen so bis zu 10 Durchgänge durch. Alternativ können Sie auch jedes Bein mehrmals hintereinander anheben und dann erst die Seite wechseln.

WEITERE ÜBUNGSHINWEISE

Durch das Anheben des Beins müssen Sie Rücken und Becken noch stärker stabilisieren. Der Grund liegt darin, dass die Hüftbeugermuskeln, die das Bein nach oben anheben, ihren Ursprung im Becken und an der unteren Wirbelsäule haben. Bei Anspannung ziehen die Hüftbeuger daher am Becken und an der Wirbelsäule – genau da müssen Sie jetzt zusätzliche Stabilisationsarbeit leisten.

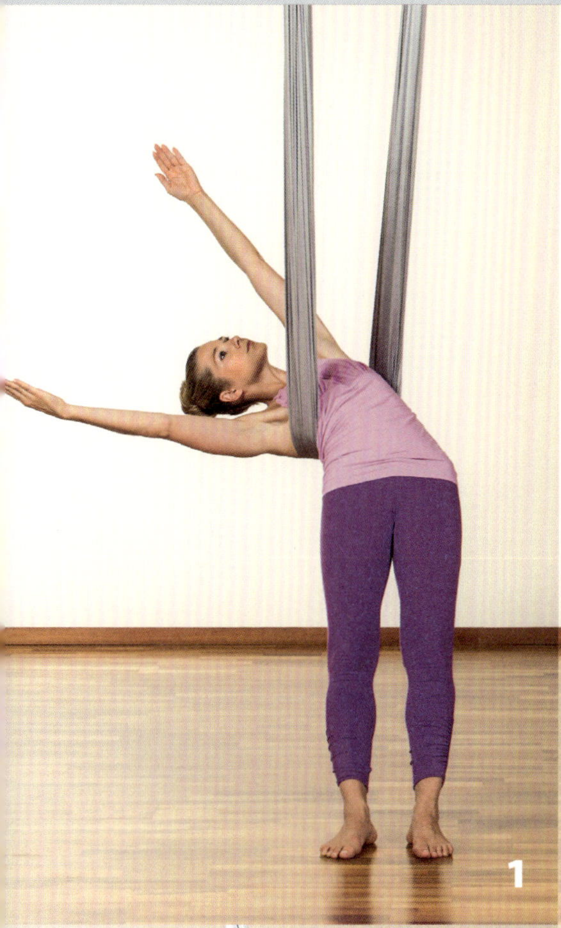
1

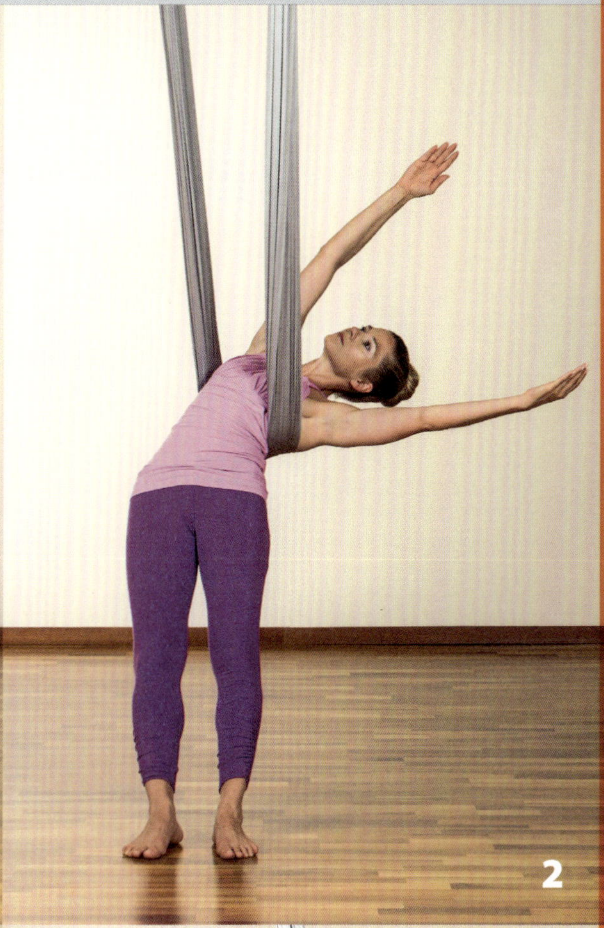
2

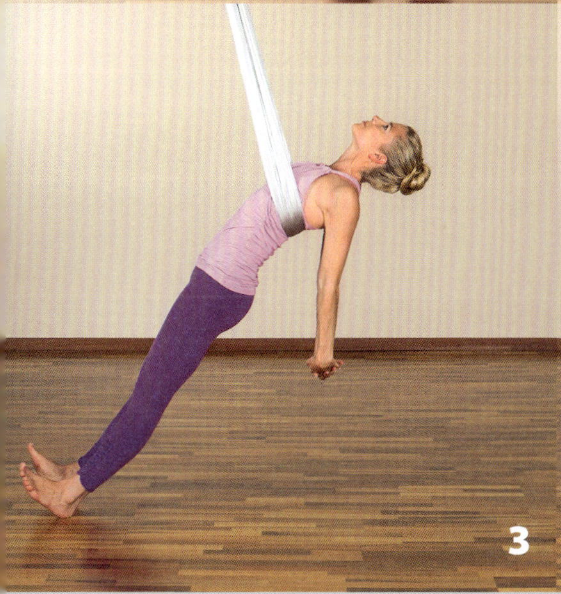
3

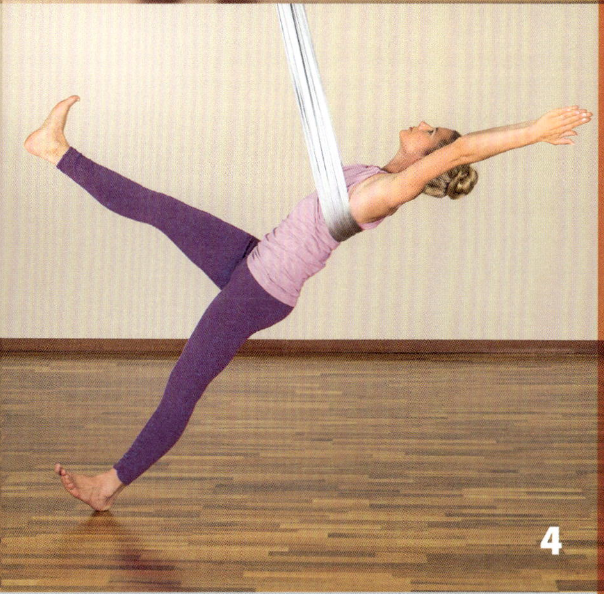
4

CAMEL II
Ushtrasana II

TUCH
- Hüfthoch
- Gerafft

WIRKUNG
- Weitung und Dehnung des Brustkorbs
- Dehnung der Oberschenkelstreckmuskulatur und der Hüftbeuger (in Variation, Bild 3)
- Verbesserung der Beweglichkeit der Wirbelsäule
- Verbesserung der Atmung

BESONDERHEITEN
- Als Ausgleich bei einseitigen Haltungen und immer wiederkehrenden Bewegungen im Alltag, Beruf und Sport
- Zur allgemeinen Verbesserung der Haltung

ÜBEN SIE VORSICHTIG BEI
- Rücken- oder Knieproblemen

YOGA-WISSEN

Hingebungsvolle Rückbeugung
Im Gegensatz zur Übung Camel I (Seite 68) wird der Oberkörper in der Rückbeuge direkt durch das Aerial-Tuch unterstützt. Die daraus resultierenden Dehnungen wirken großflächig auf Muskeln und Faszien der Bauch- und Rumpfflächen.

Derart intensive Yoga-Haltungen wirken nicht nur physisch – sie können den Übenden auch auf der emotionalen Ebene tief berühren. Wenn Sie noch keine Yoga-Erfahrung haben, mag dies ein überraschender Moment für Sie sein. Mit der Zeit lernen Sie sich immer besser kennen und können diese Wirkungen mittels hingebungsvoller Übungspraxis sogar bewusst ansteuern.

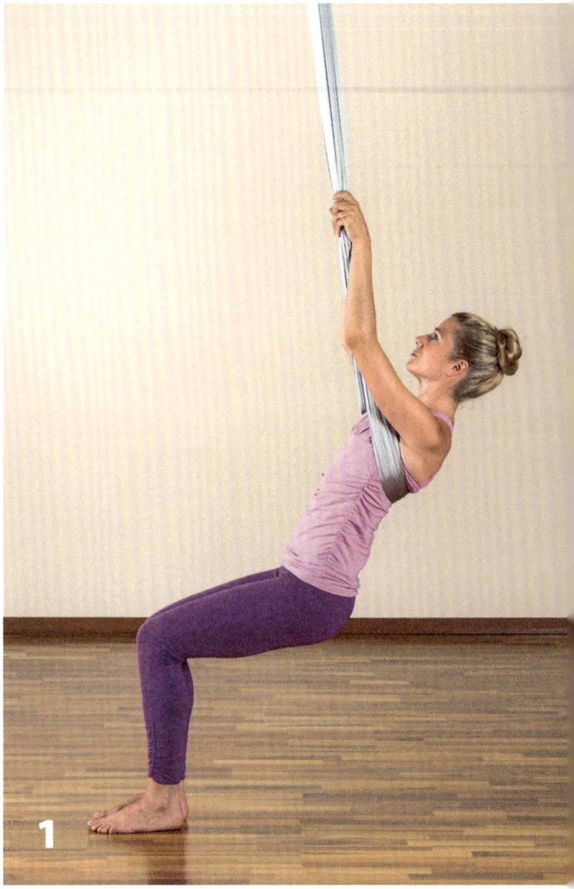
1

1 Stehen Sie mit dem Rücken vor dem Tuch, und richten Sie sich einen Shoulder Wrap ein. Geben Sie das Gewicht des Oberkörpers kontrolliert in das Tuch ab und setzen die Füße in kleinen Schritten etwas weiter nach vorn. Dabei halten Sie sich mit beiden Händen am Tuch fest. Rumpf und Schultern sollten jetzt fest angespannt sein, das Powerhouse ist aktiviert. Dies ist die Voraussetzung dafür, dass Sie immer mehr Gewicht über den Shoulder Wrap in das Tuch abgeben können.

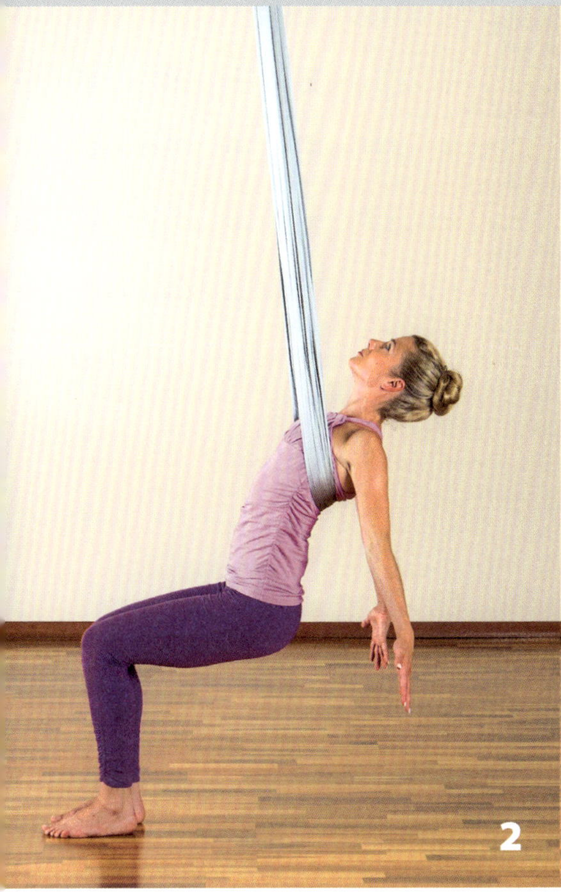

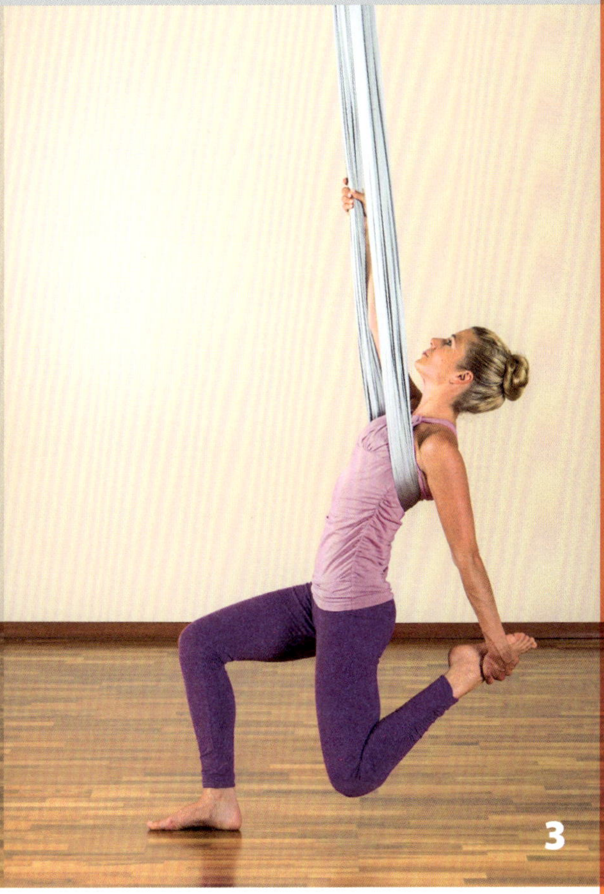

2 Dann lösen Sie allmählich die Hände vom Tuch und strecken die Arme seitlich aus. Drehen Sie dabei die Handinnenseiten nach vorn. Unterstützen Sie die entstehende Rückbeuge in der Wirbelsäule durch aktives Herausheben des Brustbeins nach oben zur Decke, während Sie gleichzeitig das Becken immer tiefer nach unten zum Boden sinken lassen. Drücken Sie die Schulterblätter nach unten gegen das Tuch. Verweilen Sie 5 bis 10 Atemzüge in der Haltung.

VARIATION

3 Sie steigern die Intensität, wenn Sie einen Unterschenkel anheben und mit der seitengleichen Hand den Fuß umfassen. Versuchen Sie dabei die Hüfte in voller Streckung zu halten und den angezogenen Fuß in der Luft vom Gesäß wegzuziehen. Achten Sie außerdem darauf, dass das angehobene Bein nicht zur Seite ausweicht. Bleiben Sie bis zu 8 Atemzüge pro Bein in der Haltung. Lassen Sie Ihren Atem dabei lang und kraftvoll ein- und ausfließen!

SUSPENDED CHIN UPS

Aerial-Klimmzüge

TUCH

- Hüfthoch
- Gerafft

WIRKUNG

- Kräftigung für die Armbeugemuskulatur
- Kräftigung des Schultergürtels

BESONDERHEITEN

- Kraftvolle und intensive Übung für Arme, Schultern und oberen Rücken

ÜBEN SIE VORSICHTIG BEI

- Problemen mit Schulter- und Ellenbogengelenken

EXPERTENHINWEIS

Arm-Power durch Aerial-Klimmzüge

Es gibt kaum Übungen in der klassischen Yoga- oder Pilates-Praxis, bei der die Armbeugermuskulatur (Musculus biceps brachii) als Agonisten, das heißt als bewegungsausführende Muskeln, eingesetzt werden. Nicht so beim Aerial Yoga, denn dieses bietet mit den Suspended Chin Ups die Möglichkeit, den Bizeps gezielt anzusprechen.

Wichtig!

Strecken Sie die Arme nach dem ersten Klimmzug nicht wieder ganz durch, sondern lassen Sie eine minimale, kaum sichtbare Beugung im Ellenbogengelenk bestehen. Viele Menschen spüren das Ellenbogengelenk unangenehm bei extremer Zuganspannung aus der vollen Streckung heraus.

1 Setzen Sie sich mit aufgestellten Beinen unter das Aerial-Tuch und richten einen Single Wrap ein. Je nachdem, wie groß der Abstand zwischen den Händen ist, ist die Griffhöhe etwas höher oder tiefer. Halten Sie die Arme so, dass die Ellenbogen nach vorn zeigen. Ihr Becken sollte sich in der Lotlinie des Tuches befinden, die Füße sind hüft- bis schulterbreit aufgestellt.

2 Mit der Einatmung heben Sie das Becken nach oben an. Gleichzeitig strecken Sie die Arme und halten den Kopf gerade. In dieser Position können Sie sich relativ komfortabel halten. Achten Sie nur darauf, dass die Beine nicht zur Seite ausweichen und dass Oberschenkel, Becken und Oberkörper in einer Linie gestreckt sind.

3 Ziehen Sie sich mit der Einatmung durch Beugen der Arme am Tuch nach oben. Mit der Ausatmung wieder nach unten absenken. Zur korrekten Ausführung ziehen Sie die Arme beim Hochziehen ganz zum Brustkorb heran und drücken die Schultern vom Kopf weg in Richtung Becken. Machen Sie so viele Aerial-Klimmzüge, wie Sie schaffen. Die anschließende Pause haben Sie sich ganz sicher verdient!

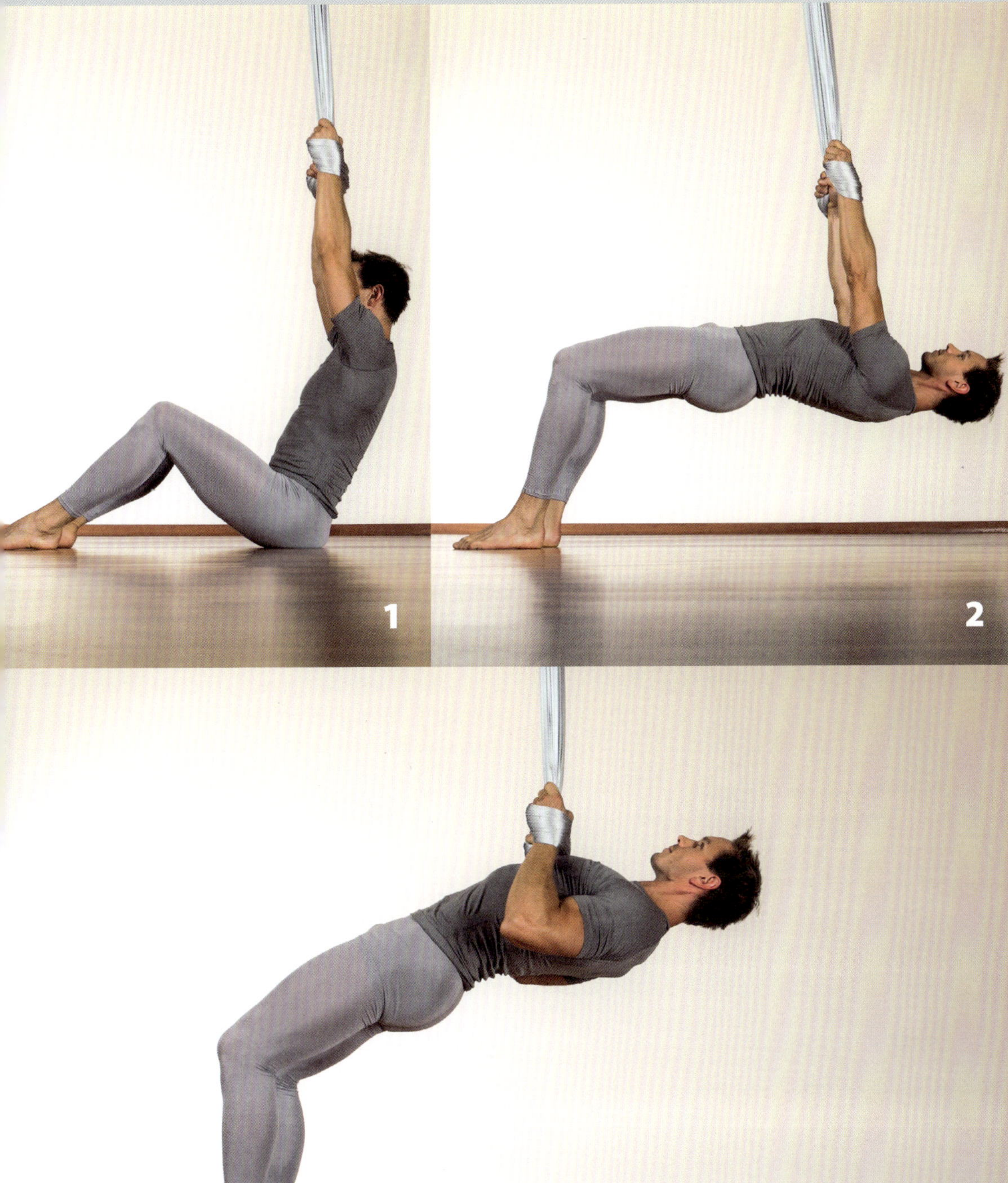
1
2
3

SUSPENDED CHIN UPS

Variationen

ÜBUNGSTIPP

Mehr Unterstützung durch Double Wrap
Probieren Sie die Suspended-Chin-Up-Varianten auch mit Double-Wrap-Haltungen (Seite 46). Die Kraftübertragung zwischen Körper und Aerial-Tuch wird verbessert, und Sie können sich dadurch noch mehr auf Regionen konzentrieren, die Ihnen vollen Krafteinsatz abverlangen.

Lassen Sie die Handgelenke möglichst gestreckt, und führen Sie die Arme in der Zugbewegung nach oben seitlich ganz an den Brustkorb heran. Die Summe dieser Details hilft Ihnen zusätzlich, ungeahnte Kräfte zu mobilisieren!

ÜBUNGSTIPP

Die Wahl des Körperschwerpunkts
Sie können die Intensität der erforderlichen Zugkraft durch eine Positionsveränderung des Körperschwerpunkts variieren.

Ausgehend von der neutralen Stellung, bei der das Becken bei der Einrichtung genau in der Lotlinie des Tuches ist, können Sie sich näher in Kopfrichtung ausrichten, um die erforderliche Zugkraft durch Schrägstellung zu verkleinern.

Wollen Sie mehr Kraft in den Armen einsetzen, positionieren Sie sich mit dem Rumpf weiter in Fußrichtung, sodass Sie sich mit den Armen senkrecht nach oben ziehen müssen.

LEG LIFT

1 Bei dieser Variante strecken Sie mit jedem Klimmzug gleichzeitig ein Bein horizontal nach vorn aus. Die Bauchmuskulatur wird dadurch viel stärker einbezogen. Achten Sie außerdem auf Ihre Balance!

STRAIGHT LEGS

2 Mehr Kraft für die Arme und den Rumpf: Führen Sie die Chin Ups anstatt mit gebeugten Beinen mit gestreckten Beinen durch. Beine, Becken und Oberkörper bleiben idealerweise in einer Linie. Sie können den Brustkorb etwas mehr betonen, indem Sie das Brustbein nach oben heben. Halten Sie den Kopf dabei stabil und gerade.

KNEE LIFT

3 Bei dieser Variante nehmen Sie aus der Straight-Leg-Haltung ein Bein angewinkelt nach oben. Bauchmuskulatur, Hüftbeuger und Rückenstabilisatoren müssen zusätzlich zu den Armen kraftvoll mitarbeiten.

SCISSORS

4 Die kraftvollste Variante! Bei Scissors wird ein Bein gestreckt angehoben. Für diese Variante ist eventuell etwas Übung nötig, aber lassen Sie sich nicht entmutigen. Mit regelmäßiger Praxis meistern Sie auch diese Variante schon bald!

WEITERE ÜBUNGSHINWEISE

Achten Sie bei allen dargestellten Varianten auf volle Rumpfstabilisierung (Powerhouse). Nehmen Sie sich zwischen den einzelnen Übungen genügend Zeit für Pausen, um Kräfte zu sammeln.

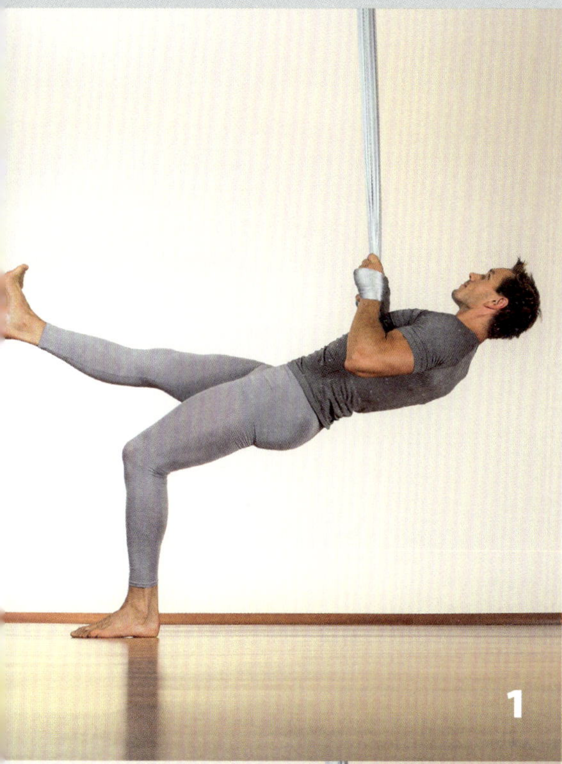
1

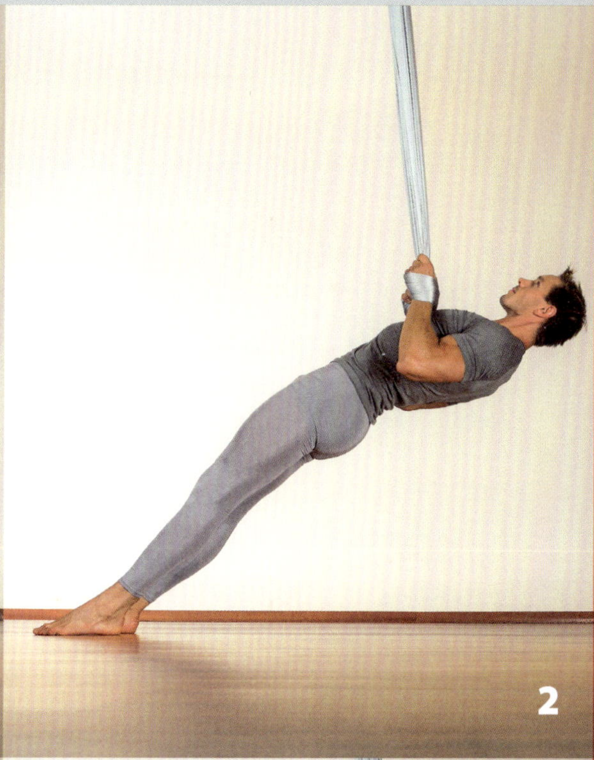
2

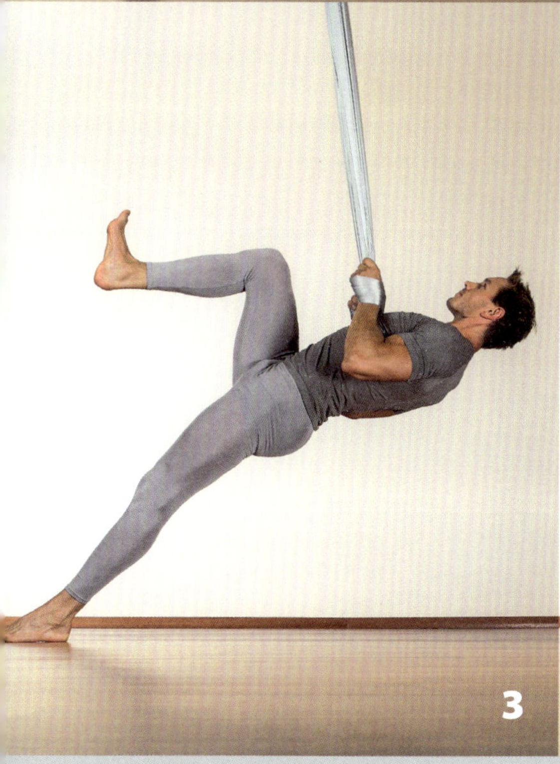
3

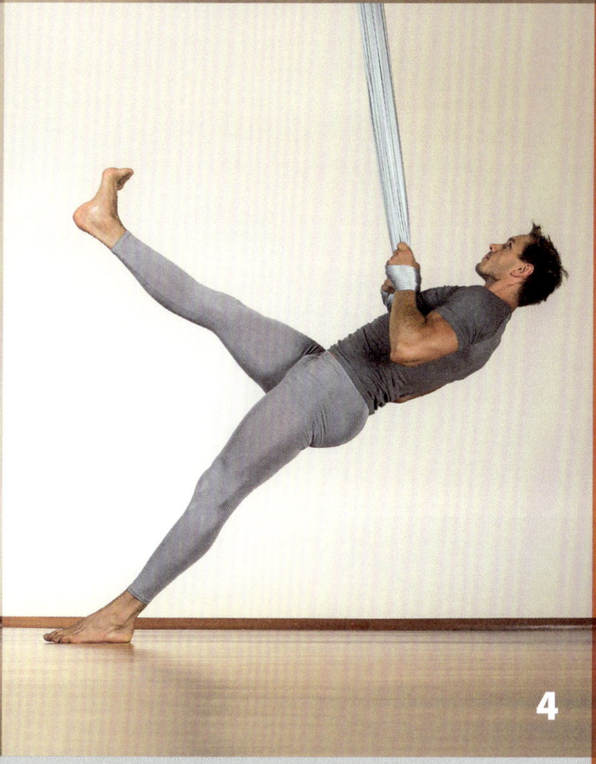
4

LIFTED FISH
Matsyasana

TUCH
- Hüfthoch
- Gerafft

WIRKUNG
- Beweglichkeit für die Wirbelsäule
- Kraft für Rumpf und Rücken

BESONDERHEITEN
- Kraftvolle Rückbeuge

ÜBEN SIE VORSICHTIG BEI
- Problemen mit Schulter- und Ellenbogengelenken

YOGA-WISSEN

Matsyasana – Der Fisch

Der Fisch ist eine traditionelle Yoga-Haltung, die zu den Rückbeugen gehört. Aufgrund der intensiven Dehnung des Brustkorbs und der Halsvorderseite wird dieser Haltung ein besonderer Einfluss auf das 4. Chakra in der Herzgegend und das 5. Chakra im Kehlkopfbereich nachgesagt.

Das 4. Chakra repräsentiert Liebe und Mitgefühl, das 5. Chakra steht für Sprache und Kommunikation.

Manche Menschen reagieren sehr sensibel bei der Ausführung dieser Haltung und werden tief berührt. Auch in der Aerial-Yoga-Variante sind derartige Wirkungen durchaus möglich.

Genießen Sie die feine Empfindsamkeit, mit der Ihr inneres Wesen auf Yoga-Haltungen reagieren kann.

1 Setzen Sie sich unter das Tuch und fassen es mit einem Single Wrap. Je nachdem, wie groß der Abstand zwischen den Händen ist, ist die Griffhöhe etwas höher oder tiefer. Halten Sie die Arme so, dass die Ellenbogen nach vorn zeigen. Legen Sie den Oberkörper ein wenig nach hinten. Jetzt sollten sich die Schultern in der Lotlinie des Tuches befinden. Passen Sie gegebenenfalls die Position an. Die Beine sind angewinkelt.

2 Strecken Sie die Beine und den Rumpf in einer Linie aus, und ziehen Sie die Oberarme an die Rumpfflanken heran. Richten Sie die Füße ungefähr hüftbreit ein.

3 Heben Sie den Brustkorb mit der Einatmung an, und bringen Sie den Oberkörper in eine Rückbeuge. Stabilisieren Sie den unteren Rücken durch Aktivierung des Powerhouse. Sie können bis zu 10 Atemzüge in der Haltung bleiben. Lassen Sie sich aber nicht von Ihrem Ehrgeiz antreiben: Wenn die Kraft nachlässt und Sie nicht mehr zufriedenstellend in der Haltung bleiben können, kommen Sie zur Ausgangsposition zurück. Nehmen Sie sich auf jeden Fall etwas Zeit zum Nachspüren und Erholen.

4 Die gleiche Haltung lässt sich auch mit gestreckten Armen ausführen. Begeben Sie sich dafür erst in den Lifted Fish mit gebeugten Oberarmen und lassen die Arme dann allmählich in Streckung kommen. Wölben Sie den Brustkorb dabei weiterhin kraftvoll nach oben.

WEITERE ÜBUNGSHINWEISE

Kontrollieren Sie individuell die Rückbeuge im Bereich der Halswirbelsäule. Nur bei absolut beschwerdefreier Hals-Nacken-Region können Sie den Kopf locker hängen lassen (Bild 4).

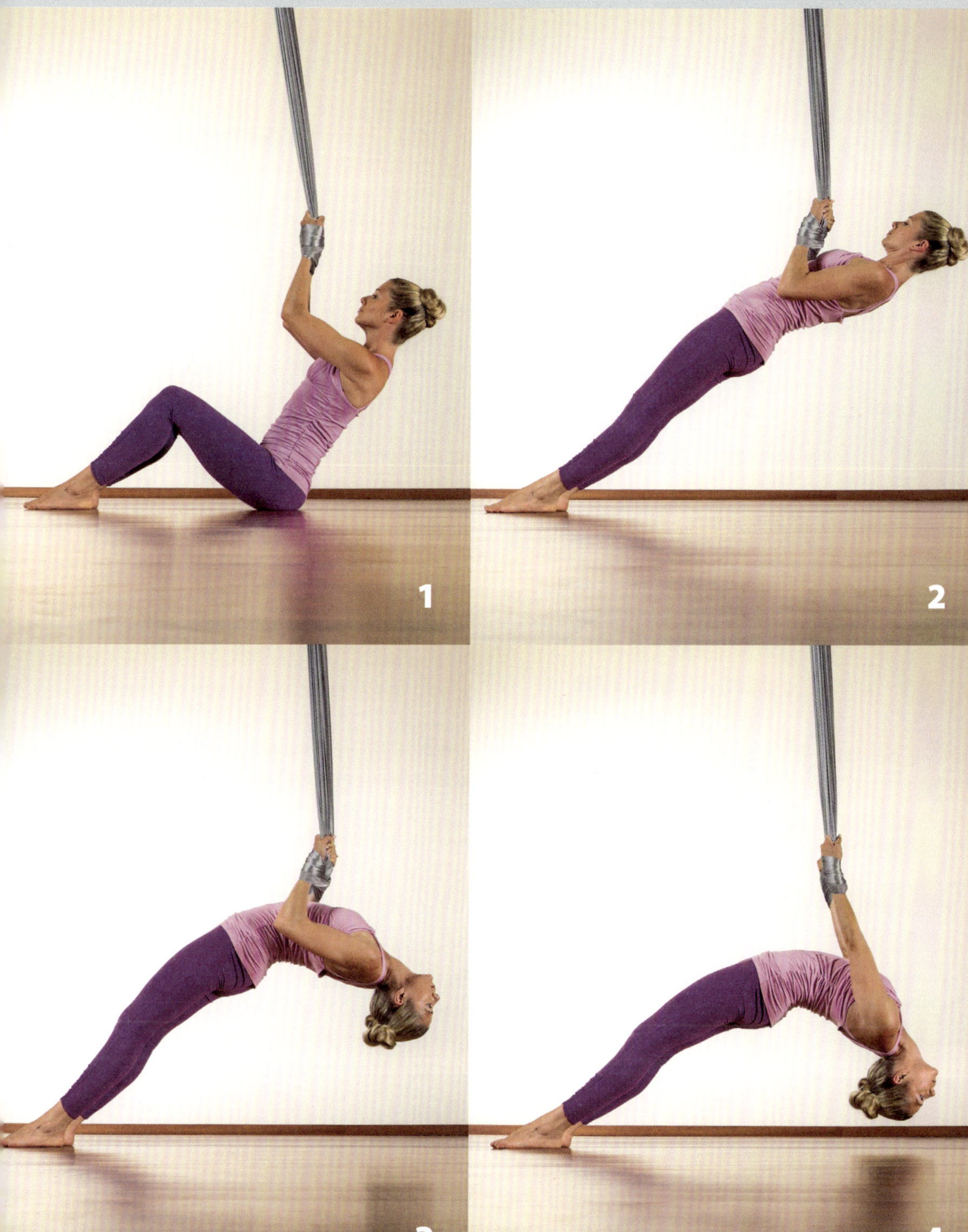
1
2
3
4

WARRIOR III
Virabhadrasana III

TUCH
- Hüfthoch
- Gerafft

WIRKUNG
- Kraft für Rumpf, Beine, Gesäß
- Dehnung der Beinrückseiten
- Haltungsverbesserung
- Balance, Koordination, Körperwahrnehmung

BESONDERHEITEN
- Verbindung von körperlicher Übungspraxis und Konzentration

ÜBEN SIE VORSICHTIG BEI
- Schulterproblemen
- Fußgelenkproblemen

YOGA-WISSEN

Balance in der Heldenhaltung III
Virabhadrasana III, auch Heldenhaltung III oder Kriegerstellung III genannt, ist eine der drei klassischen Heldenhaltungen aus der Yoga-Praxis. Sie ist eine wunderbare Übung, um Balance, Koordination und Körperausrichtung zu schulen. Sie sorgt für eine bessere Haltung, stärkt die Beine und das Gesäß, erdet die Füße. Neben den genannten Wirkungen gibt es noch eine Reihe weiterer positiver Aspekte, die diese Haltung so wertvoll machen.

Eines macht die Heldenhaltung III allerdings zu etwas Besonderem: Sie erfordert Konzentration und Selbstbeobachtung, und für einen Moment kann der Übende sogar in einen Zustand der physischen und mentalen Introvertiertheit kommen und damit ganz nah bei sich sein.
Mehr Informationen finden Sie unter Warrior II (Seite 134) und Warrior I (Seite 138).

1 Sie stehen hinter dem Tuch und fassen es etwa schulterbreit mit einem Power Grip. Achten Sie darauf, genau in der Mitte des Tuches zu stehen, dann fällt es leichter, die Endposition in Balance zu halten. Die Füße sind geschlossen, die Beine werden fest angespannt. Aktivieren Sie jetzt Ihre Körpermitte durch Ihr Powerhouse.

2 Nun schieben Sie das Tuch mit gestreckten Armen vorwärts und neigen gleichzeitig den Oberkörper aus dem Becken heraus nach vorn. Der Kopf wird zwischen den Oberarmen ausgerichtet. Stabilisieren Sie den Oberkörper und die Arme in einer geraden Linie. Um mit dem Rumpf nicht durchzuhängen, ziehen Sie die Schultern von den Ohren weg in Richtung Becken und stabilisieren weiterhin Ihre Körpermitte. Wenn die aktiv gestreckten Arme in den Ellenbogengelenken unangenehm sind, beugen Sie die Arme leicht.

3 Mit der Einatmung heben Sie ein Bein an und strecken es nach hinten aus. Der Fuß vom Balancebein ist in Flex-Position, und die Ferse schieben Sie kraftvoll nach hinten weg. Der Fuß vom Standbein gibt den Druck gleichmäßig über die gesamte Fußsohle in den Boden ab. Versuchen Sie, das nach hinten gehobene Bein in voller Streckung zu halten. Beide Beckenseiten bleiben in gleicher Höhe. Das Standbein darf auch gestreckt sein; falls Ihnen dies noch nicht gelingt, beugen Sie das Knie leicht. Bleiben Sie bis zu 10 Atemzüge in dieser Haltung, und nach einer kleinen Erholungspause wechseln Sie die Übungsseite.

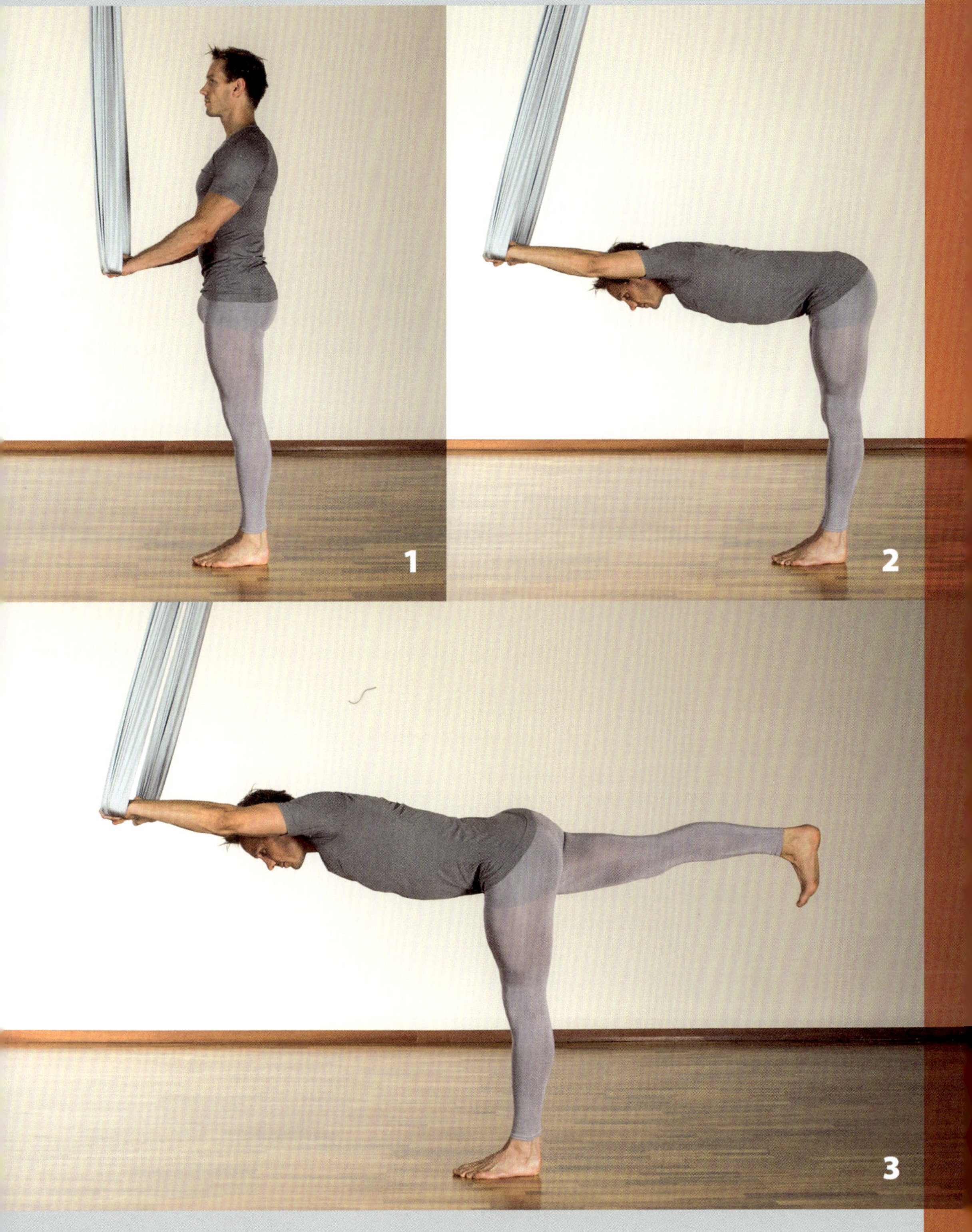
1
2
3

WARRIOR III
Variationen

ÜBUNGSTIPP

Fußarbeit bei Warrior III
Der Standfuß leistet in der Heldenhaltung wahrlich Schwerstarbeit. Er ist ständig in Bewegung, um die von oben eintretenden Kräfte auszugleichen. Unterstützen Sie diese Fußarbeit zusätzlich durch die Aktivierung des Fußgewölbes. Dazu spreizen Sie alle Zehen auf. Den großen Zeh versuchen Sie nach vorn zu strecken. Wenn Sie diese Bewegung nicht gewohnt sind, haben Sie Geduld, Sie werden es schon bald schaffen. Integrieren Sie diese Fußübung in alle Haltungen, die ähnlich wie der Warrior III dazu geeignet sind. Sie kräftigen damit die Muskeln an den Fußsohlen, welche die Fußgewölbe bilden. Stabile Fußgewölbe sind mit eine der Grundlagen für einen gesunden Rücken ohne Verspannungen.

EXPERTENHINWEIS

Funktionales Training für die Füße
Im oben stehenden Übungstipp wird beschrieben, wie spezielles Fußtraining in die Stehhaltungen integriert werden kann.

Die besondere Herausforderung für den Fuß entsteht aufgrund der Bewältigung von zwei verschiedenen Aufgaben gleichzeitig: Zum einen muss der Fuß für den Balanceausgleich sorgen und reagiert auf die vom Körper wahrgenommenen Reize (Propriozeption), zum anderen soll er noch weitere Aufgaben erfüllen, die durch Ihren Willen aufgetragen werden (großen Zeh nach vorn strecken, Fuß breit machen etc.). Die Bewältigung dieser komplexen Aufgabe ist funktionales Fußtraining.

LEG SUSPENDED I

1 Die Leg-Suspended-Variationen sind in Bezug auf die erforderliche Balance anspruchsvoller als die Basis-Variante. In der Ausgangsposition stehen Sie mit dem Rücken zum Tuch und legen ein Bein in das zusammengeraffte Tuch. Von dort kommen Sie in die Warrior-III-Haltung, strecken jedoch beide Arme seitlich am Körper nach hinten. Lassen Sie das Standbein bei Bedarf etwas gebeugt. Mit zunehmender Übungspraxis kann dieses Bein auch gestreckt werden.

LEG SUSPENDED II

2 Ausgehend von der Leg-Suspended-I-Variation, strecken Sie nun die Arme nach vorn. Arme, Rumpf und das vom Tuch unterstützte Bein werden in horizontaler Länge ausgerichtet. Hier gelten die gleichen Hinweise wie für die Warrior-III-Grundposition. Größere Aufmerksamkeit kommt natürlich dem Gleichgewicht zu. Bei leichter Beugung des Knies können Sie die Balance besser bewerkstelligen als mit gestrecktem Standbein.

SHOULDER SUSPENDED

3 Für diese Variante richten Sie sich zunächst im Stand einen Shoulder Wrap ein. Durch Veränderung Ihres Standpunkts gegenüber der Lotlinie können Sie die Unterstützungshöhe variieren. Es gilt: Wenn Sie bei der Ausführung der Haltung mit den Schultern genau in der Lotlinie des Tuches positioniert sind, ist die Tuchunterstützung am tiefstmöglichen Punkt.

Je weiter vorn Sie stehen, umso höher ist die Tuchunterstützung. Kommen Sie in die Haltung wie bei der Basis-Variante, und strecken Sie die Arme zur Seite. Jede der vorgestellten Variationen können Sie 10 oder mehr Atemzüge lang halten. Nach einer kleinen Erholungspause trainieren Sie immer auch die andere Seite.

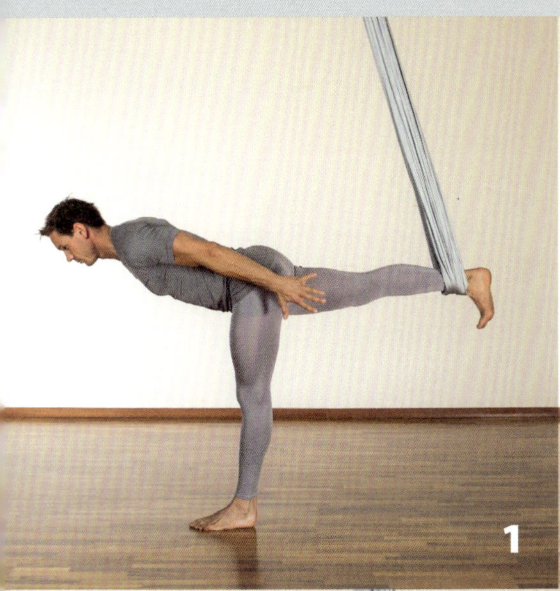

1

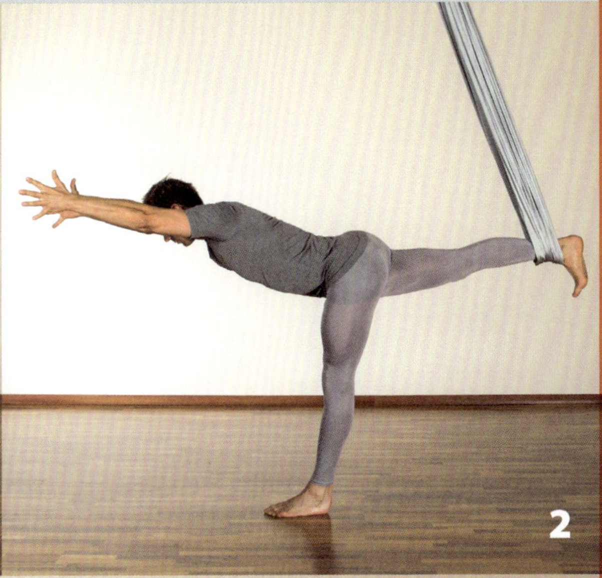

2

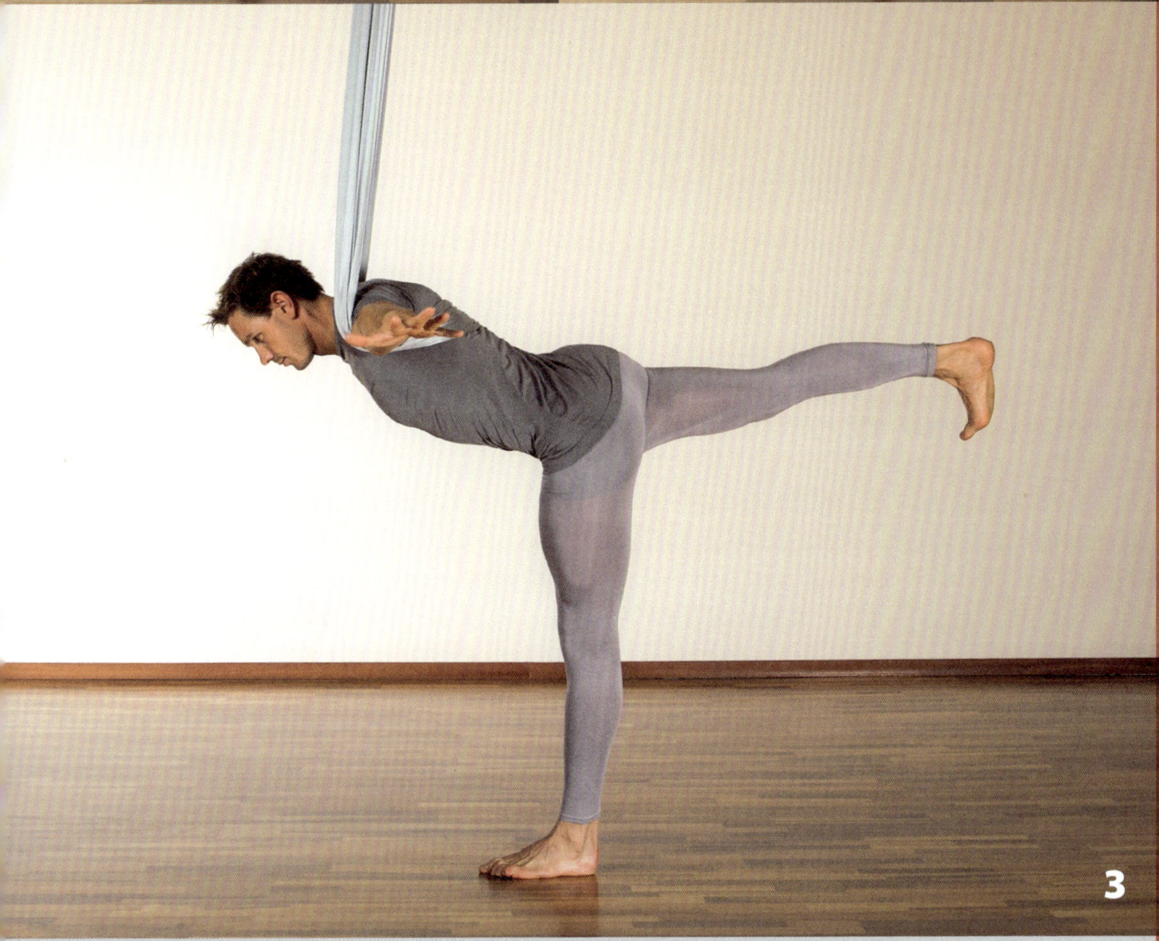

3

TRIANGLE POSE

Utthita Trikonasana

TUCH
- Hüfthoch
- Gerafft

WIRKUNG
- Kräftigung der Beine und Füße
- Verbesserung der Beweglichkeit in den Hüftgelenken
- Dehnung der Rumpfflanken
- Verbesserung der Atmung

BESONDERHEITEN
- Außerordentliche Leichtigkeit in der Ausführung gegenüber der Originalhaltung im klassischen Hatha Yoga ohne Unterstützung

ÜBEN SIE VORSICHTIG BEI
- Problemen in den Knie- und Hüftgelenken

YOGA-WISSEN

Das Dreieck
Die Dreieckshaltung Utthita Trikonasana gehört in der Yoga-Praxis zu den wichtigsten Stehhaltungen. Die hierfür erforderlichen Voraussetzungen sind in erster Linie Beweglichkeit im Becken und in der Wirbelsäule, Flexibilität der Beinrück- und -innenseiten, Kraft in den Beinen. Besonders schwierig ist es, die untere seitliche Flanke des Rumpfes in Länge zu halten. Dies ist notwendig, um den inneren Organen genügend Raum zu geben.

In der Aerial-Variante gelingt die Flankenstreckung der Dreieckshaltung durch die Tuch-Unterstützung mit einer Leichtigkeit, die ihresgleichen sucht!

1 Stellen Sie sich in einer Schrittstellung mit gestreckten Beinen an das Tuch. Der vordere Fuß zeigt geradeaus, der hintere Fuß wird leicht schräg nach außen positioniert. Wählen Sie den Abstand zum Tuch so, dass Sie in dieser Grundposition mit dem Rumpf sehr nah an der Lotlinie stehen.

2 Legen Sie die vordere Hand nahe dem Unterarm mit der Außenkante in das Tuch. Die freie hintere Hand legen Sie an Ihre Hüfte. Kippen Sie das Becken nun seitlich ein, indem Sie die vordere Beckenhälfte absenken und die hintere Beckenhälfte anheben. Halten Sie die Schulter vom vorderen Arm unbedingt stabil. Durch die Unterstützung der vorderen Hand bleibt die untere Flanke in Länge und wird nicht zusammengedrückt.

3 Strecken Sie den vorderen Arm aus und kippen gleichzeitig den Oberkörper seitlich hinter dem Arm her. Halten Sie dabei beide Beine fest gestreckt.

4 Heben Sie den hinteren Arm nach oben zur Decke, und schauen Sie der Hand hinterher. Strecken Sie die Wirbelsäule in Länge. Versuchen Sie dabei auch beide Rumpfflanken in Länge zu halten.

WEITERE ÜBUNGSHINWEISE
Sobald Sie im Kniegelenk – insbesondere im vorderen Knie – ein unangenehmes Gefühl verspüren, lösen Sie die gestreckte Gelenkposition und lassen eine minimale, kaum sichtbare Beugung zu. Das Gleiche gilt für das Ellenbogengelenk des vorderen Arms, denn hier entsteht eine Hebelkraft, die bei sensiblen Ellenbogengelenken deutlich spürbar ist.
Drehen Sie den Kopf nur so weit nach oben, wie es Ihrer Halswirbelsäule guttut, und achten Sie darauf, diese nicht zu überdrehen.

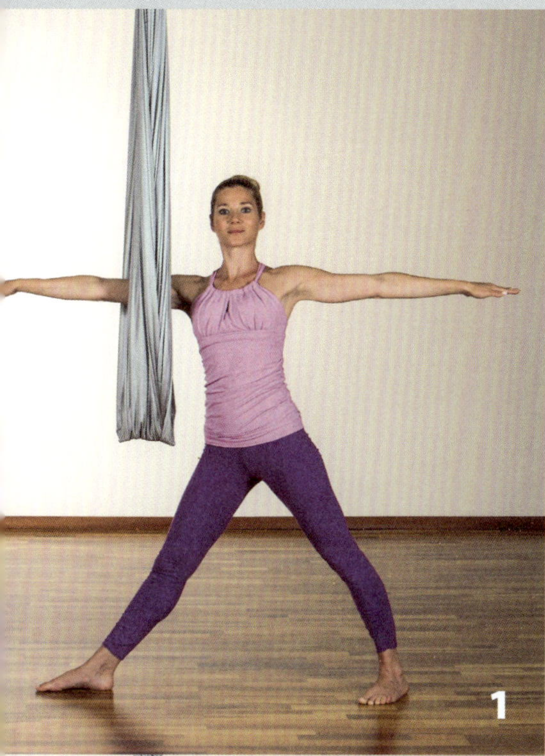
1

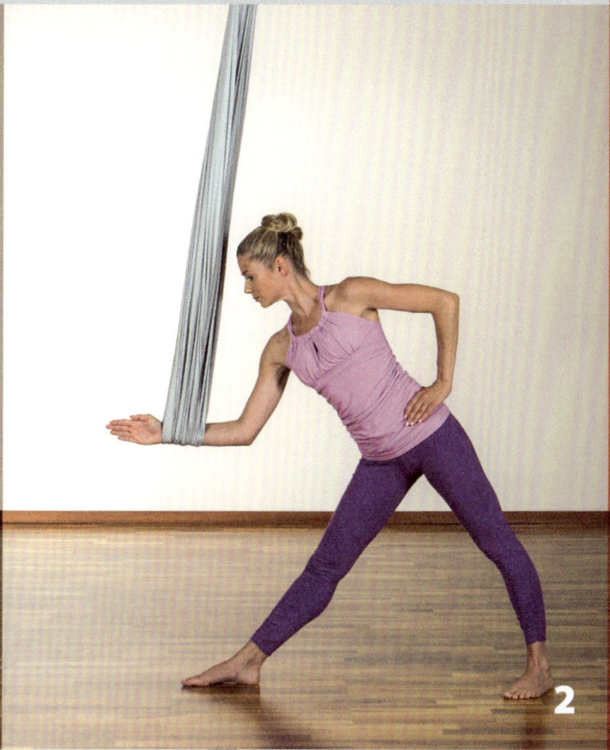
2

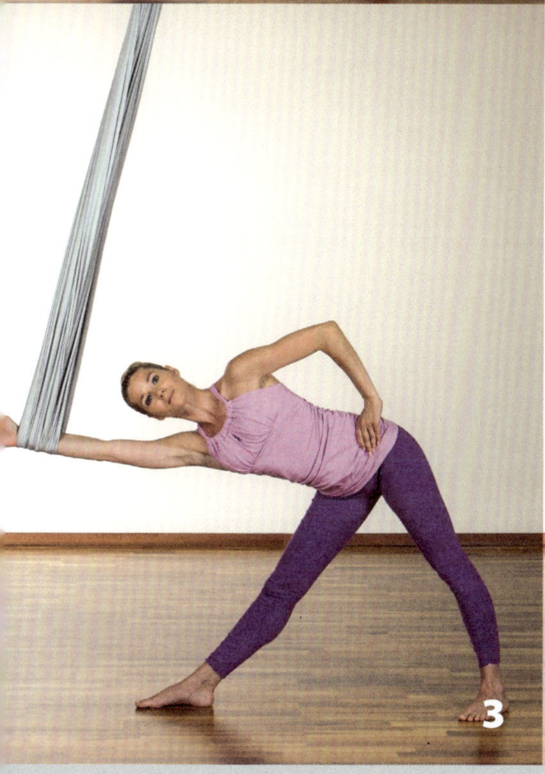
3

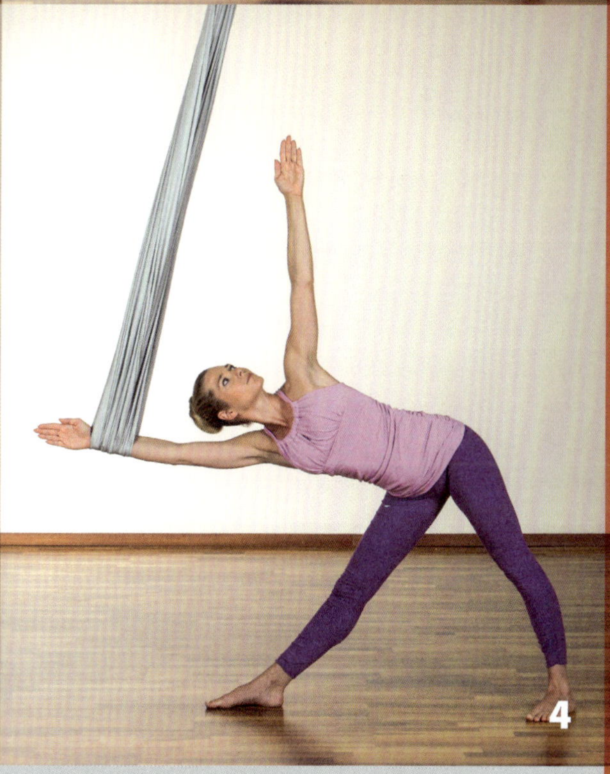
4

WARRIOR II

Virabhadrasana II

TUCH

- Kniehoch
- 2-fach gefaltet
- In der Variation: hüfthoch und gerafft

WIRKUNG

- Verbesserung der Kraft für Rumpf, Beine, Gesäß
- Sensibilisierung für die Ausrichtung des Beckens
- Allgemeine Haltungsverbesserung
- Verbesserung von Balance und Koordination
- Erhöhung der Körperwahrnehmung

BESONDERHEITEN

- Ideal zur Ausrichtung der Hüft-, Knie- und Fußgelenke (Alignment)

ÜBEN SIE VORSICHTIG BEI

- Rückenproblemen
- Problemen mit den Kreuzdarmbeingelenken (»Kreuzbein«)

YOGA-WISSEN

Herausforderungen die Stirn bieten

Virabhadrasana II ist eine Stehhaltung, in der die Wahrnehmung von Kraft und Erdverbundenheit im Vordergrund steht. Die Charakteristik der Haltung liegt in der integralen Verbindung physischer Elemente: Die feste Verbindung zum Boden über die Füße und die Kraft in den Beinen findet im Becken und Unterbauch ihr Zentrum und bildet die Voraussetzung für die Aufrichtung des Oberkörpers und der Arme. Die eigene körperliche Stärke dient als Grundlage für die Festigung der inneren Verfassung. Diese Haltung fördert Selbstsicherheit, Vertrauen in die eigenen Fähigkeiten, Mut und Entschlossenheit.

1 Stellen Sie sich hinter das Tuch, falten Sie es zweifach, und steigen Sie dann mit einem Bein in das so vorbereitete Tuch. Setzen Sie den Fuß mit angewinkeltem Bein fest auf dem Boden auf. Idealerweise ist die Tuchhöhe so gewählt, dass Sie das Bein ungefähr in einem 90-Grad-Winkel einrichten und das Gewicht des Oberschenkels im Verlauf der Übung in das Tuch abgeben können.

2 Richten Sie das Tuch so ein, dass der vordere Oberschenkel auf der ganzen Länge von dem Tuch unterstützt wird. Die zweifache Faltung des Tuches vereinfacht dessen gleichmäßige Verteilung unter dem Oberschenkel.

3 Mit dem anderen Bein machen Sie nun einen großen Schritt nach hinten. Wählen Sie die Schrittweite so groß, dass der vordere Oberschenkel vom Tuch unterstützt wird. Strecken Sie das hintere Bein aus; dabei zeigt der Fuß zur Seite. Aktivieren Sie Ihr Powerhouse. Richten Sie die Wirbelsäule gerade nach oben auf, und drehen Sie den Kopf nach vorn, sodass Ihr Blick durch das Tuch gerichtet ist. Strecken Sie die Arme samt Handgelenken nach vorn und hinten aus. Richten Sie den Rumpf, Arme und Beine exakt in einer Ebene ein, und achten Sie darauf, dass alle beteiligten Gelenke diesem Alignment folgen.

Bleiben Sie bis zu 10 Atemzüge in der Haltung, und wechseln Sie danach die Beinseite.

VARIATION

4 So können Sie die Haltung auch mit hüfthoher Einstellung des Tuches üben. Das zusammengeraffte Tuch befindet sich hierbei am Oberschenkel kurz vor der Kniekehle. Der vordere Fuß hat keinen Bodenkontakt. Ziehen Sie diesen Fuß an, und richten Sie den vorderen Oberschenkel gerade nach vorn aus.

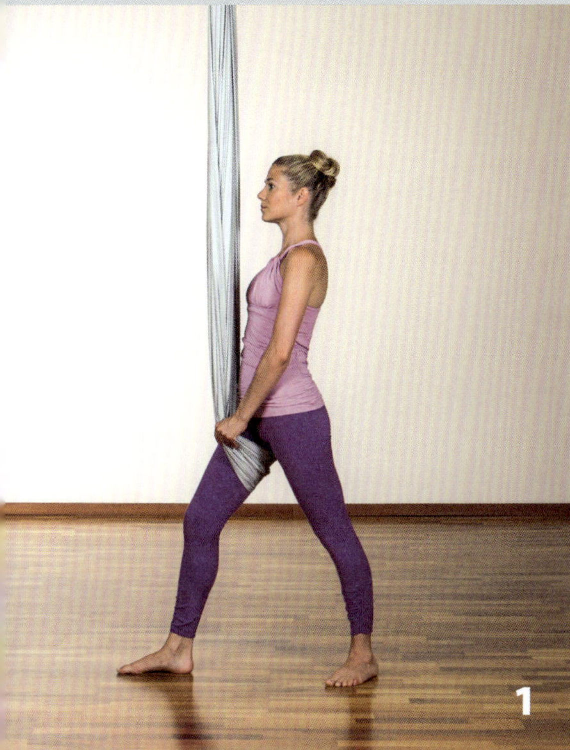
1

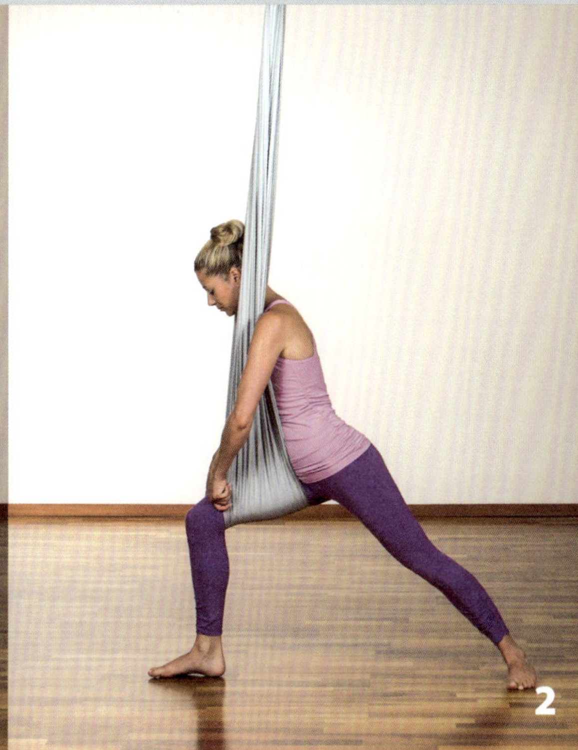
2

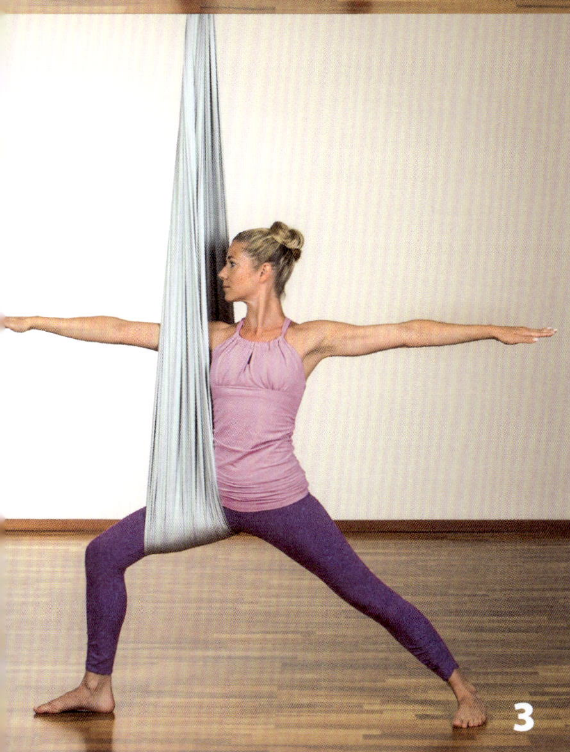
3

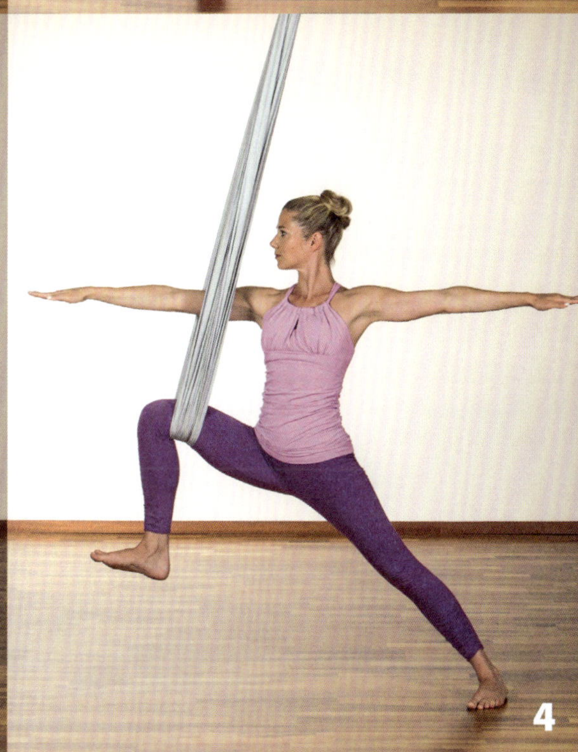
4

RUNNERS TWIST
Utthita Parshvakonasana

TUCH
- Kniehoch
- 2-fach gefaltet
- In der Variation: hüfthoch

WIRKUNG
- Dehnung der seitlichen Körperflanken
- Weitung des Brustkorbs und Verbesserung der Atemqualität
- Verbesserung der Kraft für Rumpf, Beine und Gesäß

BESONDERHEITEN
- Verbesserung der Atmung

ÜBEN SIE VORSICHTIG BEI
- Rückenproblemen
- Problemen im Kreuzbeinbereich

EXPERTENHINWEIS

Neue Impulse durch das Aerial-Tuch

Die Dehnung der seitlichen Flanken gibt der Haltung ihren Namen: In der Yoga-Praxis heißt sie Utthia Parshvakonasana, oft auch kurz als Flankenstrecker bezeichnet. Die seitliche Dehnung des Rumpfes verbessert die Beweglichkeit des Brustkorbs und verhilft dadurch zu einer Verbesserung der Atmung. Durch die gleichzeitige Streckung der Wirbelsäule sorgt der Flankenstrecker für eine gute Körperhaltung. Wie bei allen Stehhaltungen bilden die Kraftentwicklung in den Beinen und die feste Verankerung der Füße mit dem Boden die notwendige Basis für die Ausrichtung im Oberkörper.

Der Runners Twist ist die Aerial-Variante zum Flankenstrecker und gibt durch die Tuchunterstützung neue Impulse zur Verbesserung in dieser Haltung. Sie lässt sich ideal mit der Warrior-II-Haltung kombinieren.

1 Richten Sie sich in der Warrior-II-Stellung ein (siehe auch Seite 134).

2 Aktivieren Sie Ihr Powerhouse. Strecken Sie den vorderen Arm so weit wie möglich durch das Tuch hindurch und lassen dabei den Rumpf folgen. Drehen Sie dabei den Rumpf seitlich ein und lassen die vordere Flanke lang, um den Oberkörper nicht nach unten sinken zu lassen. Halten Sie mit dem hinteren Bein weiterhin festen Kontakt mit dem Boden, und drücken Sie die Fußsohle vornehmlich mit der Fußaußenkante in den Boden.

3 Sobald sich Becken und Rumpf nicht weiter nach vorn kippen lassen, drehen Sie den Rumpf so weit wie möglich nach oben. Strecken Sie dabei den oberen Arm senkrecht nach oben und drehen den Kopf mit Blickrichtung zur Hand. Der untere Arm wird angewinkelt und bequem von außen an das Tuch angelegt. Orientieren Sie sich bei der Einrichtung der Gelenke (Alignment) an einer gedachten Linie, die schnurgerade von der hinteren Fußaußenkante bis zur Schulter führt.

Bleiben Sie bis zu 10 Atemzüge in der Haltung, und wechseln Sie dann die Übungsseite.

VARIATION

4 Die Runners-Twist-Haltung lässt sich auch in hüfthoher Einstellung des Tuches üben. Hierbei stellt sich die besondere Herausforderung, den vorderen Oberschenkel aus der Rumpfmitte her nach vorn auszurichten. Da der vordere Fuß mit Flex-Position in der Luft schwebt, können Sie das Bein nur über hohe Rumpfspannung ansteuern. Bei ausreichender Beweglichkeit können Sie den unteren Arm auf der Beininnenseite ausstrecken.

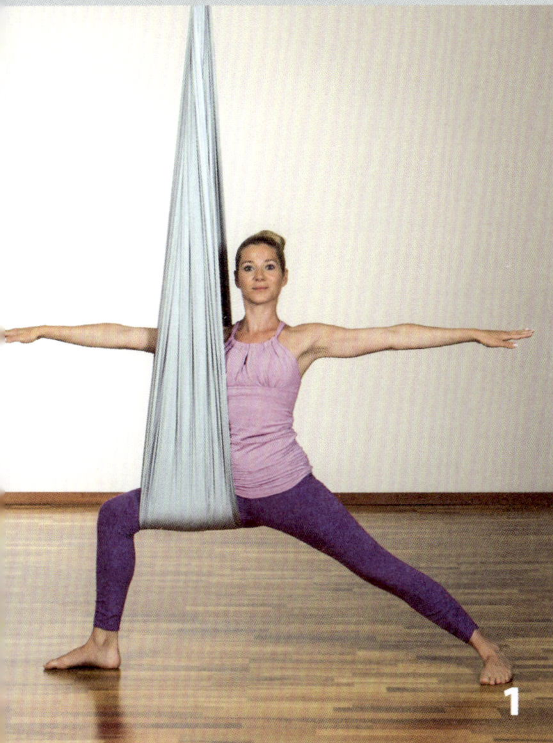
1

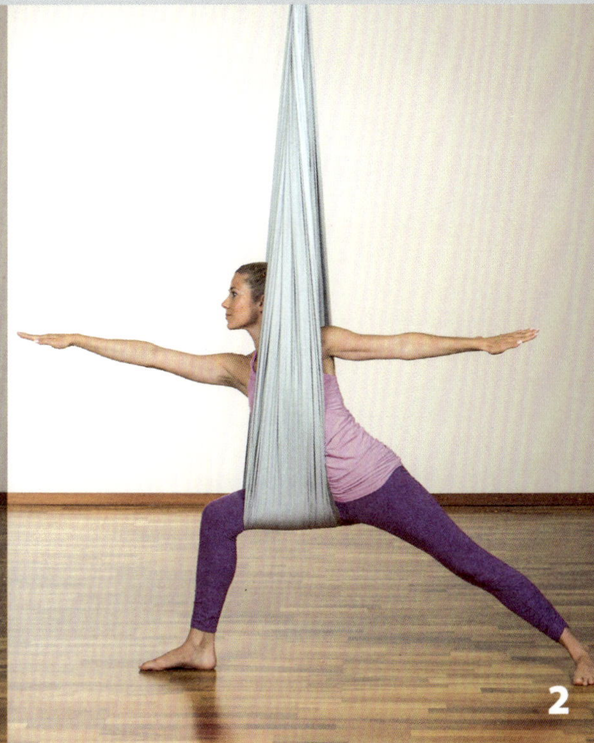
2

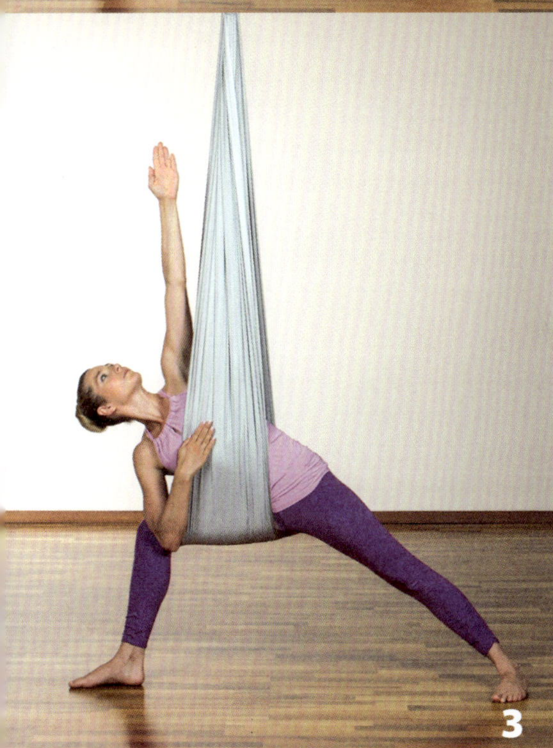
3

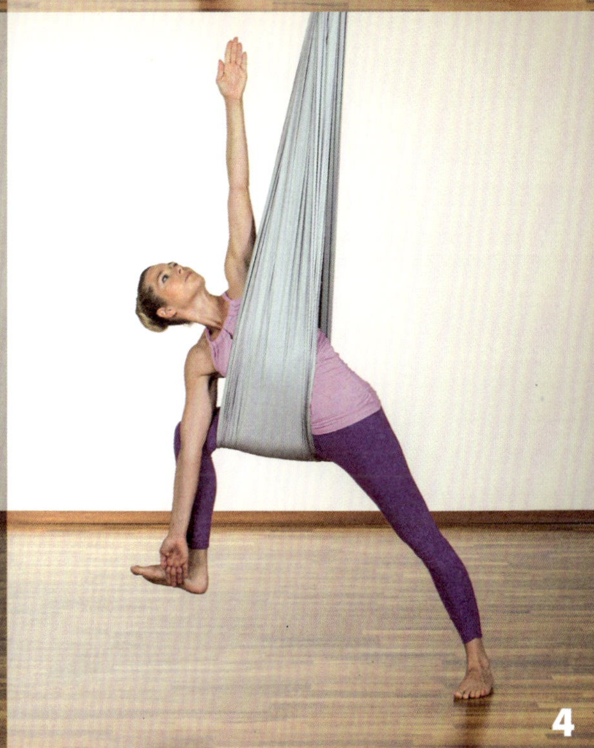
4

WARRIOR I
Virabhadrasana I

TUCH
- Kniehoch
- 2-fach gefaltet
- In der Variation: hüfthoch und gerafft

WIRKUNG
- Verbesserung der Kraft für Rumpf, Beine und Gesäß
- Dehnung für die Oberschenkelstrecker und Hüftbeugemuskeln
- Allgemeine Verbesserung der Körperhaltung
- Verbesserung der Körperwahrnehmung

BESONDERHEITEN
- Gute Dehnungsmöglichkeit für Hüftbeuger und Oberschenkelstrecker
- Ideal zur Aufrichtung und Streckung der Wirbelsäule

ÜBEN SIE VORSICHTIG BEI
- Rückenproblemen, insbesondere im unteren Rücken

YOGA-WISSEN

Virabhadrasana – Der furchtlose Krieger
Hatha Yoga kennt Virabhadrasana in drei verschiedenen Varianten, daher findet sich bei der Namensgebung immer die Ergänzung I, II oder III. In der indischen Mythologie ist Virabhadra eine Schöpfung des Gottes Shiva und wird als heldenhafter, furchtloser und angsteinflößender Krieger dargestellt.

Virabhadrasana stellt für die Yogis aber keineswegs ein Vorbild für die Lösung von Konflikten durch physische Gewalt dar, sondern ist ein Sinnbild für den inneren Kampf gegen die Widerstände, die sich dem menschlichen Geist auf dem Weg zur Reinheit stellen. Furchtlos und sich seiner Stärke bewusst, stellt sich der Yogi auf geistiger und spiritueller Ebene den Feinden der eigenen seelischen Ausgeglichenheit: Ignoranz, Unwissenheit, Missgunst oder Gier.

1 Stellen Sie sich hinter das Tuch, falten Sie es zweifach, und steigen Sie dann mit einem Bein in das so vorbereitete Tuch. Der Oberschenkel sollte nun in der Lotlinie des Tuches positioniert sein.

2 Richten Sie das Tuch so ein, dass der vordere Oberschenkel auf der ganzen Länge vom Tuch unterstützt wird. Die zweifache Faltung vereinfacht die gleichmäßige Verteilung des Tuches unter dem Oberschenkel.

3 Aktivieren Sie Ihr Powerhouse. Richten Sie sich mit einem so großen Schritt ein, dass der vordere Oberschenkel Unterstützung durch das Tuch findet. Der hintere Fuß wird nur auf dem Fußballen aufgesetzt; dabei zeigt die Ferse gerade nach oben. Schieben Sie die Handflächen an den vorderen Kanten des Tuches so weit nach oben, bis die Arme gestreckt sind. Strecken Sie die Wirbelsäule nach oben, und heben Sie das Brustbein an. Strecken Sie das hintere Bein aus. Falls dadurch die Spannung im unteren Rücken zu groß wird, lassen Sie das hintere Bein im Kniegelenk besser leicht gebeugt.

Bleiben Sie bis zu 10 Atemzüge in dieser Haltung, und wechseln Sie anschließend die Übungsseite.

VARIATION
4 Bei hüfthoher Einstellung des Tuches ist eine schwebende Variante möglich. Das vordere Bein bleibt dabei in der Luft. Im Gegensatz zur Grundübung, bei der beide Füße festen Kontakt zur Erde haben, brauchen Sie hier mehr Eigenstabilität, um den Körper gerade nach vorn auszurichten.

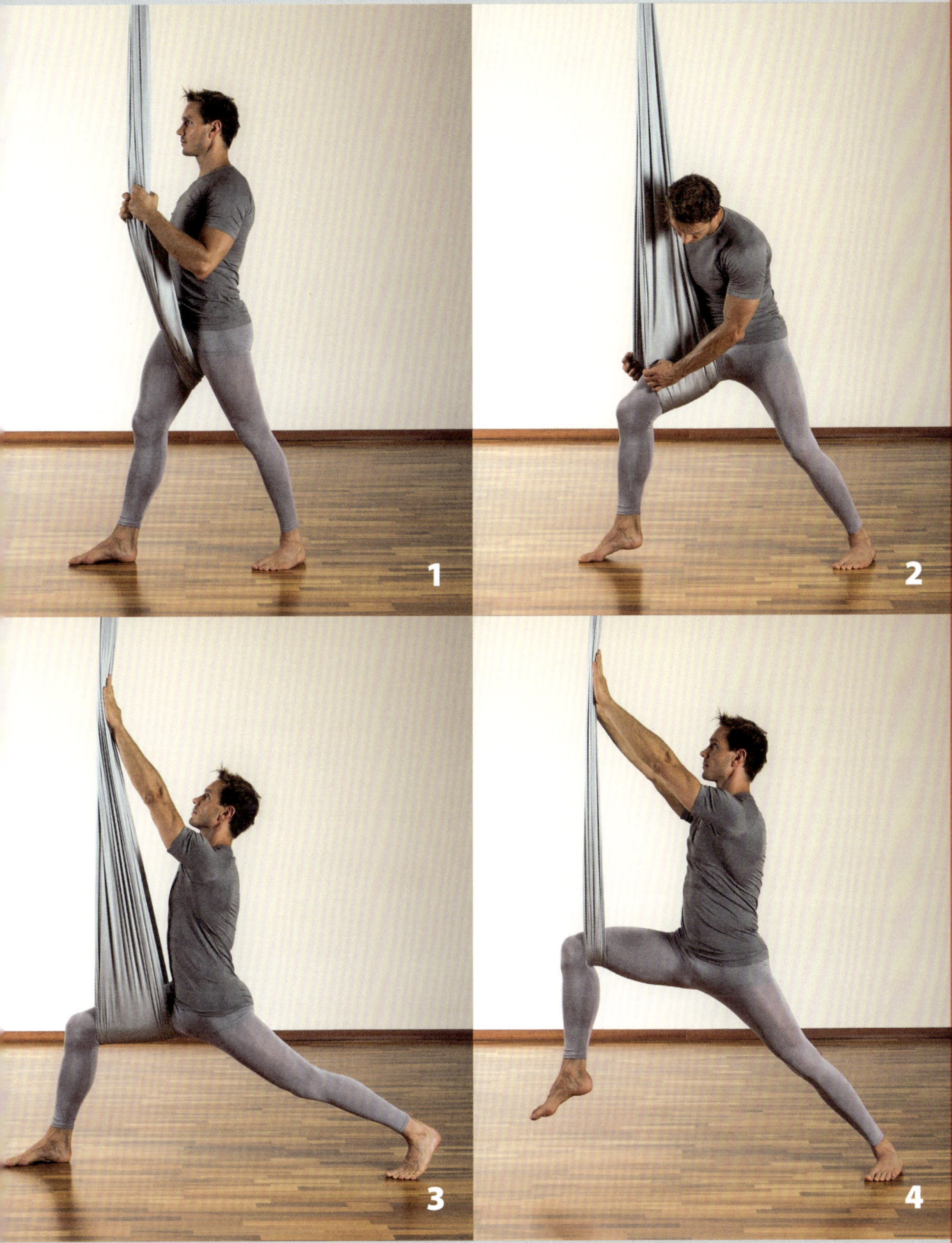
1
2
3
4

QUAD STRETCH
Oberschenkeldehnung

TUCH
- Hüfthoch
- Gerafft

WIRKUNG
- Dehnung der Oberschenkelstreckmuskeln
- Dehnung der Hüftbeugermuskeln
- Ausrichtung des Beckens

BESONDERHEITEN
- (Fast) alternativlose Übung zur Dehnung der Oberschenkelstreckmuskulatur

ÜBEN SIE VORSICHTIG BEI
- Knieproblemen
- Problemen im unteren Rücken

EXPERTENHINWEIS

Dehnung der Hüftbeuger und Oberschenkelstreckmuskeln
Beim Quad Stretch werden die Oberschenkelstreckmuskeln und die Hüftbeugermuskeln meist unterschiedlich intensiv gedehnt.

Wenn die Oberschenkelstreckmuskulatur (Musculus quadriceps femoris) sehr fest ist, kann der auftretende Dehnreiz so groß sein, dass sich die Hüfte nicht ganz strecken lässt. Dies liegt daran, dass ein Kopf des Oberschenkelstreckers (Musculus rectus femoris) über das Hüftgelenk zum Becken verläuft, und genau dieser Muskelanteil kann eine volle Dehnung der Hüfbeugermuskeln (Musculus iliopsoas) verhindern.

Für eine volle Dehnung der Hüftbeuger müssen daher erst die Oberschenkelstrecker so weit dehnbar sein, dass sich das Becken voll strecken lässt.

Alternativ kann man das gedehnte Bein mit der Ferse vom Gesäß nach hinten wegziehen. Dies ermöglicht eine gleichmäßigere Dehnung von Hüftbeuger und Beinstrecker.

1 Sie stehen vor dem Tuch und fädeln einen Fuß in das Tuch ein. Halten Sie so viel Abstand zum Tuch, dass Sie das eingefädelte Bein dabei leicht gebeugt halten können.

2 Drehen Sie sich mit dem Rücken zum Tuch. Dabei halten Sie sich mit einer Hand am Tuch fest. Achten Sie bei der Drehung auf Ihre Knie- und Fußgelenke, und bewegen Sie sich kontrolliert und langsam.

3 Sobald Sie mit dem Rücken zum Tuch stehen, greifen Sie mit beiden Händen im Reverse Grip über dem Kopf an das Tuch. Beachten Sie dabei die Greifrichtung: Die kleinen Finger zeigen nach oben, die Daumen nach unten und die Handflächen zueinander. Zum Schutz des unteren Rückens aktivieren Sie Ihr Powerhouse.

4 Beugen Sie das Standbein langsam, und geben Sie so immer mehr Körpergewicht in das Tuch ab. Das Tuch zieht dadurch das Bein nach und nach in eine spitze Kniestellung und dehnt den Oberschenkel auf der Vorderseite. Um auch den tief liegenden Hüftbeugemuskel zu erreichen, strecken Sie die Hüfte so weit wie möglich, indem Sie das Schambein nach oben in Richtung Brustkorb ziehen. Achten Sie auf Ihren unteren Rücken. Je mehr Gewicht Sie in das Tuch abgeben, umso mehr Rumpfstabilisierung ist notwendig. Insbesondere bei stark ausgeprägtem Hohlkreuz und schwacher Bauchmuskulatur sollten Sie auf eine moderate Dehnung achten. Sie können die Dehnung besser kontrollieren, wenn Sie sich mit den Händen gut am Tuch festhalten.

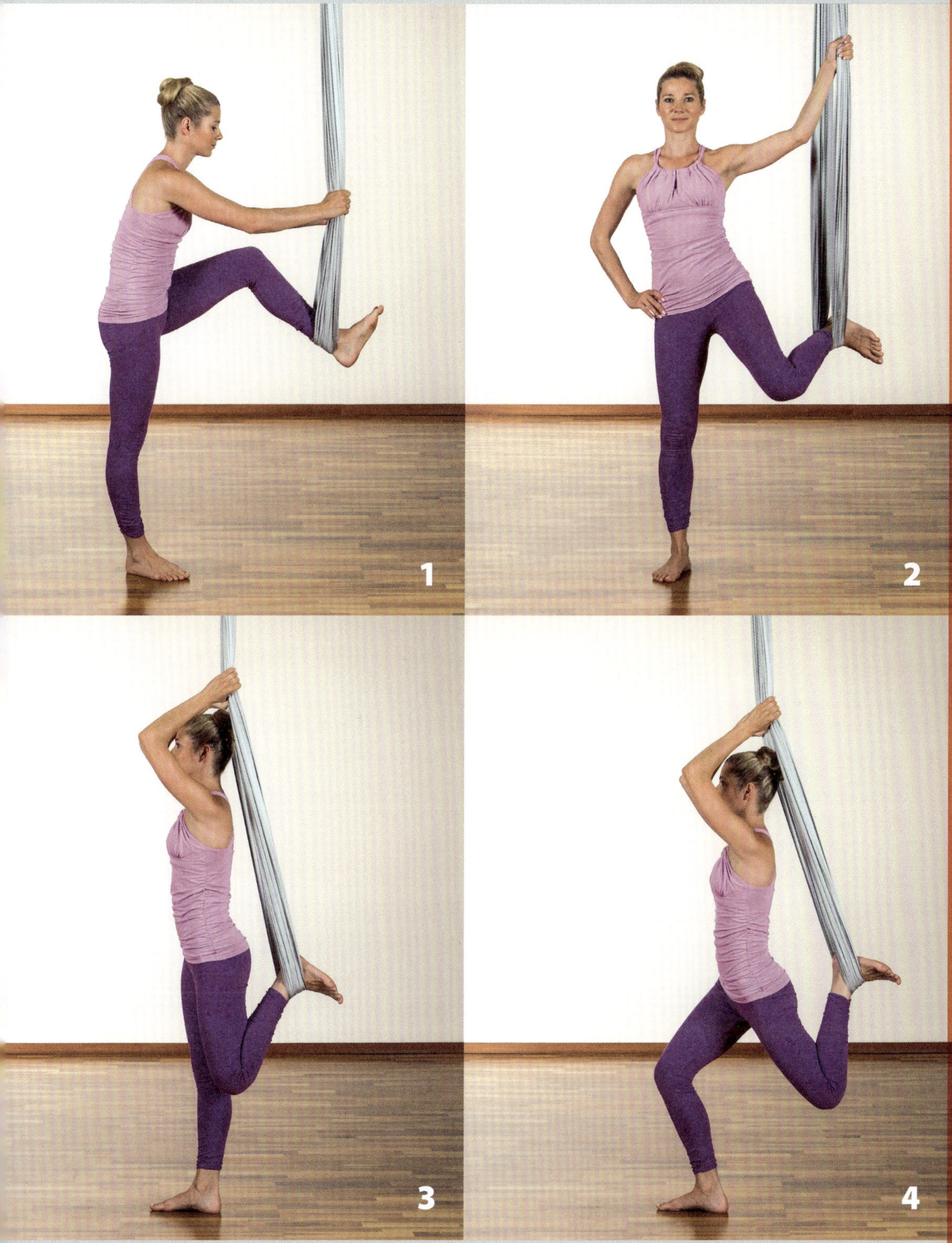

DOWNWARD DOG
Adho Mukha Shvanasana

TUCH
- Hüfthoch
- Gerafft

WIRKUNG
- Dehnung der Beinrückseiten
- Streckung der Wirbelsäule

BESONDERHEITEN
- Besonders schonend für Handgelenke und Schultern im Vergleich zur klassischen Ausführung im Hatha Yoga
- Dehnungseffekt durch Eigengewichtwirkung des Körpers

ÜBEN SIE VORSICHTIG BEI
- Starkem Übergewicht
- Starkem Hohlkreuz
- Schwachem oder sensiblem Bindegewebe im Unterbauch- und Leistenbereich

YOGA-WISSEN

Der nach unten schauende Hund schwebt

Er ist einer der Yoga-Asana-Klassiker schlechthin: der nach unten schauende Hund oder auch Adho Mukha Shvanasana. Er findet auch im Aerial-Yoga-Repertoire seinen festen Platz und sorgt dabei für ein ganz neues Erleben dieser Haltung. Yogis wissen, wie viel Kraft in den Schultern, Armen und im Rumpf vonnöten ist, um in dieser Asana auf der Matte eine gute Ausrichtung zu erzielen.

In der schwebenden Aerial-Variante des nach unten schauenden Hundes fallen die Streckung der Wirbelsäule, die Dehnung der Beinrückseiten und der Atemfluss deutlich leichter – kurzum: Die ganze Haltung fühlt sich ganz anders und vor allem weicher an! Gleiches gilt für die Variante Eka Pada Adho Mukha Shvanasana (Bild 3), bei der ein Bein nach hinten-oben angehoben wird. Genießen Sie neue Aspekte und Wahrnehmungen in dieser Haltung.

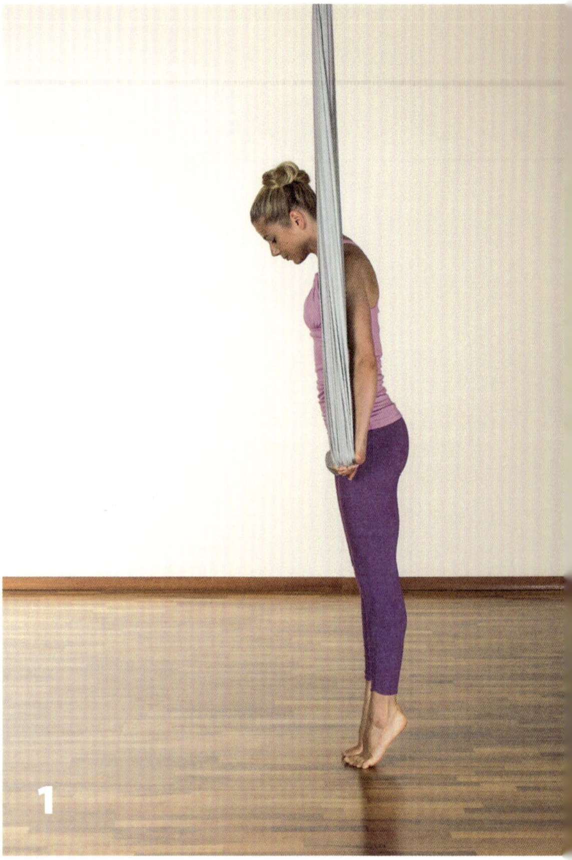

1

1 Stellen Sie sich vor das Tuch, drücken Sie es mit einem Power Grip nach unten und halten es dabei gleichzeitig an den vorderen Hüftknochen (Darmbeinstachel). Für die genaue Positionierung müssen Sie sich eventuell auf die Zehenspitzen strecken.

2 Legen Sie den Oberkörper nach vorn, bis Sie mit den Händen den Boden erreichen. Jetzt spüren Sie, ob Sie das Tuch an der richtigen Stelle ihrer Hüfte positioniert haben. Wenn das Tuch unangenehm einschneidet, dann kommen Sie wieder nach oben und

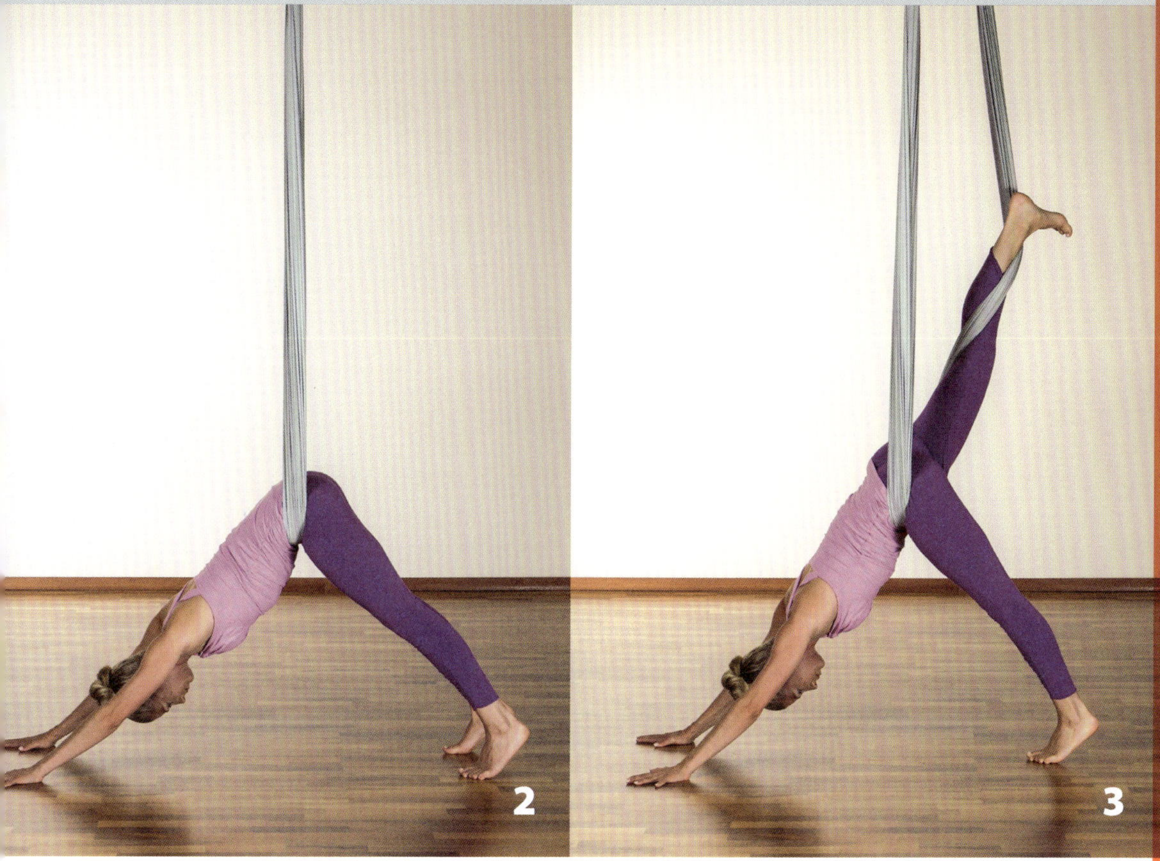

setzen das Tuch erneut an. Lassen Sie sich Zeit, die ideale Stelle zu finden. Wandern Sie dann mit den Händen und Füßen so weit auseinander, bis Sie mit den Hüften fast vollständig im Tuch hängen. Strecken Sie Arme, Rumpf und Beine in die Länge, und versuchen Sie dabei mit Händen und Füßen Bodenkontakt zu halten. Durch die Aktivierung des Powerhouse können Sie die durch die Aufhängung entstehenden Zugkräfte im Unterbauch und in der Leistengegend besser aufnehmen. Bleiben Sie bis zu 10 Atemzüge in der Haltung.

VARIATION

3 Bei der Position Eka Pada Adho Mukha Shvanasana heben Sie zusätzlich ein Bein an und fädeln den Fuß von vorn nach innen in das Tuch ein. Strecken Sie das Bein in der Tuchführung nach oben aus und wandern dann mit den Händen so weit wie möglich nach vorn, um eine möglichst intensive Streckung des Rückens zu erzielen. Verweilen Sie mit jedem Bein bis zu 8 Atemzüge in der Haltung. Sie schließen die Übung ab, indem Sie mit den Füßen und den Händen zur Lotlinie in die Mitte zurückwandern und sich von dort aus nach oben zum Stehen aufrichten.

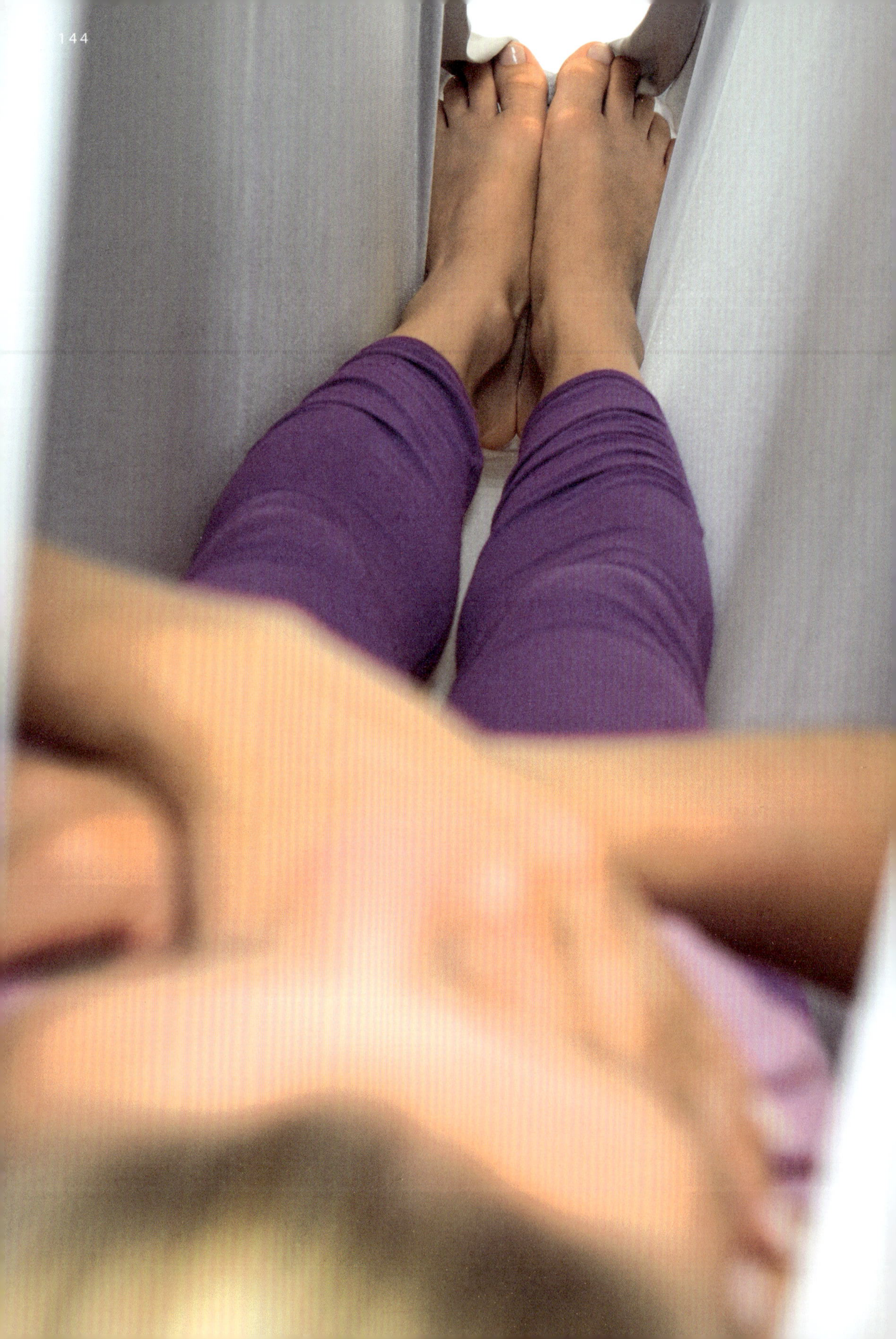

FLYING POSES

Jetzt lernen wir fliegen! Gerade die Flying Poses führen bei den meisten Teilnehmern zu einer besonderen Faszination und laden uns ein, unsere Grenzen auszuloten und neu zu definieren. Aerial ist mehr als nur Körperarbeit mit Yoga- und Pilates-Elementen. Mit den fliegenden Übungen können Sie eine ganz besondere, weil ungewohnte Körpererfahrung machen. Nehmen Sie Ihre Aerial-Haltungen ganz bewusst wahr, und experimentieren Sie durch Verlagerung Ihres Körpers in verschiedene Richtungen. Mit zunehmender Übungspraxis werden Sie über Ihre körperliche Selbstwahrnehmung eine deutlich selbstbewusstere und entschlossenere Übungspraxis entwickeln.

NEHMEN SIE ES LEICHT: SCHWERELOS ÜBEN

Bei den Übungen dieser Kategorie werden Sie mit keinem Körperteil Kontakt zum Boden haben. Freuen Sie sich auf ein neues Gefühl, und entdecken Sie weitere Facetten der Körperarbeit in schwebenden Positionen. Das Schöne bei diesen Haltungen: Es ist von allem etwas dabei! Sie können etwas für Ihre Kraft, Beweglichkeit oder Koordination tun. Und auch Entspannung und Loslassen kommen bei den Flying Poses nicht zu kurz.

WAHRNEHMUNG AUS NEUER PERSPEKTIVE

Hatha Yoga bedient sich verschiedener Techniken, bei denen über den Körper ein Zugang zu den geistig-spirituellen Ebenen geschaffen wird. Sie können diese Yoga-Praxis ohne Weiteres auf das Üben mit dem Tuch übertragen. Durch die schwebenden Haltungen im Aerial-Tuch nehmen Sie ungewohnte Positionen im Raum ein, die Ihnen neue Perspektiven verschaffen. Nutzen Sie die Flying Poses daher ganz bewusst zur Eigenwahrnehmung und Selbstreflexion.

NACHSPÜREN UND REFLEKTIEREN

Gleich ob Sie eine schwebende Haltung statisch oder dynamisch ausführen – nehmen Sie sich nach jeder Übung einen Moment Zeit zum Nachspüren und Innehalten. Hören Sie dabei in sich hinein, und beantworten Sie sich Fragen wie beispielsweise:

- Wie geht es mir jetzt?
- Was fühle ich?
- Spüre ich durch die Übung eine emotionale Veränderung?
- Bekomme ich durch die Übungen die Motivation, bestimmte Aufgaben zu erledigen?

Selbstverständlich können Sie sich auch konkrete Fragen beantworten, die Ihrer momentanen persönlichen Situation entsprechen. Unterscheiden Sie dabei nicht zwischen sachlich-intellektuellen und persönlich-emotionalen Fragen, denn beide Ebenen wirken sich auf Ihren Gemütszustand aus.

ÜBUNGSTIPP

Was tun bei Schwindel und aufkommender Übelkeit?
Schwindelgefühl und Unwohlsein sind seltene Nebenerscheinungen, die in der Aerial-Praxis durch die Schaukelbewegungen hervorgerufen werden können. Die verschiedenen Sinnesorgane empfinden die Körperbewegungen bzw. die Lage des Körpers im Raum widersprüchlich zu den durch die Sinnesorgane aufgenommenen Reizen und Informationen. Vertrauen Sie darauf, dass sich Ihr Körper mit der Zeit auf diese Haltungen und Bewegungen einstellen wird. Zusätzlich können Sie auch auf die notwendigen Bedingungen beim Üben achten:

- Kontrolliertes und ruhiges Einnehmen einer Position
- Gleichmäßige, fließende Atmung beim Üben
- Flying Poses anfänglich etwas kürzer ausführen
- Vor dem Üben nichts Schweres essen
- Auf Frischluftzufuhr beim Üben achten.

PRE STRETCH HAMSTRINGS

Pashchimottanasana

TUCH
- Hüfthoch
- Alternativ ist kniehohe Einstellung möglich
- Offen

WIRKUNG
- Dehnung der Beinrückseiten

BESONDERHEITEN
- Großflächige und intensive Dehnung durch die flächenhafte Unterstützung des Tuches

ÜBEN SIE VORSICHTIG BEI
- Problemen im unteren Rücken

EXPERTENHINWEIS

Was sind eigentlich die »Hamstrings«?
In anglo-amerikanischen Ländern werden die Beinbeugermuskeln kurz als Hamstrings bezeichnet. Diese umgangssprachliche Bezeichnung wird inzwischen auch häufig im deutschsprachigen Raum verwendet. Genau genommen handelt es sich um die drei Beinbeugermuskeln auf der Oberschenkelrückseite, die als ischiocrurale Muskulatur zusammengefasst werden. Sie haben ihren Ursprung am unteren Becken und verlaufen von dort auf der Oberschenkelrückseite in Richtung Kniekehle, wo sie sich zu den großen Kniesehnen bündeln und schließlich an ihrem Ansatz im Unterschenkel fixiert sind.

Bei vielen Menschen sind die Hamstrings aufgrund verschiedener Faktoren sehr unbeweglich. Eine Beckenunbeweglichkeit sowie Haltungs- und Rückenprobleme sind häufig die Folge.

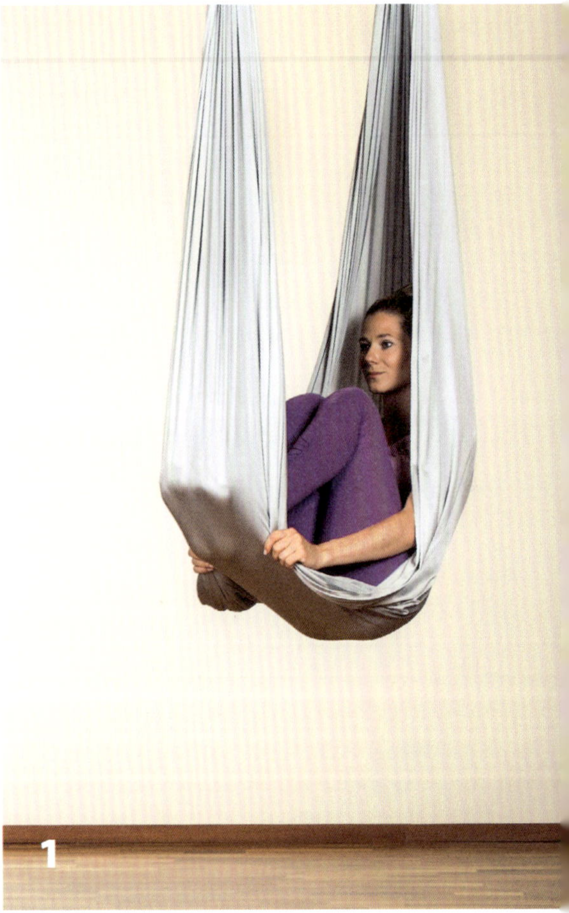

1 Wählen Sie sich einen geeigneten Sitz wie zum Beispiel den Floating Tailors Seat oder den John-Wayne-Sitz. Dabei sitzen Sie idealerweise in der Mittellinie des Tuches und sorgen so für eine ausgeglichene Balance. Von hier aus stellen Sie ein Bein nach dem anderen innerhalb des Tuches auf und ziehen die Knie zum Brustkorb heran. Je mittiger Sie sitzen, desto besser gelingt der nächste Übungsschritt.

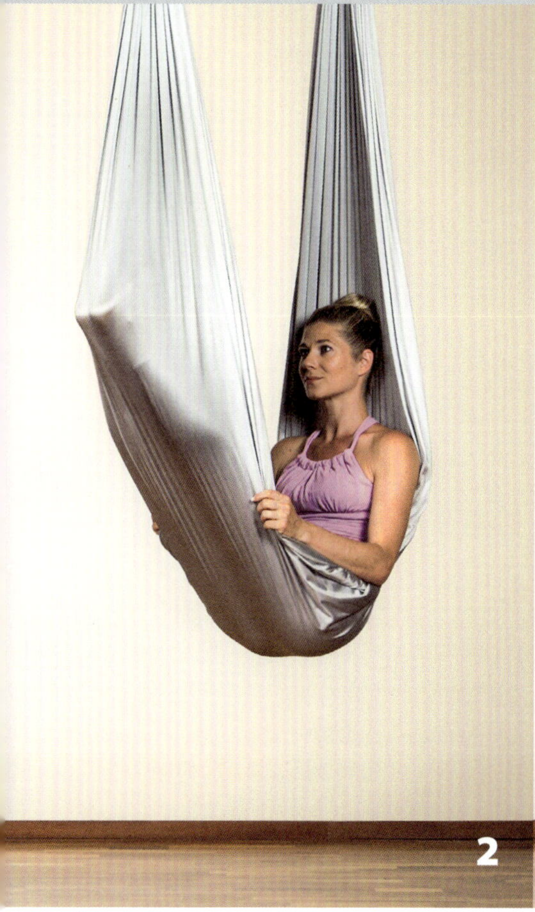

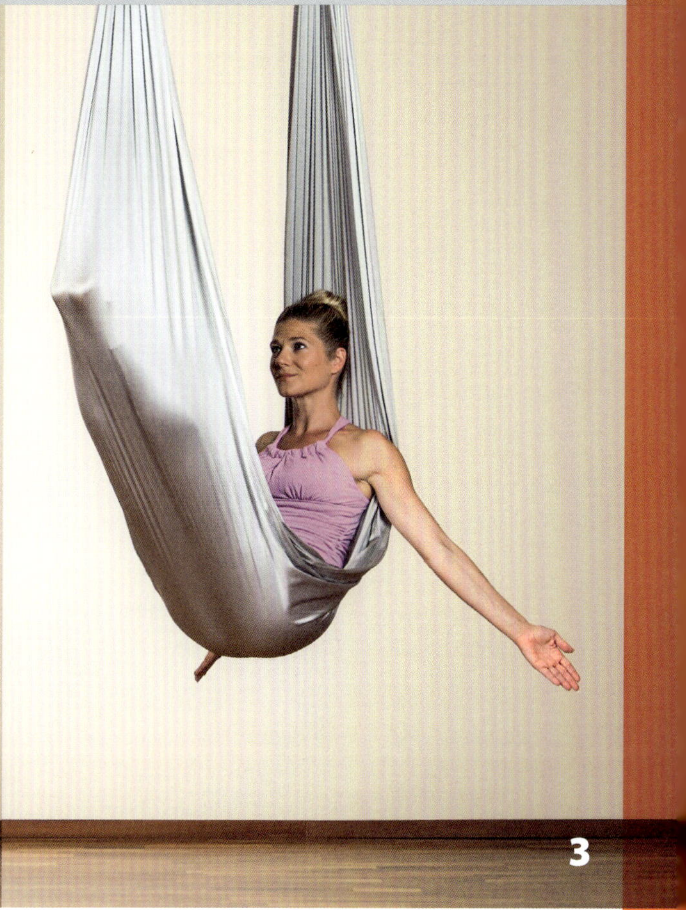

2 Schieben Sie einen Fuß nach dem anderen nach oben in Richtung Decke bis zur vollen Streckung der Beine. Versuchen Sie dabei genau auf der Mittellinie zu bleiben – umso leichter wird Ihnen die Balance in der Endposition gelingen. Für den Fall, dass die dabei eintretende Dehnung auf der Beinrückseite zu groß wird, lassen Sie die Knie ein wenig gebeugt.

3 Bringen Sie mehr Spannung und Aktivität in die Haltung, indem Sie die Arme seitlich nach unten strecken. Dann ziehen Sie die Schultern nach unten, strecken die Brustwirbelsäule, heben das Brustbein an und ziehen die Füße in Flex-Position an. Gleichzeitig lassen Sie das Becken in das Tuch hineinsinken. Bleiben Sie bis zu 10 Atemzüge in dieser Haltung.

PRE STRETCH HAMSTRINGS
Variationen

YOGA-WISSEN

Nähe zu sich selbst finden
Pashchimottanasana bedeutet so viel wie westliche Dehnung. Das bezieht sich auf die Ausrichtung des Yogis in seiner Übungspraxis, denn diese Übung wird traditionell mit dem Gesicht nach Osten ausgeführt und folglich mit dem Rücken nach Westen.
Die Haltung dehnt die Rückseite des Körpers, was bedeutet, dass die gesamte Muskel-Faszien-Kette vom Kopf bis zur Ferse dabei Dehnungsspannung erhält. Besonders deutlich lässt sich die Dehnung auf der Oberschenkelrückseite in den Hamstrings spüren.

Neben der körperlichen Intensität wirkt Pashchimottanasana auch auf geistiger Ebene. Bei der Ausführung der Haltung ist der Übende ganz nah bei sich. Die Wahrnehmung der Umgebung wird immer verschwommener, dafür wird der Blick nach innen schärfer. Der Atem verbindet sich intensiv mit der Eigenwahrnehmung. Viele Yogis berichten, dass dieses Gefühl des »ganz nah bei sich Seins« die geistige Entspannung fördert, Ruhe in die Gedankenwelt bringt, Gelassenheit hervorruft und vor allem auch Demut und Respekt vor dem Leben und der Natur weckt.

Die Aerial-Pashchimottanasana-Varianten fördern und verstärken die genannten Wirkungen sogar. Das Aerial-Tuch umgibt den Übenden wie eine schützende Hülle. Die Loslösung vom Boden verstärkt das Gefühl, ganz frei von Verhaftungen zu sein und dadurch eine starke Verbindung zu sich selbst zu schaffen.

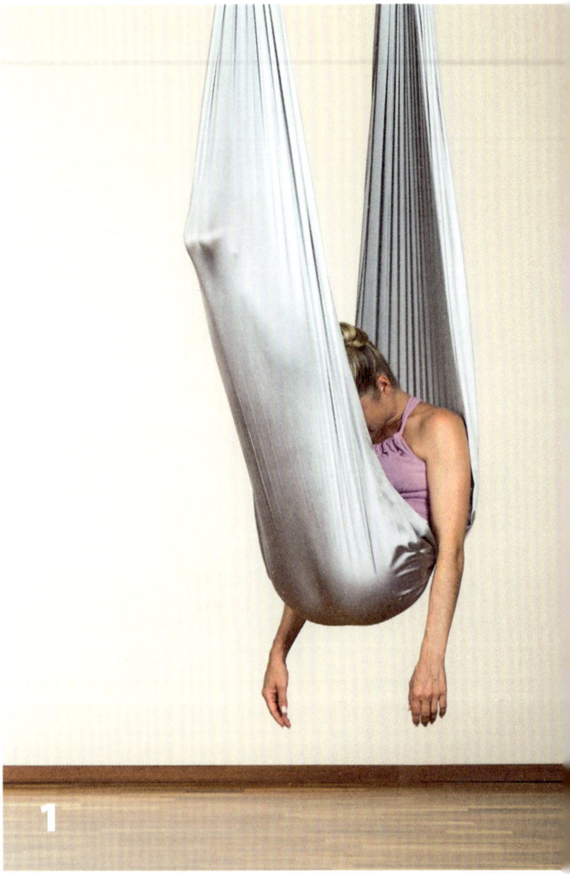

1

FLOATING PASHCHIMOTTANASANA

1 Ausgangsposition ist die Grundposition von Pashchimottanasana (Seite 146). Nun lassen Sie die Arme frei aus dem Tuch heraus nach unten hängen. Der Oberkörper kann entspannt in das Tuch abgegeben werden. Dabei sinkt der Kopf sanft nach vorn. Während der Oberkörper ganz entspannt im Tuch ruht, bleibt die Beindehnung durch die gestreckten Knie und die angezogenen Füße (Flex-Position) erhalten.

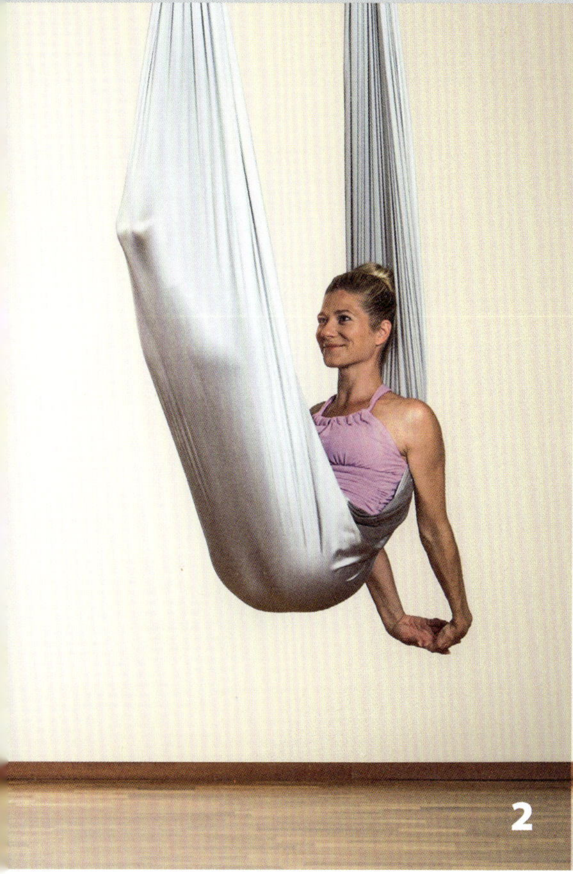

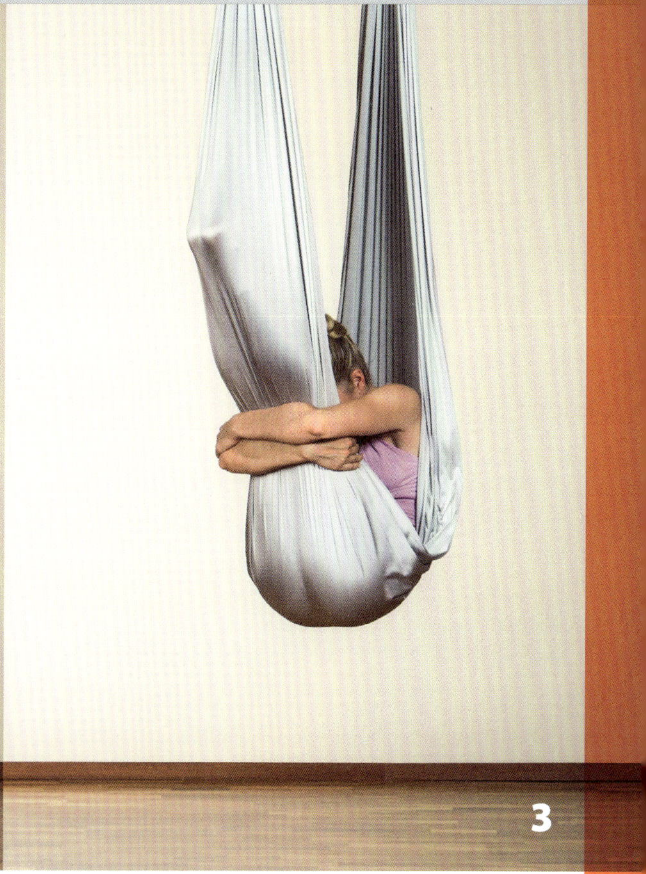

STRAIGHT ARMS

2 Bringen Sie die Hände hinter dem Rücken zusammen, und verzahnen Sie die Finger fest miteinander. Rollen Sie die Schultern sanft nach hinten, bevor Sie dann die Arme kraftvoll strecken. Dabei heben Sie das Brustbein und ziehen die Schultern in Richtung unteren Rücken. Der Kopf ist gehoben und drückt dabei sanft mit der Rückseite gegen das Tuch. Betonen Sie bei dieser Variante die Atmung, und lenken Sie den Atem bewusst in die Brustkorbflanken und tief bis in die Lungenspitzen.

INTENSIVE VARIATION

3 Bringen Sie den Oberkörper so nah an die Beine, wie es Ihre Beweglichkeit zulässt. Dann umfassen Sie die Beine samt dem Tuch und verschließen die Hände oder sogar die Unterarme. Versuchen Sie dabei den Rücken so lang wie möglich zu strecken! Legen Sie den Kopf sanft nach vorn; je nach Beweglichkeit berührt Ihre Stirn sogar die Beine. Die Dehnung wird sehr intensiv, wenn Sie die Beine gestreckt und die Füße in Flex-Position lassen. In dieser Haltung sind Sie ganz nah bei sich – genießen Sie Pashchimottanasana!

PRE STRETCH ADDUKTOREN

Upavishtha Konasana

TUCH
- Hüfthoch
- Alternativ ist eine kniehohe Einstellung möglich.
- Offen

WIRKUNG
- Dehnung Oberschenkelinnenseiten
- Kräftigung Oberschenkelaußenseiten
- Kräftigung der kleinen und mittleren Gesäßmuskeln
- Kräftigung des Rückenstreckers
- Verbesserung der Aufrichtung der Wirbelsäule

BESONDERHEITEN
- Umfassende Führung durch das Tuch

ÜBEN SIE VORSICHTIG BEI
- Problemen im unteren Rücken

EXPERTENWISSEN

Gelenkschonende Muskelspannung
Die Aufrichtung der Wirbelsäule und des Rumpfes bei gleichzeitiger Abspreizung der gestreckten Beine nach außen ist das zentrale Thema der Yoga-Haltung Upavishtha Konasana. Dies funktioniert nur bei einer guten Beckenausrichtung, denn eigentlich möchte das Becken bei Abspreizung der gestreckten Beine aus der Sitzposition lieber nach hinten kippen.

In der Aerial-Variante wird ganz speziell diese Kraft zur Abspreizung der Beine bei gleichzeitiger Aufrichtung gefördert. Das Tuch verteilt den Widerstand sehr flächig, das heißt gleichmäßig auf die einzelnen Körperbereiche. Dadurch wird eine sehr konzentrierte, aber gelenkschonende Muskelspannung in Beinen, Gesäß, Rumpf und Armen erzeugt.

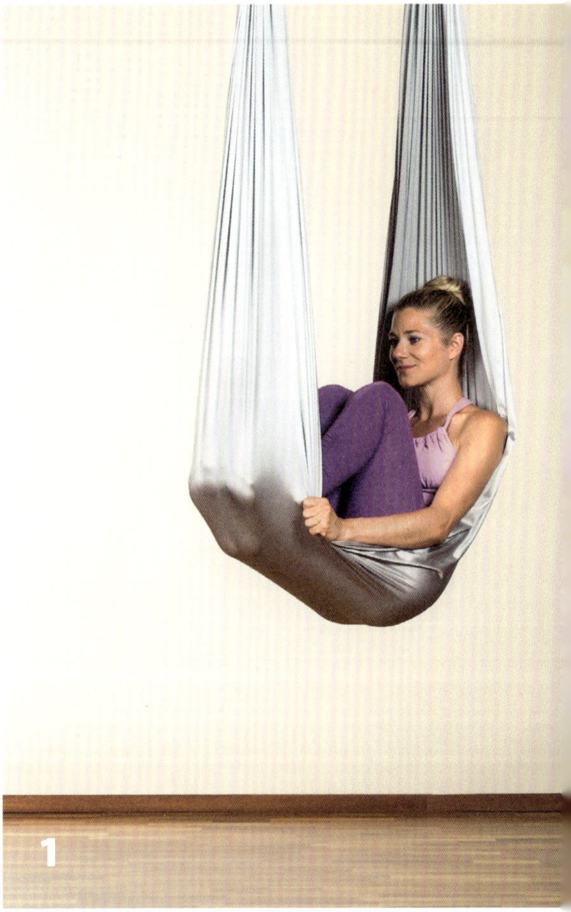

1

1 Beginnen Sie in der gleichen Startposition wie bei Pre Stretch Hamstrings (Seite 146). Dabei sitzen Sie idealerweise in der Mittellinie des Tuches und sorgen so für eine ausgeglichene Balance. Je genauer Sie sich in der Mittellinie einrichten, umso besser werden Sie in die nächste Position kommen. Halten Sie sich bei der Einrichtung mit beiden Händen jeweils an der Tuchaußenkante fest.

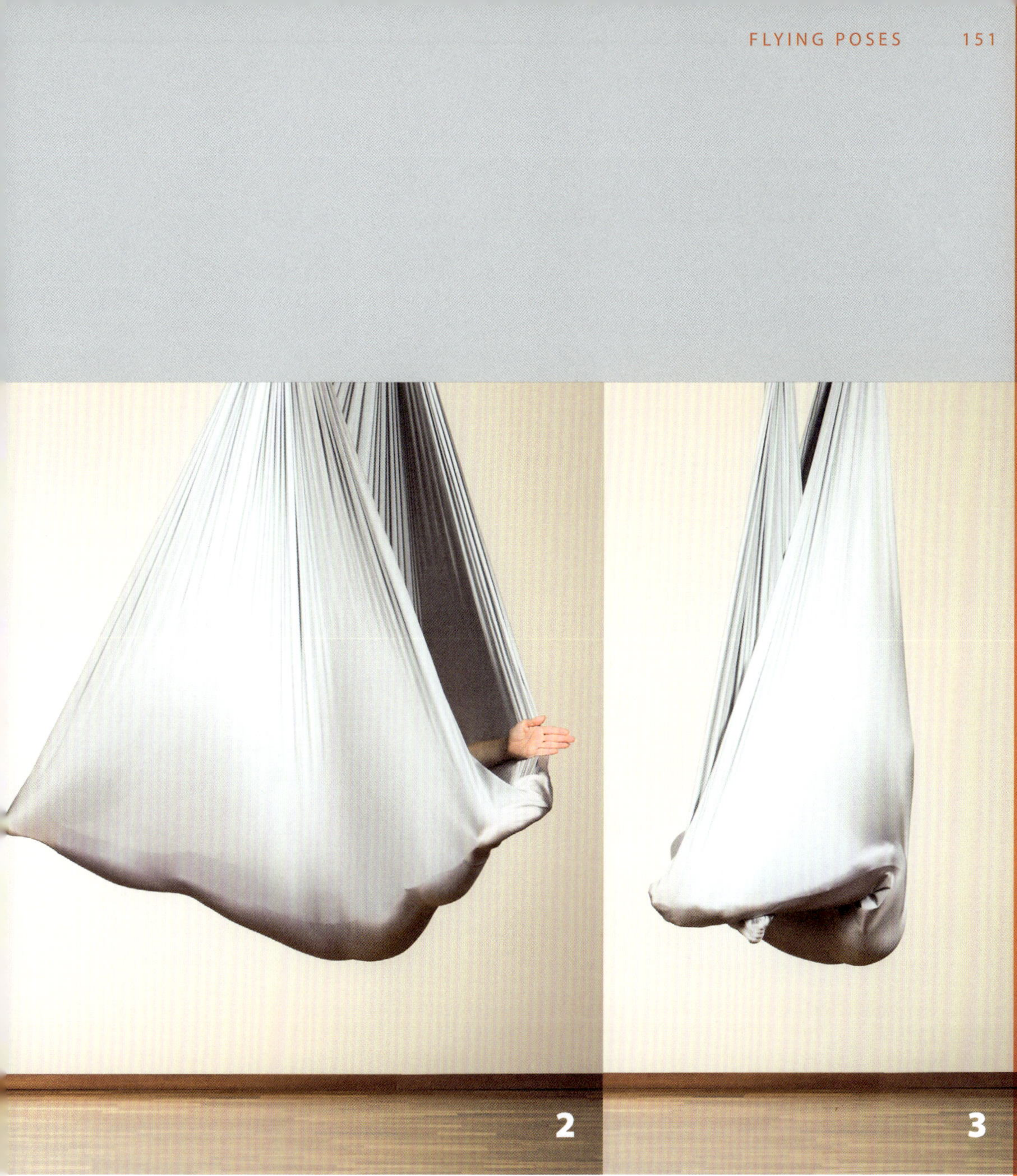

2 Strecken Sie die Beine im Tuch zur Seite nacheinander aus. Wenn Sie sich mittig eingerichtet haben, sind beide Füße noch innerhalb des Tuches. Sie können Ihre Sitzposition korrigieren, indem Sie mit den Händen unter dem Gesäß in das Tuch drücken. Richten Sie den Oberkörper auf, und strecken Sie dann beide Arme auf Brusthöhe zur Seite aus, sodass die Handrücken an den Tuchkanten liegen. Halten Sie dabei Ihr Powerhouse aktiviert.

3 Mit der Ausatmung schließen Sie die Beine und Arme zusammen. Mit der Einatmung strecken Sie die Beine nach außen in die Grätschposition und die Arme zur Seite. Richten Sie dabei aktiv den Oberkörper auf. Wiederholen Sie diesen Bewegungsablauf fließend und ruckfrei bis zu 15-mal. Abschließend bleiben Sie zum Nachspüren und Innehalten, solange Sie mögen, in der geschlossenen Kokonposition.

TABLE TOP

Stabilität in Rückenlage

TUCH
- Hüft- oder kniehoch
- 2-fach gefaltet

WIRKUNG
- Gesamtkörperspannung
- Verbesserung der Kraft in den Händen und Unterarmen
- Verbesserung von Körpergefühl und Balance

BESONDERHEITEN
- Ideal zur Wahrnehmung des eigenen Körperschwerpunkts

ÜBEN SIE VORSICHTIG BEI
- Nackenproblemen

ÜBUNGSTIPP

Energie durch Zentrierung
Die Table-Top-Haltung erscheint auf den ersten Blick sehr leicht und unspektakulär, aber sie hat es in sich! Die Streckung vom Scheitel bis zu den Zehenspitzen gibt dem Körper die energetische Aerodynamik eines Flugkörpers oder eines fliegenden Pfeils. Fühlen Sie sich in diese Haltung hinein – kraftvoll, energiegeladen, klar und schlicht in seiner Ausdrucksform, verhilft Ihnen die Table-Top-Haltung auch auf der mentalen Ebene zu einem Energie- oder Motivationsschub. Ganz nebenbei erspüren Sie, wo sich Ihr Körperschwerpunkt befindet.

Korrigieren Sie die Position im Tuch, wenn Sie merken, dass entweder Ihr Oberkörper oder Ihre Beine zu viel Übergewicht haben. Diese Erfahrung ist hilfreich für die Einrichtung in anderen Flying Poses, wie zum Beispiel für den Floating Fish (Seite 154) oder die Side Lean (Seite 156).

1 Richten Sie als Einstiegsposition einen Schalensitz ein. Umfassen Sie das Tuch knapp über dem Schulterdach fest mit beiden Händen. Wenn Sie während der Übungsausführung ein wenig schaukeln mögen, können Sie sich entweder mit den Füßen vom Boden abstoßen oder aus eigener Schwungkraft den Körper wie auf einer Schaukel in Bewegung bringen. Als letzte Vorbereitung aktivieren Sie Ihr Powerhouse.

2 Lehnen Sie den Oberkörper in Richtung Rückenlage. Falls Sie noch keine Erfahrung mit der Table-Top-Position haben, lassen Sie sich etwas mehr Zeit, und bringen Sie den Oberkörper in kleinen Schritten in die Rückenlage. Dabei können Sie jederzeit feststellen, ob Ihr Körperschwerpunkt richtig positioniert ist.

3 Kommen Sie in die endgültige Table-Top-Position und lassen dabei die Beine und Füße gestreckt. Zur Höheneinstellung des Oberkörpers greifen Sie das Tuch bei Bedarf etwas höher oder tiefer. Lassen Sie die Arme stets gestreckt. Beachten Sie auch die richtige Kopfstellung. Das Kinn wird ganz leicht nach innen in Richtung Brustbein gezogen, der Nacken wird als Verlängerung der Wirbelsäule lang gestreckt. Dadurch stabilisieren Sie den Kopf und die Halswirbelsäule. Insbesondere bei Nackenproblemen sollten Sie den Kopf nicht hängen lassen! Die horizontale Ideallinie erreichen Sie durch vollkommene Bein- und Hüftstreckung, die horizontale Ausrichtung des Oberkörpers durch die richtige Griffhöhe.

Bleiben Sie bis zu 8 Atemzüge in dieser Haltung.

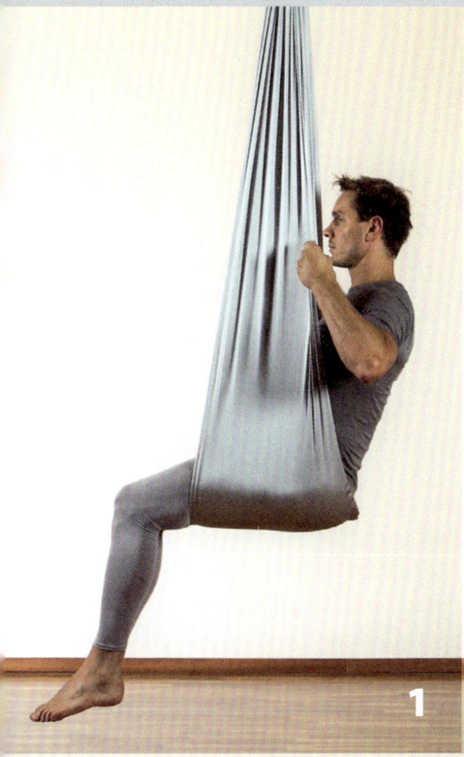

1

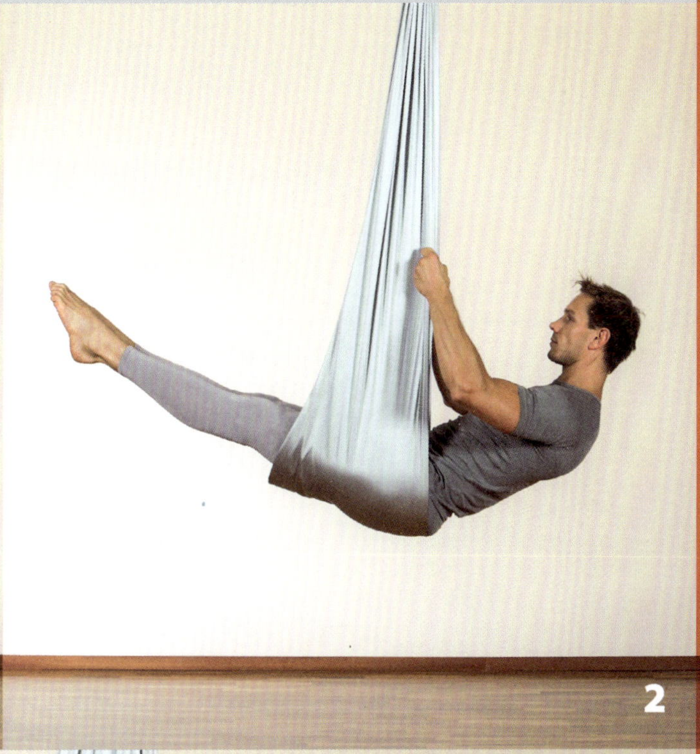

2

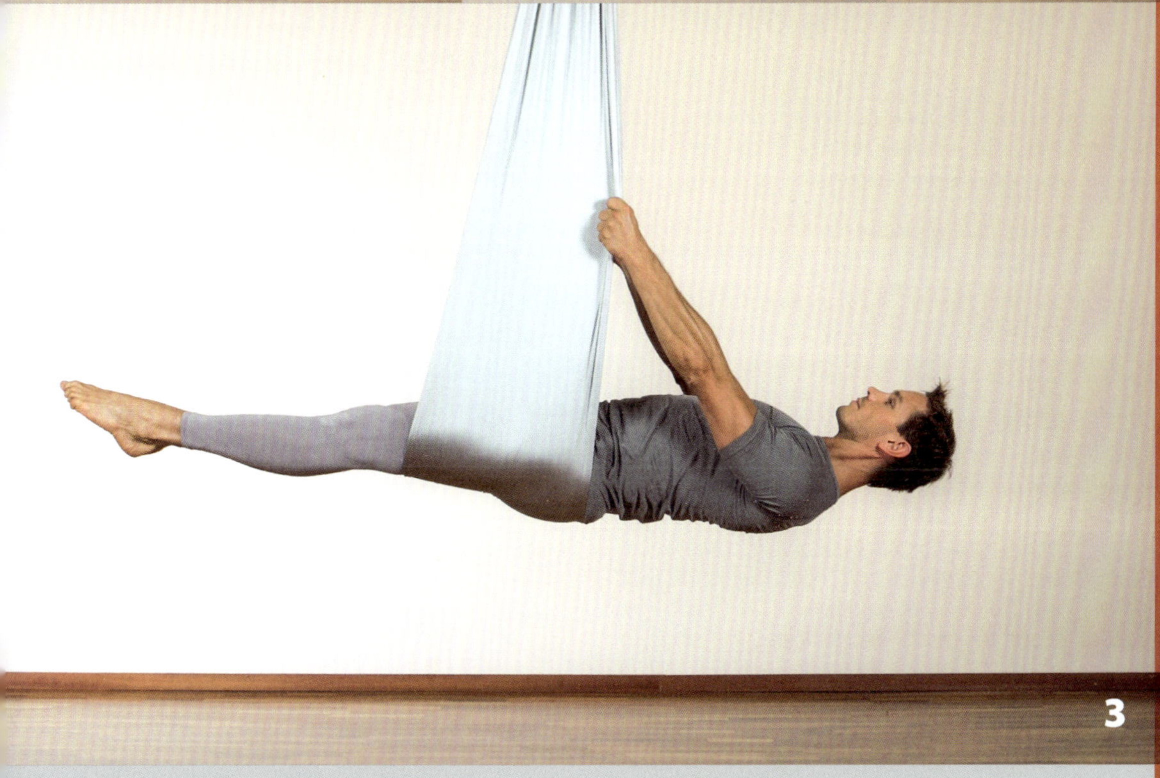

3

FLOATING FISH
Matsyasana

TUCH
- Hüft- oder kniehoch
- 2-fach gefaltet

WIRKUNG
- Verbesserung der Aufrichtung in der Brustwirbelsäule
- Dehnung der Oberschenkelstreckmuskeln und der Bauchdecke
- Weitung des Brustkorbs und Verbesserung der Atmung
- Verbesserung der Streckbeweglichkeit in der Wirbelsäule

BESONDERHEITEN
- Wohltuende und besonders schonende Rückbeuge mit vergleichsweise geringem Druck auf die Bandscheiben
- Gut geeignet für Menschen mit verstärktem Rundrücken

ÜBEN SIE VORSICHTIG BEI
- Rückenproblemen im Lendenbereich
- Problemen mit dem Nacken und der Halswirbelsäule

EXPERTENHINWEIS

Matsyasana: die schonende Rückbeuge
Dem Fisch (siehe auch Seite 126) kommt in der Yoga-Praxis besondere Bedeutung zu, da er eine kopf- und schultergestützte Rückbeuge darstellt. Er gehört im Ashtanga Yoga zur Schlusssequenz und dient als Ausgleich für den Körper zwischen dem Schulterstand und dem Kopfstand. Die Leichtigkeit von Matsyasana wird in der Aerial-Ausführung noch übertroffen: Beim Floating Fish wird das Eigengewicht des Oberkörpers eingesetzt, um die Rückbeuge ohne übermäßige Anstrengung der Rückenstreckermuskulatur auszuführen. Die Bandscheiben werden dabei in die Länge gezogen und bekommen mehr Raum als bei herkömmlichen Rückbeugen – somit wird der Floating Fish zu einer Rückbeuge »deluxe«!

1 Richten Sie sich einen Schalensitz ein, und achten Sie darauf, dass sich noch etwas überschüssiger Stoff am unteren Rücken bzw. am Beckenkamm befindet.

2 Begeben Sie sich anschließend in die Table-Top-Position. Ihre Beine sollten hierbei ein deutlich spürbares Gegengewicht zu Ihrem Oberkörper darstellen.

3 Die Aktivierung des Powerhouse gibt Ihnen Stabilität für die bevorstehende Rückbeuge. Umfassen Sie in dieser Position nicht mehr den ganzen Stoffstrang, sondern lösen Sie die Hand ganz leicht und lassen den Stoff dabei auseinanderfächern. Fassen Sie die Ihnen zugewandte Stoffkante, und beugen Sie den Oberkörper aus der Horizontallinie heraus weiter nach hinten bzw. in Richtung Boden. Mit den Händen gehen Sie schrittweise immer tiefer und lassen das Gewicht vom Oberkörper wirken. Die Beine bleiben dabei fest angespannt. Heben Sie jetzt das Brustbein nochmals aktiv nach oben heraus. Dabei ziehen Sie die Schultern nach innen zur Wirbelsäule und vom Kopf weg in Richtung Becken. Bleiben Sie bis zu 10 Atemzüge in der Haltung. Zum Auflösen ziehen Sie sich langsam nach oben und lassen dann im Schalensitz sitzend den Oberkörper leicht nach vorn gebeugt zum Nachspüren ruhen.

WEITERE ÜBUNGSHINWEISE
Achten Sie auf eine mäßige und vor allem kontrollierte Rückbeugung im Nackenbereich. Vermeiden Sie jedoch eine Überstreckung der Halswirbelsäule nach hinten.
Bei Problemen im Rücken unbedingt mit angepasster Intensität üben!

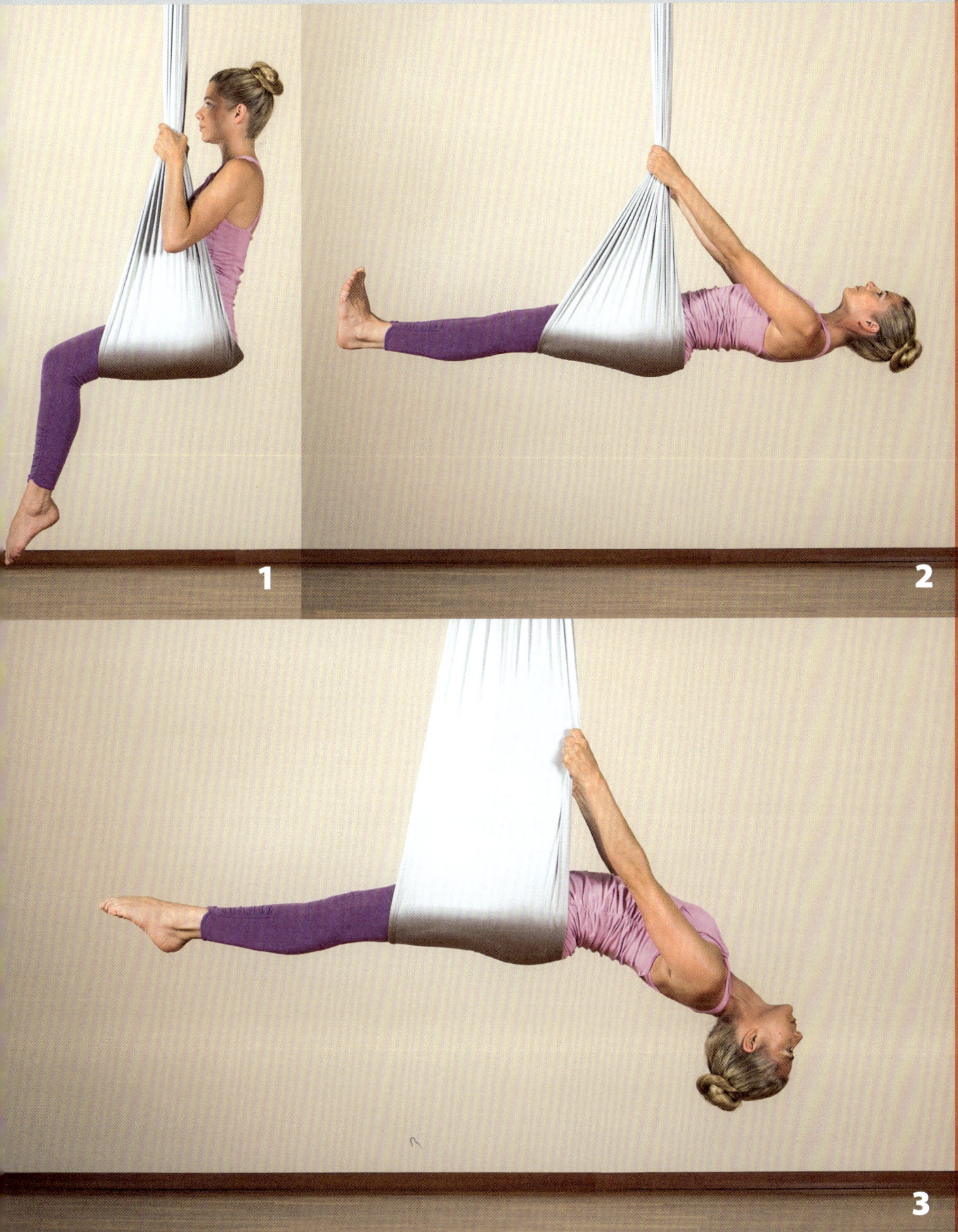
1
2
3

SIDE LEAN

Stabilität in der Seitenlage

TUCH

- Hüft- oder kniehoch
- 2-fach gefaltet

WIRKUNG

- Kräftigung der Bein-, Gesäß-, Bauch- und Rückenmuskulatur
- Verbesserung der Haltekraft in Schultern und Armen
- Verbesserung der Körperwahrnehmung
- Erhöhung des Verständnisses zur Körperausrichtung im Raum

BESONDERHEITEN

- Statische Rumpfmuskelkräftigung in der Seitenlage

ÜBEN SIE VORSICHTIG BEI

- Hals- und Nackenproblemen
- Schulterproblemen

ÜBUNGSTIPP

Manege frei – *It´s showtime!*
Wir meinen es ernst: Lassen Sie Ihrer Fantasie freien Lauf, und tauchen Sie in eine andere Welt ein. Stellen Sie sich vor, Sie hängen in luftiger Höhe über der Manege. In weiter Ferne unter Ihnen sind die Augen unzähliger Zuschauer auf Sie gerichtet. Für diesen Moment zählt nur der Ausdruck, den Sie vermitteln: Mit höchster Konzentration und innerer Körperspannung zeigen Sie eine Leichtigkeit, die allen Zuschauern bewundernden Respekt abverlangt. Sie schenken dem Publikum noch Ihr wohlwollendes Lächeln, bevor Sie mühelos zur nächsten Haltung wechseln.

So wird Aerial zum echten Kopfkino und hilft in den einzelnen Übungen über manche Anstrengung hinweg. Es funktioniert!

1 Als Ausgangshaltung für die Übung Side Lean dient Table Top (Seite 152). Achten Sie darauf, dass Sie genügend Körperspannung haben, bevor Sie den nächsten Übungsschritt einleiten.

2 Wenn Sie Ihren Körper in der Horizontalen ausgelotet haben, greifen Sie mit der rechten Hand auf der anderen Tuchseite über die linke Hand an das Tuch. Lassen Sie das Tuch nun einen Moment auspendeln. Ihr Körper wird sich wie eine Kompassnadel leicht nach links drehen. Sobald Sie nicht mehr so unruhig pendeln, drehen Sie das Becken im Tuch in eine Seitenlage nach links. Halten Sie sich dazu weiterhin mit den beiden Händen am linken Tuchstrang fest.

3 Sobald Sie seitlich eingerichtet sind, können Sie die linke Hand vom Tuch lösen und den linken Arm ganz ausstrecken. Sie halten sich nun nur noch mit der rechten Hand fest. Lassen Sie dabei den rechten Arm ganz gestreckt. Verweilen Sie bis zu 10 Atemzüge in der Haltung, und kommen Sie anschließend durch Zurücksetzen der linken Hand an den linken Tuchstrang, das Umgreifen der rechten Hand zum rechten Strang und Zurückdrehen des Beckens in die Table-Top-Haltung zurück. Bevor Sie die Seite wechseln, können Sie für eine kleine Pause zum Sitzen kommen.

WEITERE ÜBUNGSHINWEISE

Wenn Sie nicht ganz in der waagrechten Position sind, korrigieren Sie dies durch Höher- oder Tieferfassen der rechten Hand am Tuch. Strecken Sie den ganzen Körper in einer Linie aus, und versuchen Sie dabei vor allem, die beiden seitlichen Rumpfflanken gleichmäßig lang zu halten.

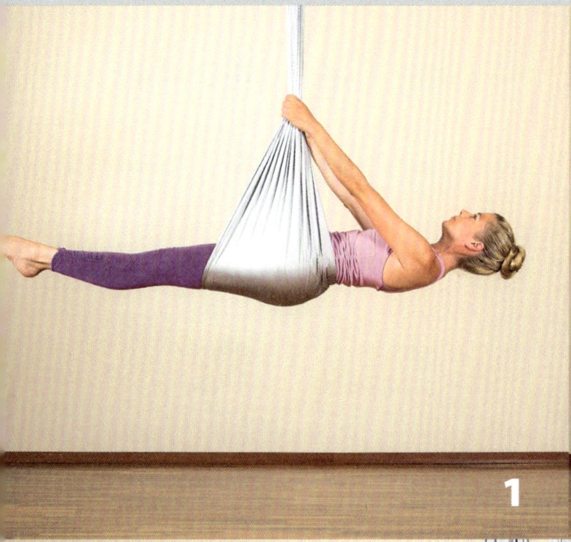
1

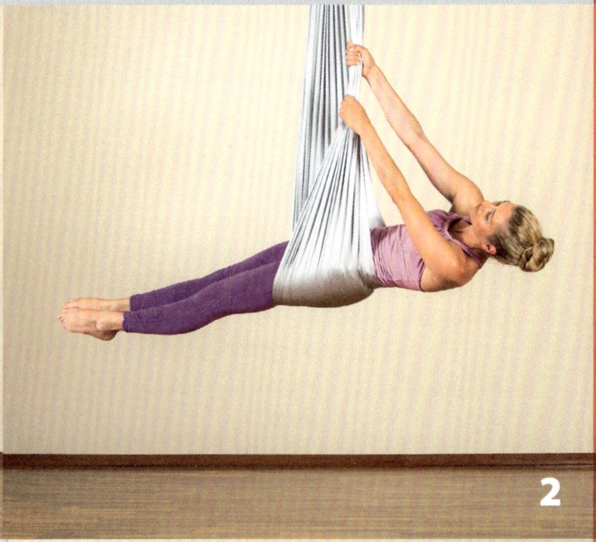
2

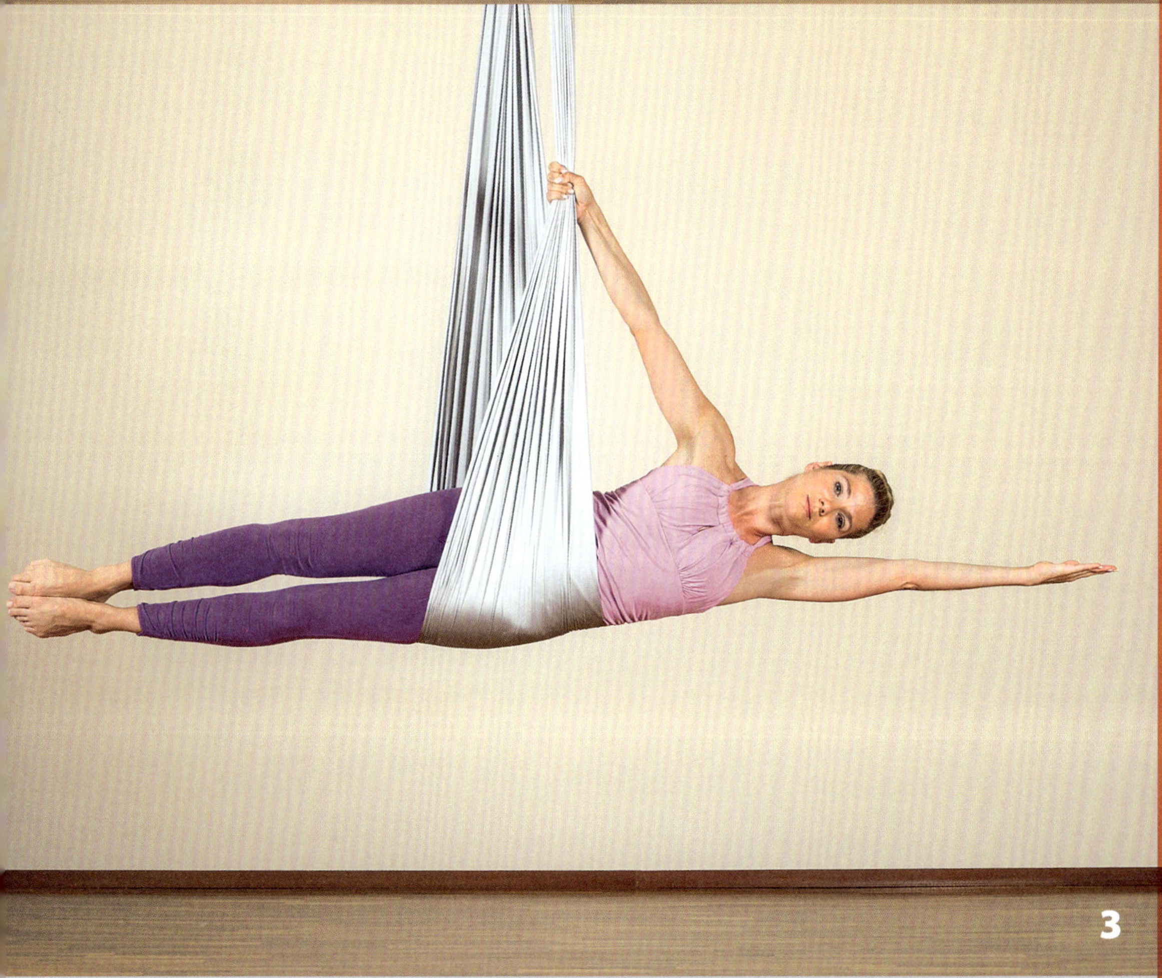
3

FLYING KNEE LIFTS
Kraft und Körperspannung

TUCH
- Hüfthoch
- Locker gerafft

WIRKUNG
- Verbesserung der Kraft für Oberarme, Schultern, Rumpf und Rücken
- Herz-Kreislauf-Anregung

BESONDERHEITEN
- Besonders geeignet zum Trainieren der Armzugkraft (Musculus biceps brachii)

ÜBEN SIE VORSICHTIG BEI
- Schultergelenkproblemen

ÜBUNGSTIPP

....und *Action!*
Erleben Sie die dynamische und ausgelassene Seite von Aerial Yoga! Sie können diese Übung kontrolliert und präzise ausführen, aber genauso dürfen Sie sich einfach austoben, wenn Ihnen danach ist. Sie spüren die Kraft – den Atem – die Anstrengung! Spätestens wenn Sie ein paar Durchgänge ausgeführt haben, wissen Sie, warum Aerial Yoga so vielseitig ist: Sie nehmen Ihren Körper bei den einzelnen Übungen mit ganz unterschiedlicher Sensibilität wahr. Die Flying Knee Lifts wecken Ihren Bewegungsdrang und laden Sie ein, sich zu verausgaben und scheinbar sinnlos Kraft zu vergeuden. Und auch wenn Sie spüren, wie Ihr Herzschlag in ein intensives Pochen übergeht, keine Sorge: Auch Ihr Herz darf und möchte sogar angestrengt werden!
Übrigens: Neueste medizinische Studien belegen, dass Herz und Lungen zur Gesunderhaltung des Körpers gefordert werden müssen.

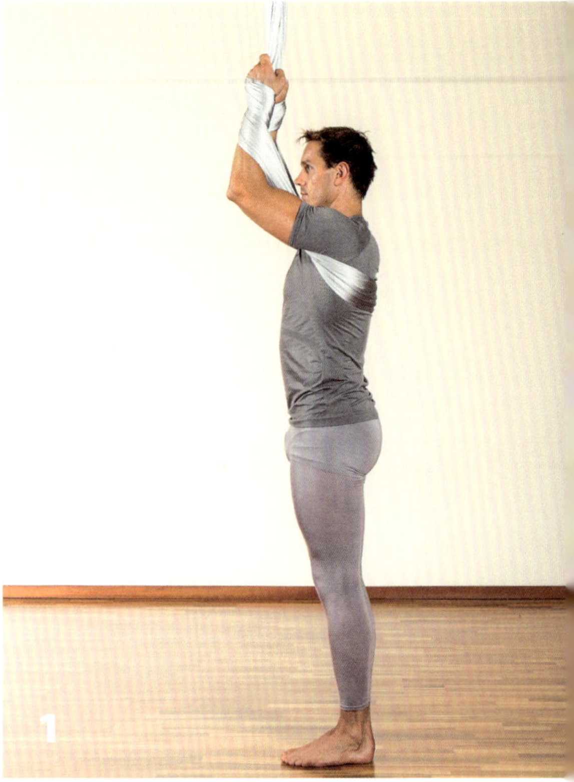
1

1 Stellen Sie sich vor das Tuch, und richten Sie sich zunächst einen Shoulder Wrap (Tuch an den Schulterblättern) und anschließend einen Double Wrap ein. Ziehen Sie das Tuch straff nach unten. Dabei ziehen Sie auch die Schultern kraftvoll nach unten in Richtung Boden. Ziehen Sie den Bauch ein, um Ihr Powerhouse vorzubereiten.

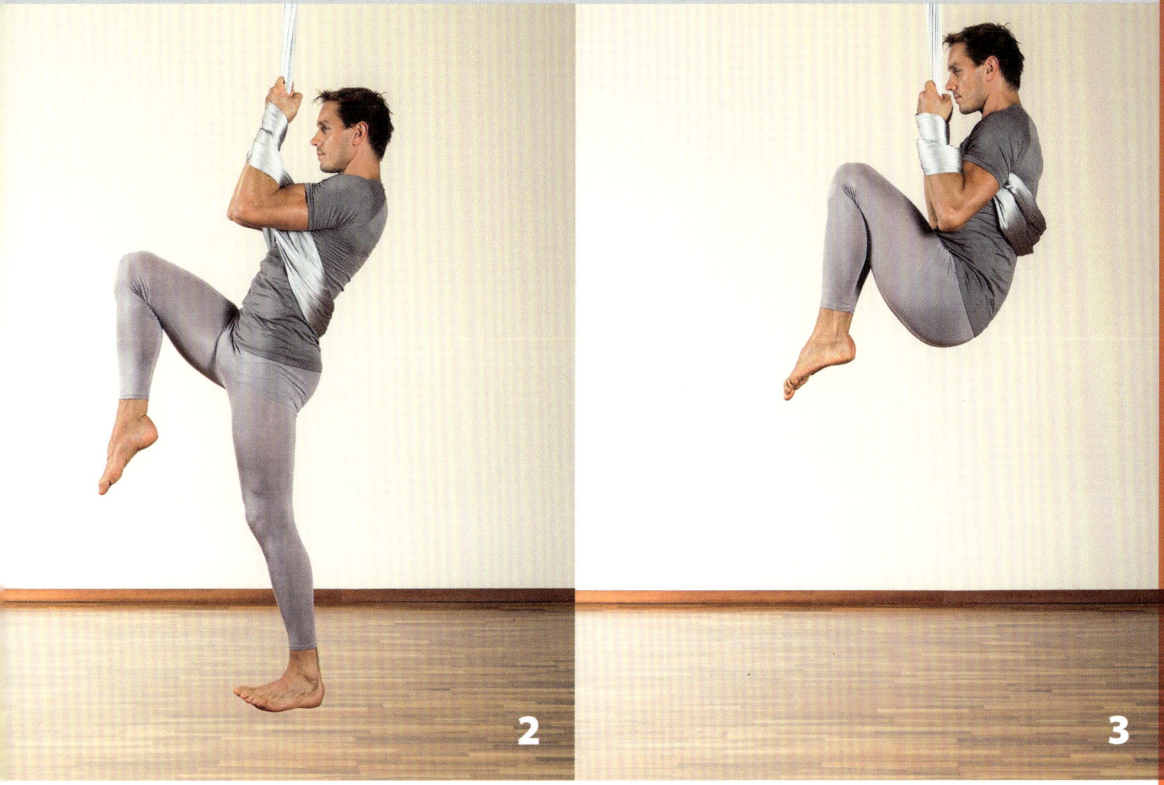

2 Ziehen Sie ein Bein mit angewinkeltem Knie schwungvoll nach oben zur Decke, drücken Sie sich mit dem anderen Bein vom Boden ab und ziehen sich gleichzeitig mit den Armen nach oben.

Wenn Sie den höchsten Punkt erreicht haben, lassen Sie den Körper gegen den Widerstand der Arme nach unten sinken und landen weich mit den Füßen auf dem Boden. Führen Sie bis zu 5 Wiederholungen pro Beinseite aus.

DOUBLE KNEE LIFTS

3 Als Variation können Sie die Bewegung mit beiden Beinen gleichzeitig ausführen. Führen Sie bis zu 8 Wiederholungen durch.

WEITERE ÜBUNGSHINWEISE

Lassen Sie die Schultern während der Übung nach unten gezogen. Die Oberarme bleiben ganz eng am Rumpf angelegt. Beginnen Sie zunächst mit wenigen Wiederholungen. Mit der Zeit nimmt die Arm- und Rumpfkraft spürbar zu, und Sie werden immer mehr Durchgänge schaffen! Während und nach der Übung unbedingt tief ein- und ausatmen.

FLOATING RELAXATION Shavasana

TUCH
- Hüft- oder kniehoch
- Offen

WIRKUNG
- Abgeben und Loslassen auf körperlicher und geistiger Ebene
- Geistige und körperliche Regeneration
- Entspannung
- Selbstwahrnehmung
- Atemwahrnehmung

BESONDERHEITEN
- Entspannung im Zustand körperlichen Schwebens

ÜBEN SIE VORSICHTIG BEI
- Rücken- und Nackenproblemen

ÜBUNGSTIPP

Nehmen Sie sich Zeit zum Entspannen
»So, und jetzt entspannen Sie sich mal.« Auf Kommando gelingt das den wenigsten. Wenn Sie zu den Menschen gehören, denen es eher schwerfällt zu entspannen, probieren Sie, ob es Ihnen gelingt, Entspannungsphasen zu ritualisieren.

Schaffen Sie dazu die entsprechende Atmosphäre durch Licht, Musik, Düfte, Ruhe. Sorgen Sie dafür, dass Sie nicht durch Telefonklingeln oder störende Geräusche abgelenkt werden. Bereiten Sie alles in Ihrer Umgebung so vor, wie Sie es sich für Ihre »stille Zeit« wünschen. So können Sie die Entspannungsphase regelrecht zelebrieren. Bald wird Ihr Unterbewusstsein diese Momente herbeisehnen, und die Entspannung wird zum puren Genuss für Ihre Seele.

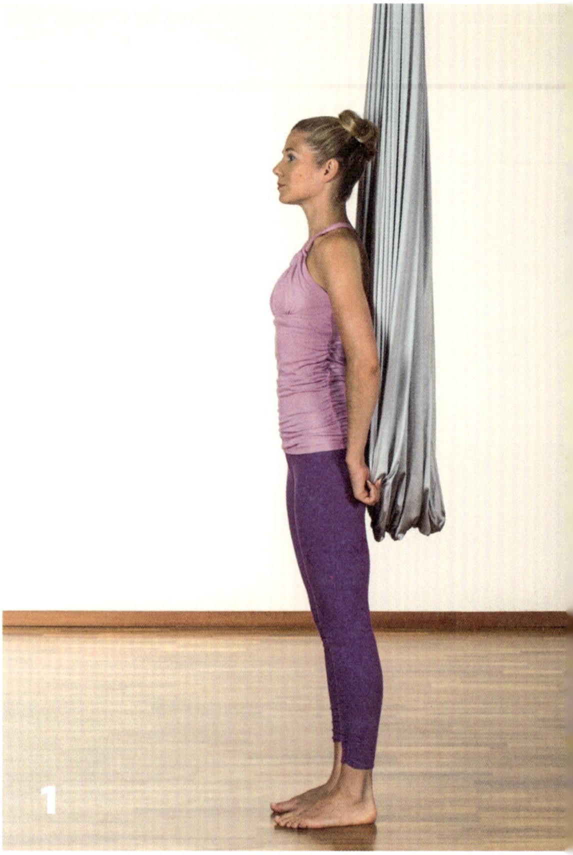
1

1 Stehen Sie mit dem Rücken vor dem Tuch, und greifen Sie hinter dem Rücken mit den Händen ungefähr 6-mal in das Tuch, um die vordere Kante zusammenzuraffen. Halten Sie diese zusammengeraffte Stoffkante fest, und stellen Sie sich ganz nah an das Tuch in die Lotlinie.

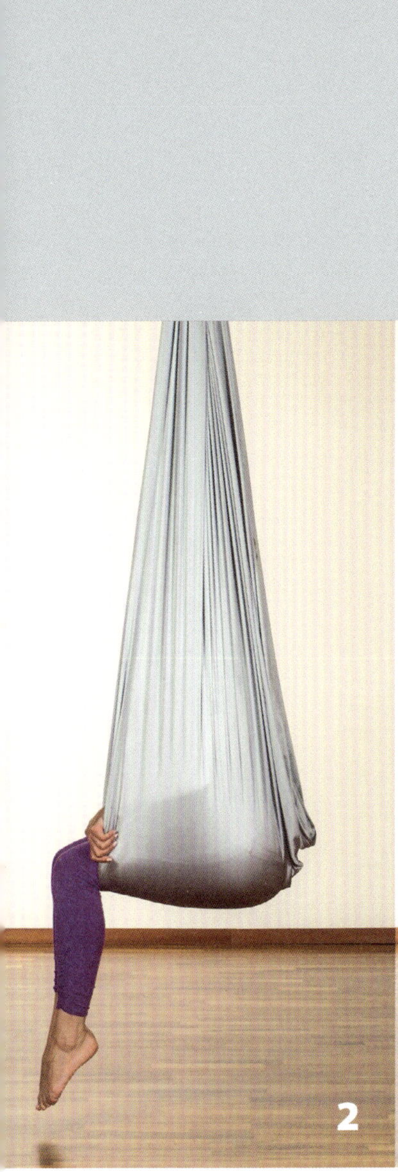

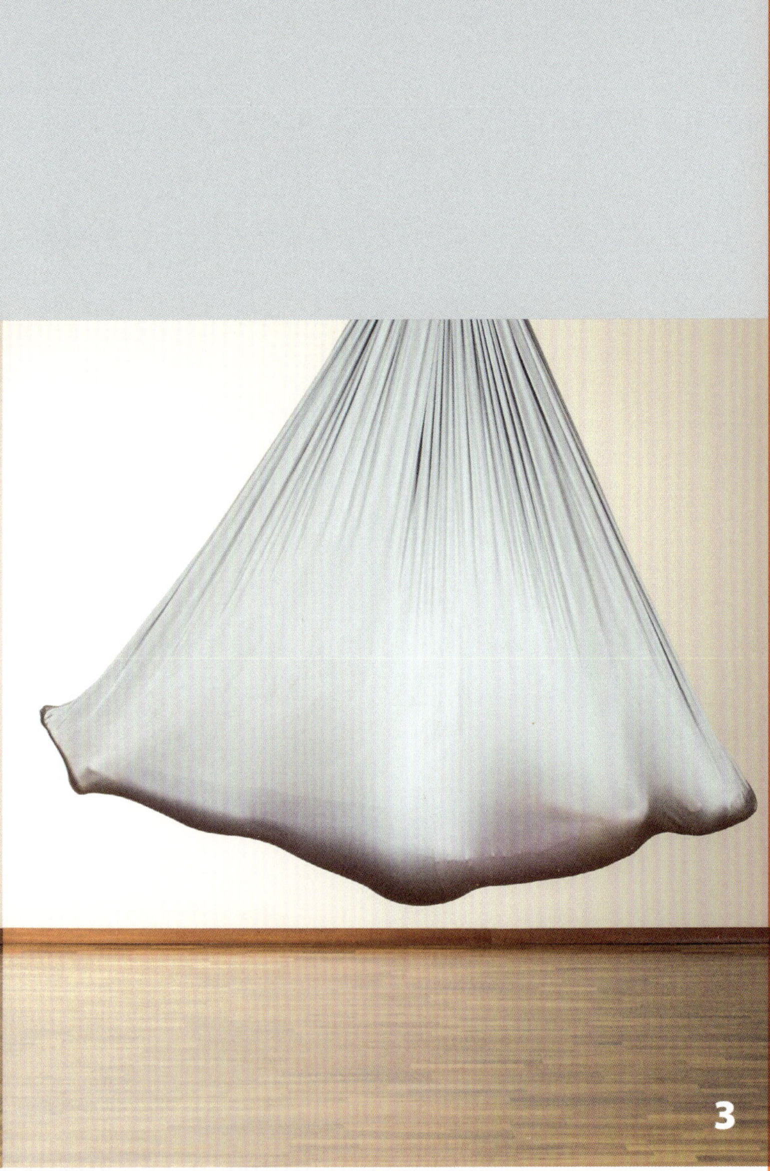

2 Setzen Sie sich in das Tuch, und ziehen Sie die zusammengeraffte Tuchkante in die Kniekehle. Wenn Sie mögen, bleiben Sie einen Moment in dieser sitzenden Haltung, bevor Sie sich ganz hinlegen. Nehmen Sie sich in der schwebenden Sitzhaltung wahr. Schenken Sie dem Tuch Ihr Vertrauen, und lassen Sie sich tragen.

3 Halten Sie sich mit den Händen an den Ihnen zugewandten Tuchkanten fest, und legen Sie sich dann mit dem Rücken in das Tuch. Drücken Sie mit den Füßen den Stoff unter Ihren Beinen nach vorn. Wenn Füße und Kopf bequem im Tuch eingerichtet sind, lassen Sie sich fallen und genießen die Floating Relaxation.

FLOATING RELAXATION

Schweben und Entspannen – Variationen

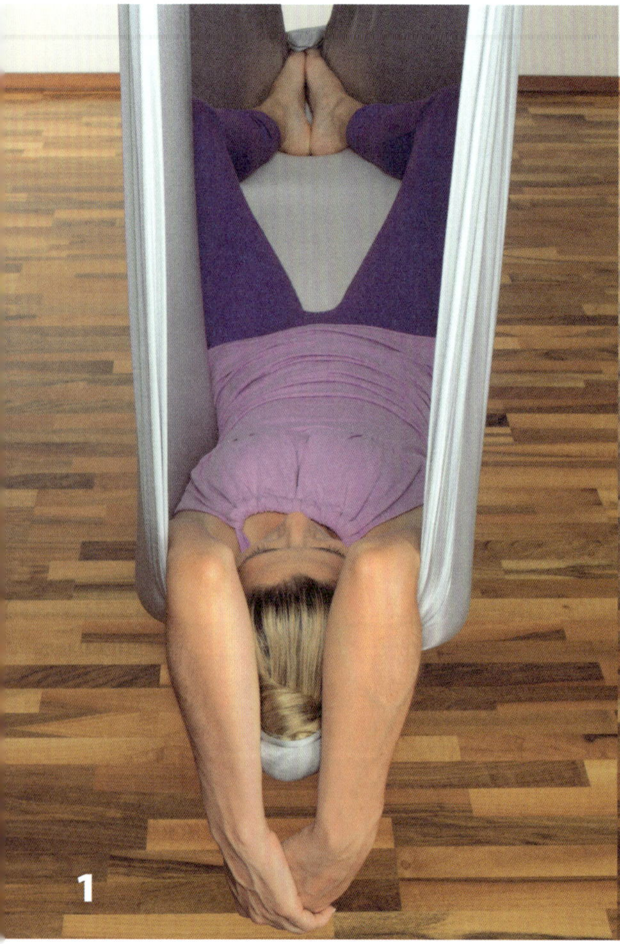

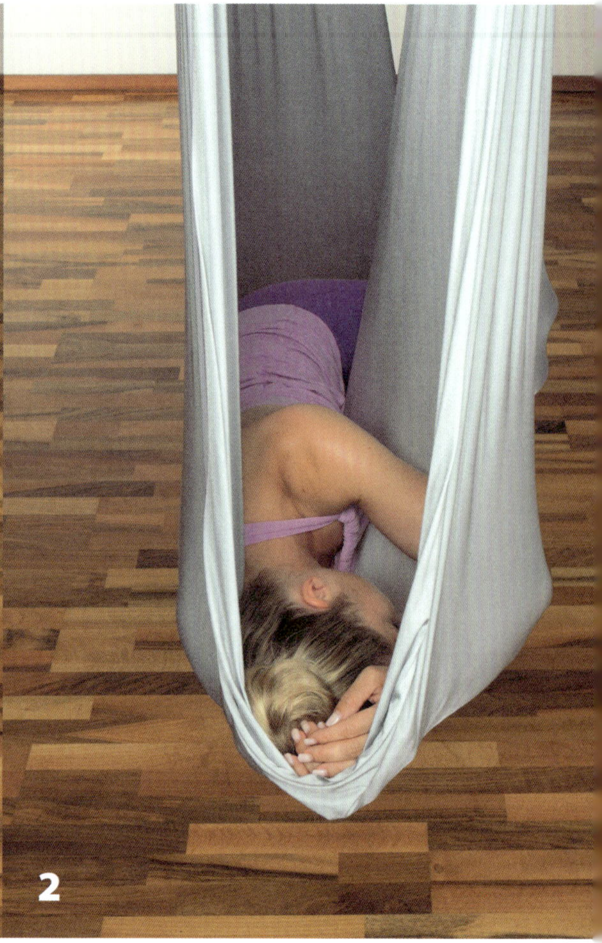

SUPTA BADDHA KONASANA

1 In der Variation Supta Baddha Konasana, dem sogenannten liegenden, geschlossenen Winkelsitz, winkeln Sie im Tuch die Knie an und lassen die Beine entspannt nach außen ins Tuch fallen. In dieser Position können Sie zusätzlich sehr gut Ihre Bauchorgane entspannen.

SEITENLAGE

2 Falls Ihnen die Rückenlage nicht angenehm ist oder Sie einfach etwas anderes probieren möchten, können Sie sich als Alternative in die Seitenlage begeben. Betten Sie den Kopf entspannt auf die Arme, und richten Sie Ihren Körper so bequem wie möglich ein. Wenn Sie möchten, ziehen Sie die Beine an und machen sich ganz klein.

YOGA-WISSEN

Der Gesundheitsfaktor Entspannung

Wie sieht das Entspannungsverhalten der meisten Menschen im Alltag aus? Oft jagt ein Termin den anderen, viele Aufgaben müssen gleichzeitig erledigt werden, und meist fehlt die Zeit, einmal richtig durchzuatmen. Dabei sollte man wissen, dass nicht nur der Körper Verschnaufpausen benötigt, auch die Gedanken brauchen ihre Zeiträume, um zur Ruhe zu kommen. Menschen, die sich derartige Pausen nicht regelmäßig und in ausreichender Anzahl einräumen, können auf Dauer keinen Raum für Inspiration und Kreativität entwickeln.

Es ist hinlänglich bekannt, dass ein Mangel an Entspannung – oder anders ausgedrückt: zu viel Stress – einen äußerst negativen Einfluss auf die körperliche und psychische Gesundheit des Menschen hat. Wissenschaftliche Studien und sozial-ökonomische Untersuchungen belegen eindeutig die deutliche Zunahme von stressbedingten Krankheiten und deren Folgen für die Wirtschaft und die Sozialsysteme. Daher gehört die Stressprävention mittlerweile zu den wichtigsten gesundheitspolitischen Zielen. Neben den damit verbundenen logistisch-organisatorischen Veränderungen in den verschiedenen Gesellschaftsbereichen sind es vor allem die gesetzlichen Krankenkassen, die ihre Versicherten beim Erlernen und der Umsetzung von entspannungsfördernden Programmen unterstützen. Dabei gewinnt die Förderung von Yoga-Kursen mit dem Ziel der präventiven Stressreduktion zunehmend an Bedeutung.

Die Bedeutung der Entspannung im Yoga

Die Entspannung gehört zu den zentralen Themen der Yoga-Praxis. Aktivität und Ruhe wechseln sich ab, Entspannung und Anspannung folgen einem Rhythmus, der sich zu einem harmonischen Gleichgewicht zusammenfügt.

Die klassische Entspannungshaltung der Yogis heißt Shavasana, die »Totenstellung«: In der Rückenlage wird der eigene Körper in völlige Stille gebracht. Die Haltung wird üblicherweise im Anschluss an die physisch fordernde Asana-Praxis durchgeführt. Wenn der Körper dann in dieser letzten Phase ohne Anstrengung in der Shavasana-Haltung verweilen darf, beginnt das Loslassen und Abgeben.

Eine weitere yogische Entspannungsübung ist Yoga Nidra, der »Schlaf des Yogis«. Traditionell werden hierbei die Schüler von ihrem Lehrer angeleitet und erleben eine Art bewussten Schlaf, in dem verschiedene Bewusstseinsebenen wahrgenommen werden können. Es gibt mittlerweile viele gute Anleitungen auf diversen Wiedergabemedien, durch die man sich auch allein zu Hause durch eine Yoga-Nidra-Übung führen lassen kann.

Entspannung im Aerial-Tuch

Aerial Yoga ist für Entspannungsübungen geradezu prädestiniert. Unabhängig davon, ob Sie sich einer einfachen Shavasana-Übung hingeben oder sich durch eine Yoga-Nidra-Session führen lassen möchten, das Aerial-Tuch ist ein wunderbarer Rückzugsort, um sich geborgen und sicher zu fühlen, sich fallen zu lassen und Entspannungsphasen zu genießen. Wie ein Kokon umhüllt Sie das Tuch und schirmt Sie von der Umwelt ab. Ihr Körper wird aufgefangen, sanft und sicher wird das ganze Körpergewicht getragen.

Machen Sie sich bewusst, dass es in diesem Moment nichts Wichtigeres zu tun gibt, außer für sich da zu sein und diesen Moment zu spüren und auszukosten. Nutzen Sie die positive Energie des Ausatmens, indem Sie Ihren Körper wahrnehmen und in all den Regionen, wo Sie Schwierigkeiten haben loszulassen, Ihren Atem hindurchfließen lassen. Jedes Ausatmen wird unnötige Anspannung einfach mitnehmen und in das Tuch weiterleiten.

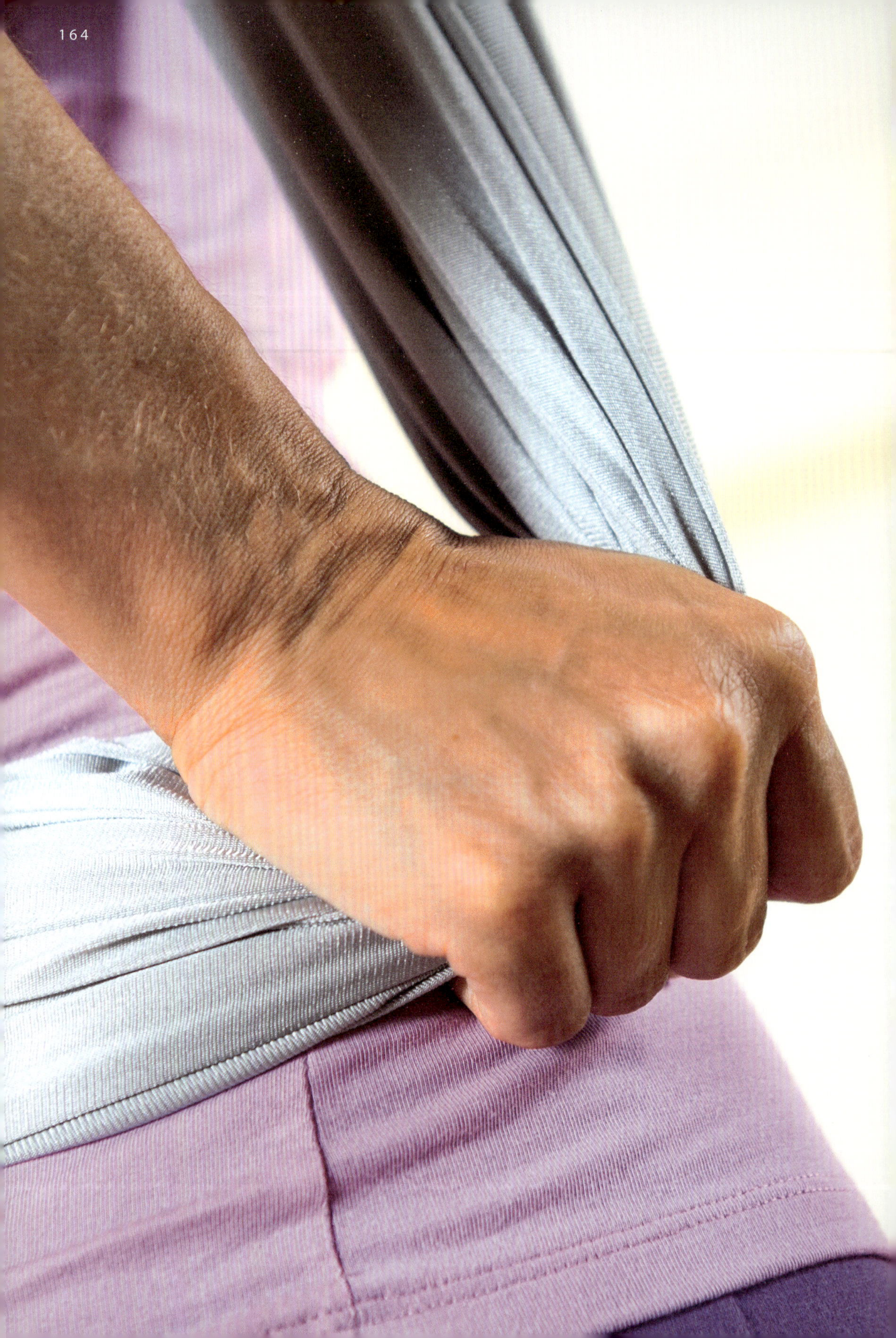

INVERSIONS & FLIPS

Im folgenden Unterkapitel möchten wir Sie in die Welt der Inversions und Flips entführen. Wir haben diese extravaganteren Haltungen bewusst zu einer Kategorie zusammengefasst, da sie in den Übungsabfolgen oft kombiniert werden.

INVERSIONS

Die Inversions oder Umkehrhaltungen gehören zu den absoluten Sensationen im Aerial Yoga, denn hier kommen zwei unterschiedliche Übungskriterien zusammen, die sich beide nicht in alltagstypischen Haltungen wiederfinden. Kopfüber nach unten schwebend, wird der Körper einer ganz anderen Krafteinwirkung ausgesetzt, als es in normaler Haltung der Fall ist. Zusätzlich erzeugt die umgedrehte Blickperspektive eine im ersten Moment surreale Wiedergabe der Welt. Um in den Genuss dieser umgedrehten Sinneswahrnehmung zu kommen, bedarf es allerdings zu Beginn auch einer Portion Selbstvertrauen. Nicht für alle Menschen ist es eine Selbstverständlichkeit, sich im freien Raum mit dem Kopf nach unten zu positionieren. Diese außerordentliche Haltung ist sonst eigentlich nur Akrobaten oder Sportlern diverser Disziplinen vorbehalten. Beim Anblick von Artisten, die in großer Höhe kopfüber hängend akrobatische Übungen ausführen, versucht der Zuschauer sich vorzustellen, wie sich das wohl anfühlen mag, und stellt sich vielleicht die Frage, ob er selbst ebenso wagemutig wäre. Wenn Sie sich zu den etwas vorsichtigeren Menschen zählen, gibt Ihnen Aerial Yoga die Möglichkeit, sich langsam an die Inversions heranzutasten. Wenn Sie den Anleitungen Schritt für Schritt folgen, werden Sie sich jederzeit sicher fühlen und können die wohltuende Wirkung der Umkehrhaltungen mehr und mehr genießen.

FLIPS

Mit Vor- oder Rückwärtsrollen, auch kurz Flips genannt, werden verschiedene Positionen eingenommen oder auch verlassen. Flips können sehr kreativ als Teilelemente von Bewegungsabläufen eingesetzt werden und ermöglichen es, fließende Aerial-Choreografien zu arrangieren. Sie sind praktisch und zeitsparend, und daneben macht es jede Menge Spaß, die Positionswechsel mit kleinen akrobatischen Einlagen zu kombinieren. Wir stellen Ihnen in diesem Unterkapitel die wichtigsten und sichersten Flips vor. Auch hier gilt genau wie bei den Inversions: Lesen Sie sich zunächst die Schritt-für-Schritt-Anleitungen in Ruhe durch, dann gelingt Ihnen auch die sichere Umsetzung in der Praxis.

NICHT VERGESSEN

Nutzen Sie die kleinen Videosequenzen, die wir für Sie bereithalten (siehe Symbol bei den jeweiligen Übungen bzw. QR-Code in der vorderen Klappe des Buches).

ÜBUNGSTIPP

Selbstvertrauen stärken durch Inversions und Flips

Inversions und Flips sind nicht nur reine Spaß-Elemente im Übungsrepertoire des Aerial Yoga. Sie haben auch ihre Berechtigung in Bezug auf die Überwindung von persönlichen Hürden, zur Bekämpfung von Selbstzweifeln und zur Selbstmotivation in herausfordernden Situationen.

Ist ein Flip erst einmal geschafft, steigt das Selbstvertrauen beim Üben weiterer Haltungen. Und es spricht nichts dagegen, auch ein Stück neu erworbenes Selbstvertrauen mit in den Alltag zu nehmen.

HIP WRAP INVERSION
Einfache Umkehrhaltung

TUCH
- Hüfthoch
- 1- oder 2-fach gefaltet

WIRKUNG
- Herzunterstützung
- Venenunterstützung
- Entlastung der Wirbelsäule
- Entspannung

BESONDERHEITEN
- Schöne und einfache Umkehrhaltung als Basis für weiterführende Inversions

ÜBEN SIE VORSICHTIG BEI
- Problemen mit der Halswirbelsäule
- Bei Problemen mit Augen, Ohren oder Bluthochdruck sollten Sie zuvor Ihren Arzt befragen.

ÜBUNGSTIPP

Gut Ding braucht Weile
Unabhängig davon, ob Sie schon Erfahrungen mit Umkehrhaltungen haben, zum Beispiel aus dem Yoga-Unterricht, oder gänzlich unerfahren sind: Bleiben Sie anfänglich nicht zu lange in der Haltung, und kommen Sie nach spätestens 10 Atemzügen wieder nach oben in die Ausgangsposition zurück. Die Umkehrung des Körpers fühlt sich in der Körperwahrnehmung sehr intensiv an. Manchmal können ungewohnte Gedanken und Gefühle hervorgerufen werden, die vom Gehirn verarbeitet und sortiert werden möchten. Vor allem wenn Sie in Bezug auf neue Körpererfahrungen ein eher zurückhaltender Mensch sind, geben Sie sich genügend Zeit, um Ihr Vertrauen in die Umkehrhaltungen wachsen zu lassen.

Fester Halt
Für jede Übung und insbesondere bei den Inversions gilt: Solange Sie sich gut mit den Händen festhalten oder für eine perfekte Platzierung des Tuches bei Wraps um die Hüfte sorgen, sind Sie sicher mit dem Tuch verbunden. Üben Sie langsam, und lassen Sie Ihr Vertrauen zum Tuch wachsen.

1 Vom einfachen Schalensitz ausgehend, beginnen Sie in der Table-Top-Haltung. Greifen Sie mit den Händen so weit in die vorderen Tuchkanten, dass Sie das Tuch kraftvoll festhalten können.

2 Grätschen Sie die Beine auf, und legen Sie den Oberkörper dabei in eine leichte Rücklage.

3 Legen Sie den Oberkörper noch weiter nach hinten. Dadurch werden die gegrätschten Beine nach oben zur Decke ausgerichtet. Beugen Sie die Knie, und fädeln Sie die Füße von vorn in die beiden Tuchstränge ein.

4 Das Tuch umschließt den Beckenkamm fest am unteren Rücken. Wenn Sie sich sicher fühlen, lösen Sie die Hände und legen die Arme mit den Handrücken seitlich auf dem Boden ab. Bleiben Sie anfangs bis zu 10 Atemzüge in der Haltung. Mit fortschreitender Übungspraxis können Sie bis hin zu mehreren Minuten in dieser Inversion verweilen.

SO KOMMEN SIE AUS DER HALTUNG HERAUS
Greifen Sie das Tuch mit den Händen jeweils in der Kniekehle. Dann grätschen Sie die Beine kurz auseinander und können sie so gerade nach vorn in der Table-Top-Haltung strecken. Von hier aus kommen Sie in den Schalensitz zurück.

WEITERE ÜBUNGSHINWEISE
Wenn Sie in der nach unten hängenden Haltung schnell wieder nach oben zum Sitzen kommen möchten, zum Beispiel weil Sie sich unsicher fühlen, denken Sie stets an die folgende Regel: Greifen Sie mit den Händen immer an den Stoffstrang in der Kniekehle. Auch wenn die Knie nicht mehr so deutlich gebeugt sind, findet sich dort immer die beste Stelle, um sich am Tuch festzuhalten und hochzuziehen.

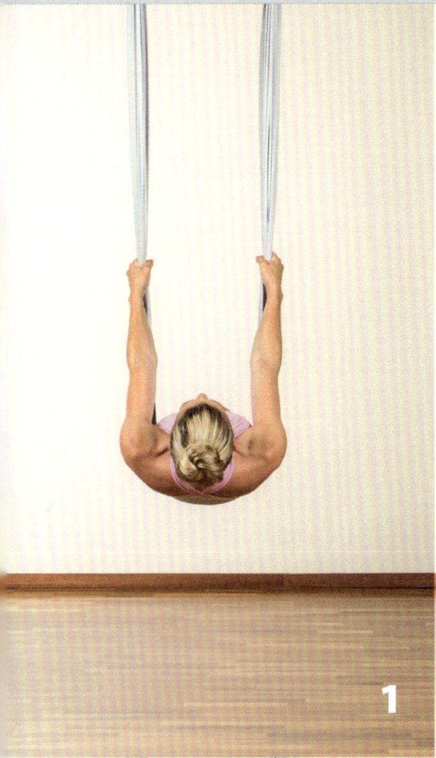
1

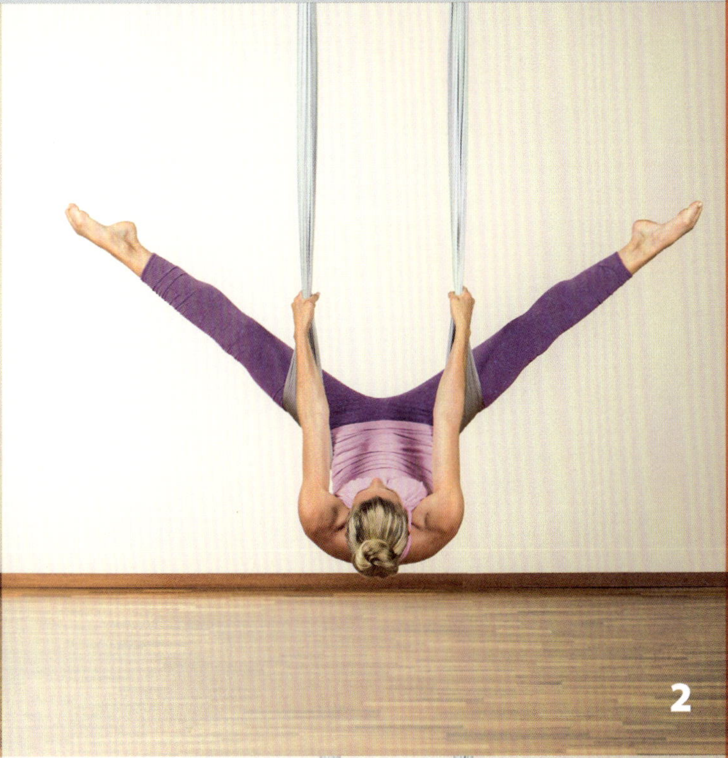
2

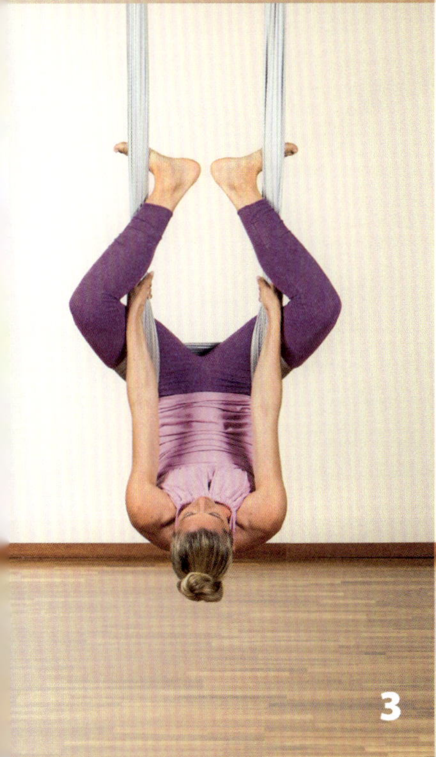
3

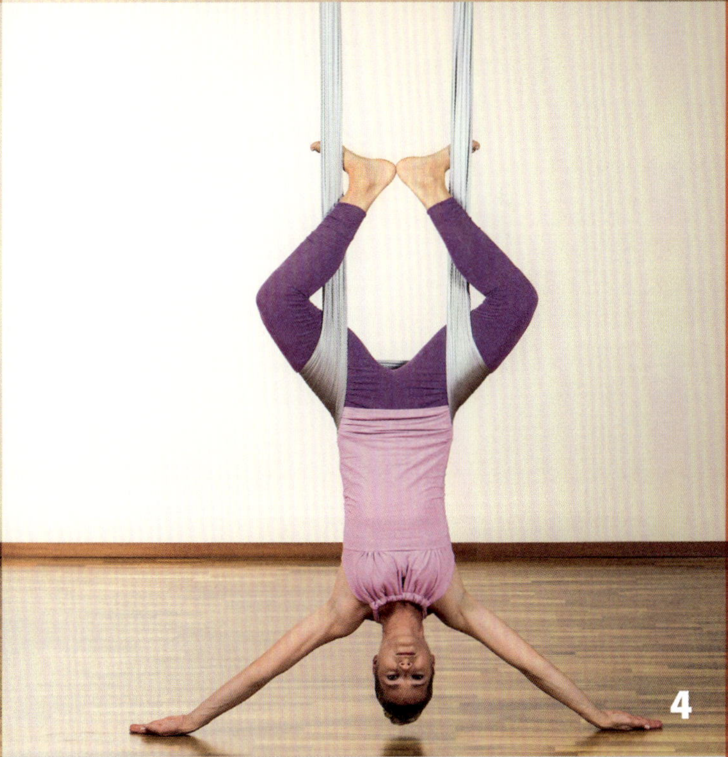
4

HIP WRAP INVERSION
Variationen

EXPERTENHINWEIS

Die neue Leichtigkeit der Umkehrhaltungen
Die Inversions haben im Aerial Yoga einen ganz anderen Charakter als in der klassischen Yoga-Praxis. Über die besonderen Unterschiede haben wir bereits auf den Seiten 28 bis 29 berichtet. Anstelle von ungewöhnlichen Druckkräften, die zum Beispiel während des Kopfstands im Halsbereich entstehen, erzeugt die Hip Wrap Inversion eine sanfte Zugkraft. Das Risiko einer ungesunden Belastung der filigranen Halswirbelsäule entfällt bei den Aerial Inversions vollends. Aufgrund der Aufhängung im Beckenbereich kommt die Wirbelsäule auf ihrer gesamten Länge in den Genuss einer angenehmen Zugkraft. Die Bandscheiben erhalten eine wohltuende Entlastung, die kleinen Facettengelenke bekommen mehr Raum, und das gesamte Rückenmuskelgewebe erfährt eine wohltuende, natürliche Dehnung durch das Eigengewicht des herabhängenden Rumpfes.

Ein weiterer wichtiger Punkt im Vergleich zwischen den klassischen Umkehrungen und den Aerial Inversions ist der erforderliche Kraftaufwand für die Stabilisierung. Für die Umkehrhaltungen der klassischen Yoga-Praxis ist hierfür viel Kraft in Armen, Schultern und Rumpf erforderlich, für die Aerial Inversions (außer beim Handstand) hingegen kaum.

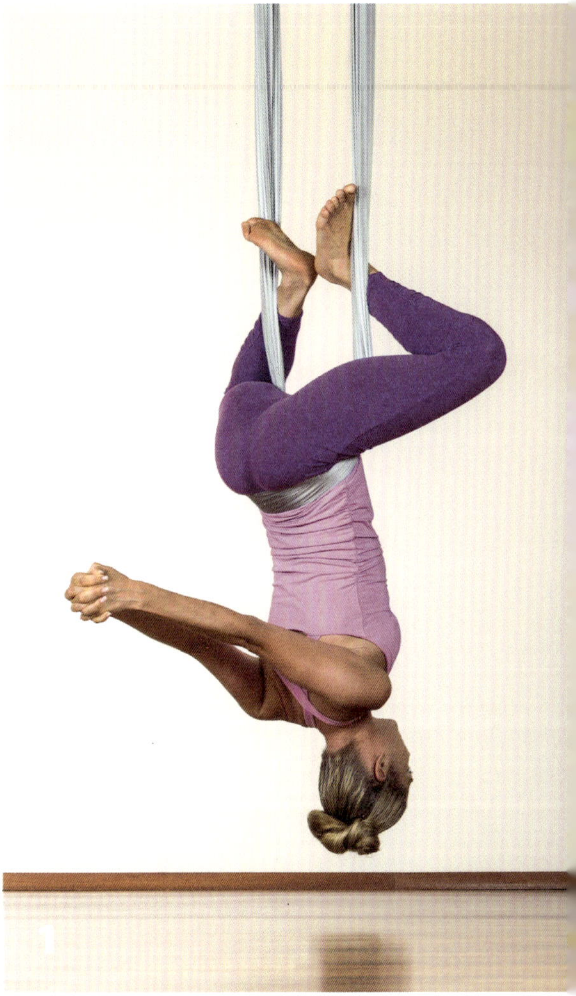

STRAIGHT ARMS

1 Sie befinden sich in der Hip Wrap Inversion (Grundübung Seite 166). Bringen Sie beide Hände hinter dem Rücken zusammen, und verschränken Sie die Finger. Strecken Sie die Arme nach hinten aus. Stabilisieren Sie die Schultern, und ziehen Sie sie in Richtung Becken. Zur Intensivierung der Dehnung können Sie versuchen, die Arme noch weiter in Richtung Boden zu drücken.

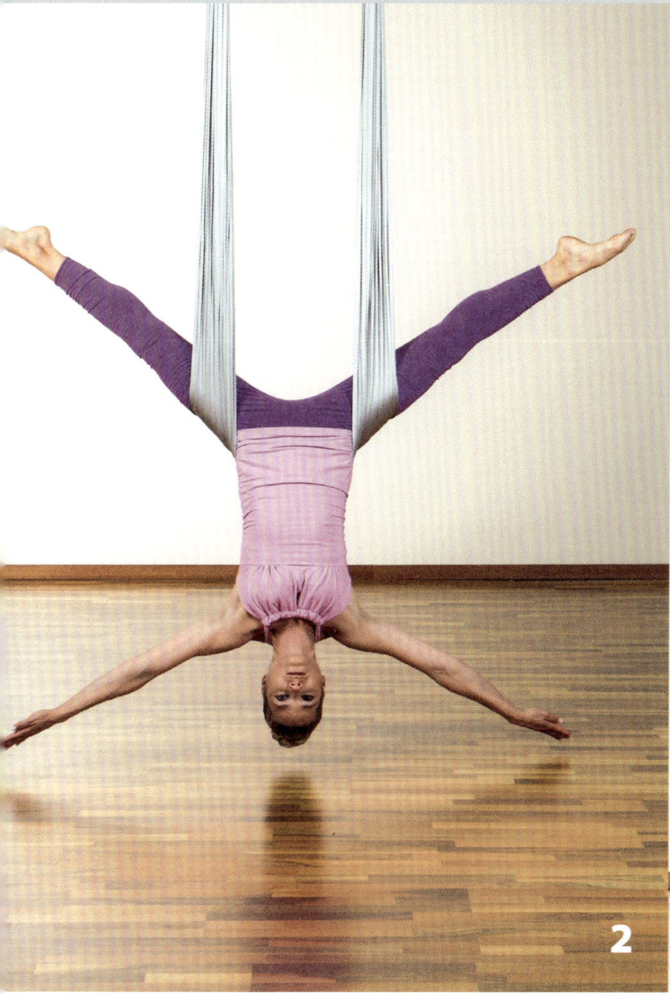

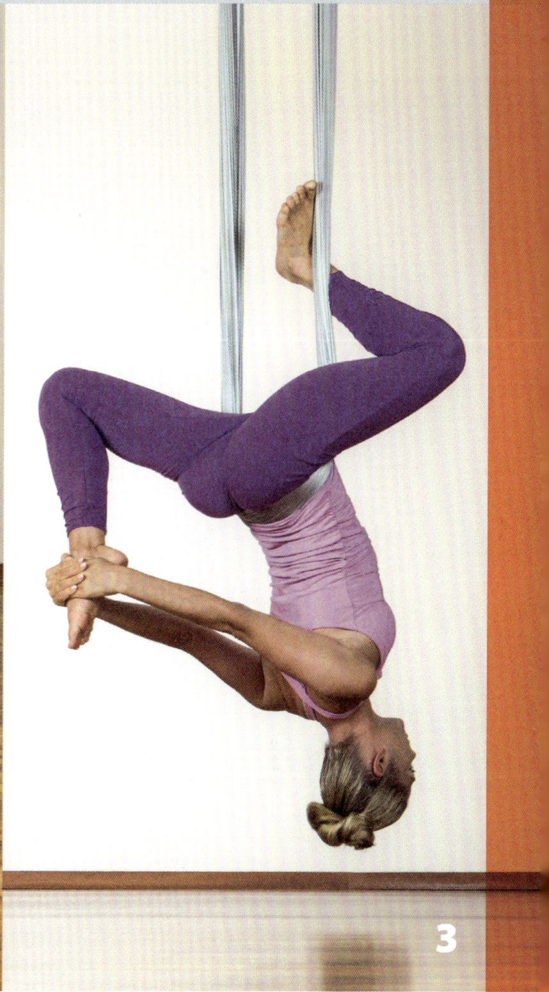

STRADDLE

2 Ausgehend von der normalen Hip Wrap Inversion mit entspannt hängenden Armen, lösen Sie langsam und kontrolliert ein Bein nach dem anderen aus dem Tuch heraus. Strecken Sie nun die Beine in einer Grätschposition als Straddle aus. Sie werden jetzt nur noch von dem Tuch am Beckenkamm und den Oberschenkeln gehalten.

INVERTED PIDGEON

3 Bei der Inverted Pidgeon oder »umgekehrten Taube« nehmen Sie ein Bein aus dem Tuch heraus und führen es in Richtung Ihres Rückens. Beugen Sie das Knie, und fassen Sie mit beiden Händen den Fuß. Aktivieren Sie bei dieser Variante unbedingt Ihr Powerhouse. Bei Problemen im Bereich der Knie oder Hüftbeuger sollten Sie auf die Übung verzichten.

HANDSTAND
Adho Mukha Vrikshasana

TUCH
- Hüfthoch
- 2-fach gefaltet

WIRKUNG
- Verbesserung der Kraft für Arme, Schultern und Rumpf
- Unterstützung der Herz- und Venentätigkeit
- Ausrichtung der inneren Organe

BESONDERHEITEN
- Einzigartiges Körper-Raum-Erlebnis

ÜBEN SIE VORSICHTIG BEI
- Problemen mit den Schultern, Ellenbogen oder Handgelenken
- Bei Problemen mit Augen, Ohren oder Bluthochdruck sollten Sie zuvor Ihren Arzt befragen.

YOGA-WISSEN

Der umgekehrte Baum: Auf den Händen stehen

Von den einen geliebt – von den anderen gemieden: Kaum eine Yoga-Haltung spaltet die Yoga-Gemeinde in so unterschiedliche Lager wie Adho Mukha Vrikshasana, der umgedrehte Baum. Probleme mit den Handgelenken oder Schultern, fehlende Armkraft, Scheu vor der Umkehrung oder vielleicht auch ein Handstand-Trauma aus dem Turnunterricht in der Kindheit – es gibt verschiedene Gründe, warum diese Position nicht jedermanns Sache ist. Aber ...

... Aerial Yoga bietet ganz neue Möglichkeiten, den Handstand zu üben und lieben zu lernen. Frei stehend im Raum und mit sicherer Unterstützung durch das Tuch, vermittelt der Aerial-Handstand ein ganz neues Freiheitsgefühl, Selbstbewusstsein und Freude in der Haltung!

1 Kommen Sie in die Hip Wrap Inversion. Ihr Körper sollte ausgependelt und ruhig im Tuch hängen. Setzen Sie dann beide Hände genau unter Ihren Schultern auf dem Boden auf.

2 Je genauer Sie die Hände in der Lotlinie des Tuches aufsetzen, desto leichter werden Sie später den Handstand auspendeln können.

3 Strecken Sie dann ein Bein nach dem anderen im Tuch nach oben aus. Die Beine sind fest angespannt, die Füße sind in Flex-Position und zeigen gerade nach vorn. Erst jetzt drücken Sie sich mit den Armen nach oben.

4 Drücken Sie die Stoffstränge von außen mit den Füßen zusammen. Halten Sie die Beine fest angespannt, und strecken Sie den gesamten Rumpf bei gleichzeitiger Aktivierung Ihres Powerhouse. Ziehen Sie die Schultern vom Kopf weg in Richtung Becken, und vermeiden Sie so ein Durchhängen im Schultergürtel. Strecken Sie die Arme, und spannen Sie dabei die Unterarme an. Den Kopf können Sie gerade nach unten hängen lassen oder leicht rückwärts in Richtung Nacken ziehen, vermeiden Sie aber eine Überstreckung in der Halswirbelsäule. Bleiben Sie mit der beschriebenen Körperspannung bis zu 10 Atemzüge in der Haltung.

SO KOMMEN SIE AUS DER HALTUNG HERAUS

Beugen Sie langsam zuerst die Arme, dann winkeln Sie die Beine an, bis Sie wieder in der Ausgangsposition Hip Wrap Inversion ankommen. Von dort können Sie sich weiter in die Table Top Position oder direkt zum Sitzen hochziehen.

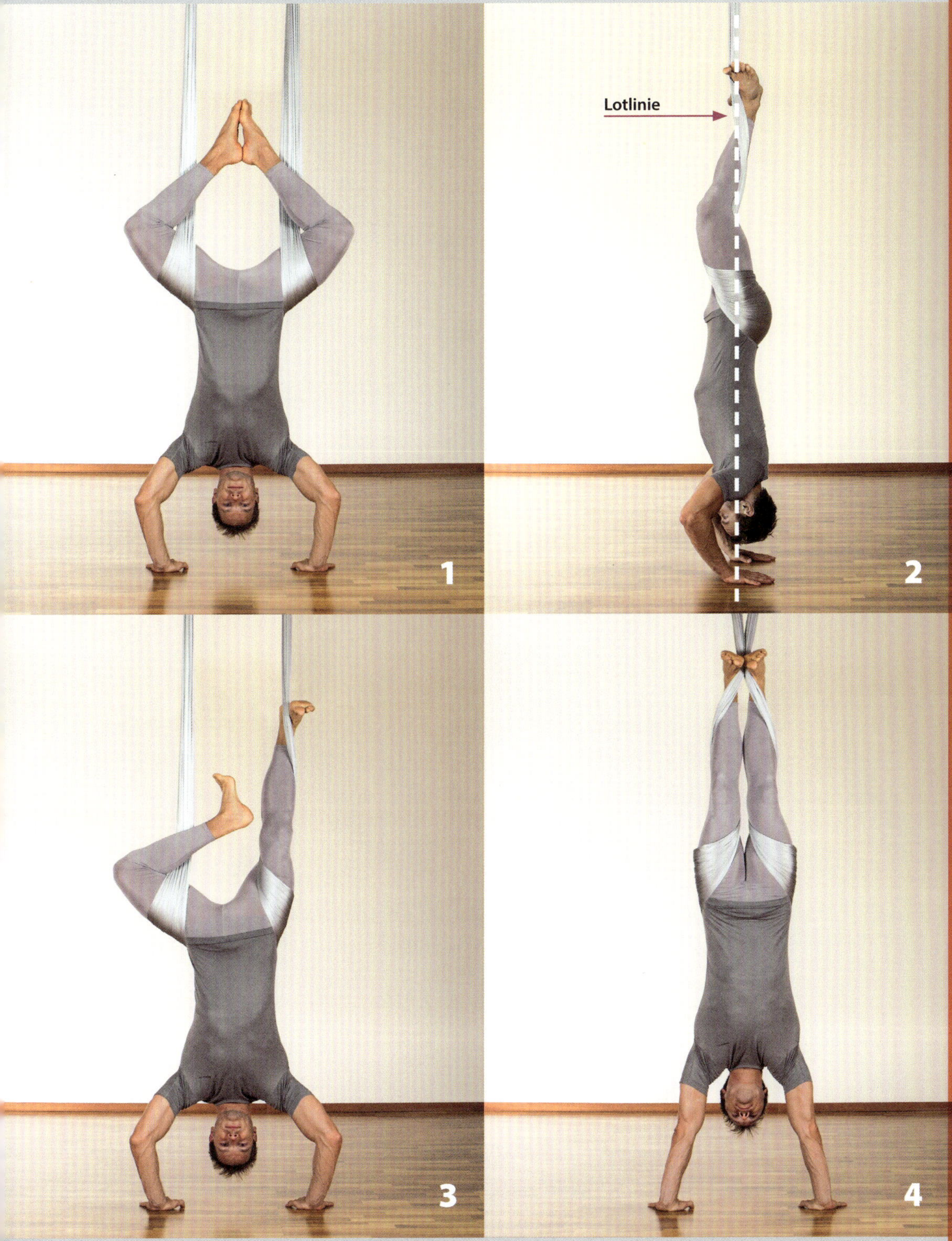

Lotlinie
1
2
3
4

HANDSTAND
Variationen

ÜBUNGSTIPP

Die Seele baumeln lassen

Aerial Yoga gibt Ihnen neben den klassischen Entspannungsübungen wie Shavansana auch in aktiven Positionen die Möglichkeit, viel für Ihr Entspannungsverhalten zu tun (siehe dazu auch die Infobox »Der Gesundheitsfaktor Entspannung« auf Seite 163). Die Handstand-Varianten Free Floating und Bungee Jumper sowie die verschiedenen Hip Wrap Inversions ermöglichen das vollkommene Abgeben und Loslassen des Körpers. Außer der aktiven Spannung in den Beinen ist keine weitere große Kraftanstrengung notwendig. Sie können sich daher ganz auf sich und Ihre Empfindungen konzentrieren.

Wenn Sie diese Haltungen öfter üben, werden Sie immer mehr Vertrauen entwickeln, um sich noch weiter in die Haltung hineinzuwagen. Dabei geht es weniger um Kraftausdauer, sondern viel eher schlicht um die Bereitschaft, sich hängen zu lassen. Sie können die sich dabei einstellenden Gefühle durchaus auf den Alltag übertragen, zum Beispiel um sie in Ihr Entspannungsverhalten einfließen zu lassen. Lassen Sie einfach los, es gibt nichts zu tun in diesem Moment – außer: nichts zu tun!

INSPIRATION

Übungsbeispiel zum Loslassen in der Aerial-Praxis

Sie möchten einen freien Tag genießen und wollen Ihre Gedanken von Ihrem Alltagsrhythmus ablenken. Nehmen Sie sich etwas Zeit für die Durchführung einer Hip Wrap Inversion oder der Free Floating Position. Lassen Sie das Gefühl des Hängens und Loslassens ganz bewusst durch Ihren ganzen Körper fließen. Die Wahrnehmung dieses körperlichen Zustands können Sie ganz leicht in Ihre Gedankenwelt übertragen. So wie Sie Ihren Körper der Schwerkraft anvertrauen, übergeben Sie Ihre Gedanken einfach einer höheren Instanz, die, von nichts und niemandem beeinflussbar, den Lauf aller Dinge auf dieser Erde bestimmt.

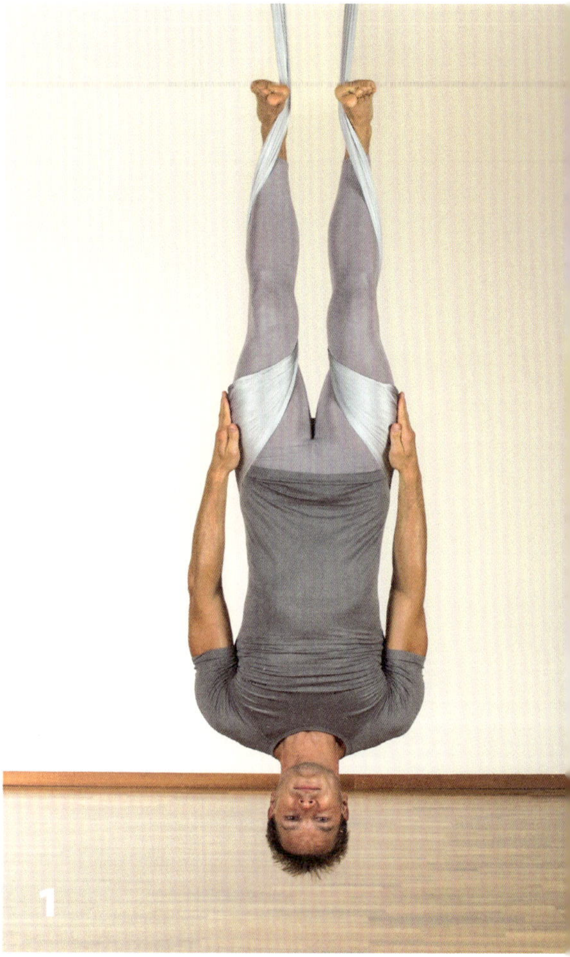

1

FREE-FLOATING-HANDSTAND

1 Bevor Sie aus dem handgestützten Handstand in die Free-Floating-Variante kommen, spannen Sie die Beine nochmals bewusst fest an. Nehmen Sie die Arme nach oben Richtung Decke, und genießen Sie die frei hängende Variante. Drücken Sie dabei weiterhin beide Füße zusammen. Der Free-Floating-Handstand ist die Ausgangsposition für viele weitere Varianten, von denen wir Ihnen im Folgenden zwei zeigen.

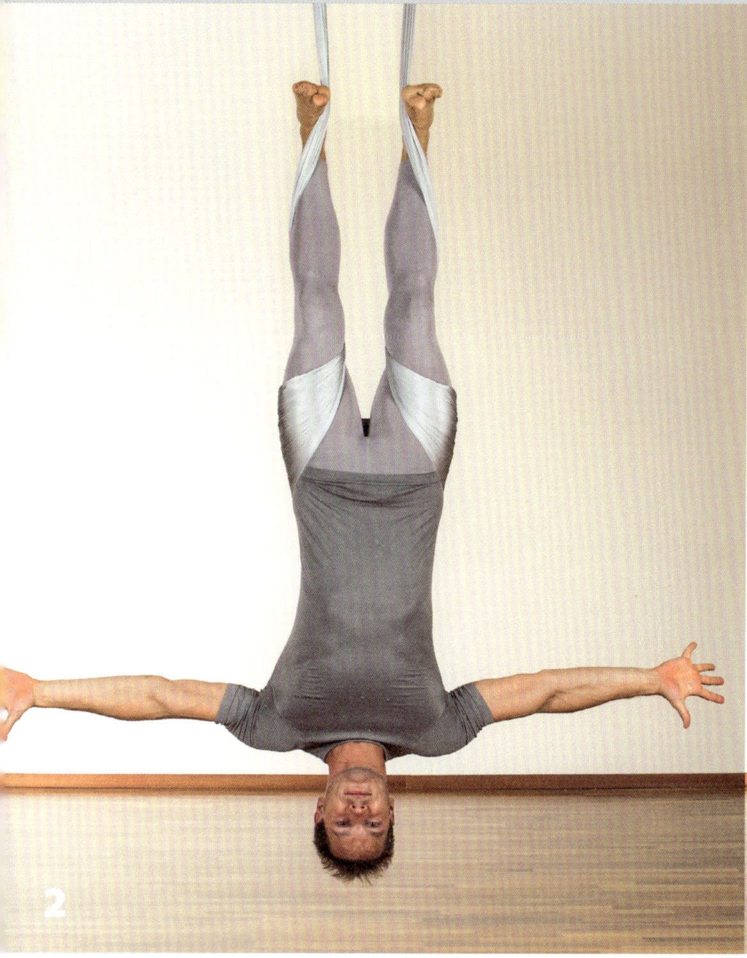

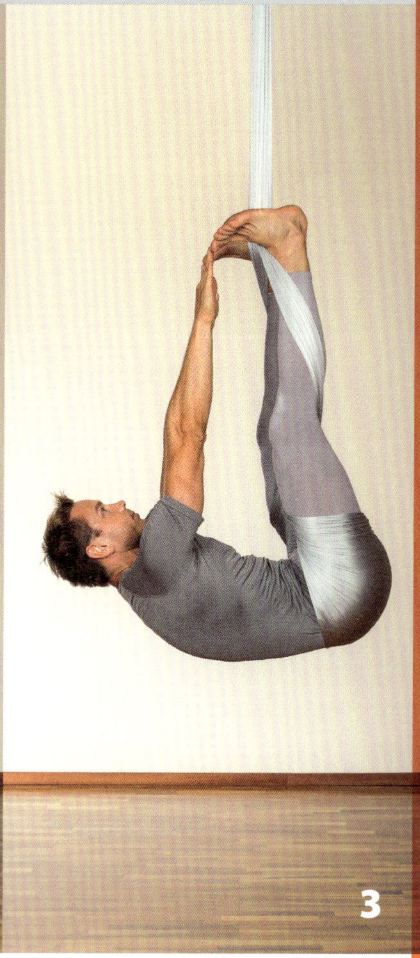

BUNGEE JUMPER

2 Ausgehend vom Free-Floating-Handstand, breiten Sie die Arme nach außen aus. Erleben Sie ein besonderes Raumgefühl. Sie können sich einen Bungee Jumper vorstellen, die »Flugphase« genießen und den imaginären Wind spüren, der Ihren Körper streift. Genießen Sie diesen Moment ausgiebig – so lange, wie Sie mögen! Achten Sie auf eine genügende Kraftreserve, um die Position sicher wieder zu verlassen.

INVERTED SIT UPS

3 Die Inverted Sit Ups bieten Ihnen eine Herausforderung der besonderen Art für Ihre geraden Bauchmuskeln und Hüftbeuger. Richten Sie die Arme zu den Füßen, und ziehen Sie sich mit dem Oberkörper so weit wie möglich nach oben. Atmen Sie dabei kraftvoll aus. Mit der Einatmung lassen Sie den Rumpf langsam zurück zur Ausgangsposition sinken. Machen Sie so viele Inverted Sit Ups, wie Sie mögen!

HANGING BAT

Salamba Sarvangasana

TUCH
- Hüfthoch
- Locker geöffnet

WIRKUNG
- Verbesserung der Kraft für den Rumpf
- Unterstützung der Herz- und Venentätigkeit
- Ausrichtung der inneren Organe

BESONDERHEITEN
- Schulterstand mit Entlastung der Halswirbelsäule

ÜBEN SIE VORSICHTIG BEI
- Rückenproblemen (bei Aufwärtsbewegung)
- Bei Problemen mit Augen, Ohren oder Bluthochdruck sollten Sie zuvor Ihren Arzt befragen.

ÜBUNGSTIPP

Die Schulterunterstützung
Hanging Bat und seine Variationen sind absolut sichere Übungen, wenn Sie sich genügend Zeit für die korrekte Einrichtung nehmen. Vor allem bei der Ausführung von Variation 2 Hanging Bat Namaste, wobei die haltenden Hände vom Tuch weggenommen werden, achten Sie vorher auf das vollständige Einpacken der Schultern in das Tuch, um sich vor dem Herausgleiten aus dem Tuch zu schützen. Für alle Hanging-Bat-Übungen gilt: Nehmen Sie nicht aus übertriebener Vorsicht zu viel Stoff über die Schultern, denn sobald Sie in die Haltung kommen, spannt sich das Tuch, und der überschüssige Stoff bildet eine feste Tuchkante, die unangenehm in den Nacken einschneiden kann. Nehmen Sie also nur genau so viel Stoff, dass die Schulterkappen passend bedeckt sind.

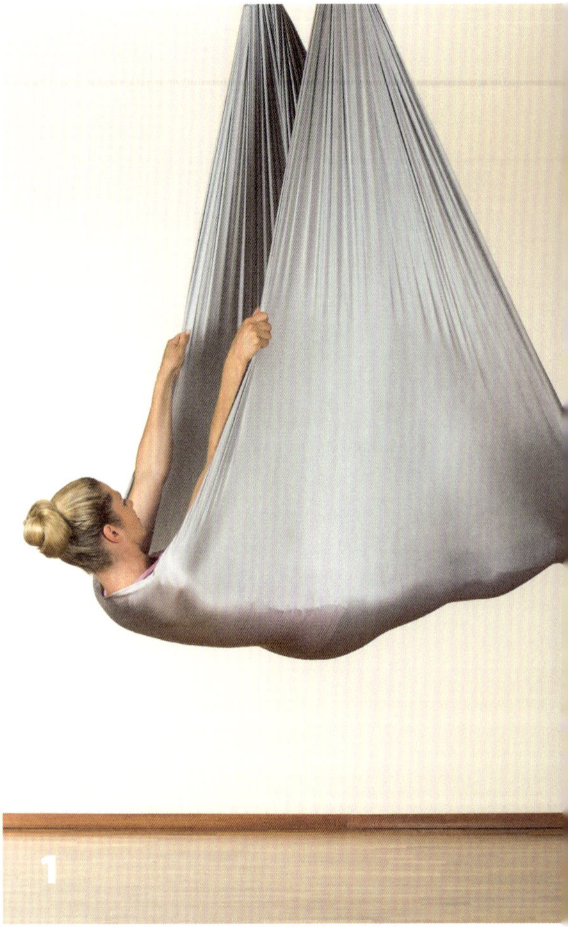

1 Richten Sie sich zunächst wie für die Floating-Relaxation-Haltung ein (Seite 160), hier bleibt jedoch der Kopf frei. Verteilen Sie den Stoff unter Ihrem Körper so, dass die dem Kopf zugewandte Tuchkante genau die Schultern abdecken kann. Schieben Sie den Stoff insgesamt so mit den Füßen von sich weg, dass er auf der Rückseite des Körpers keine Falten mehr hat und relativ straff gespannt ist.

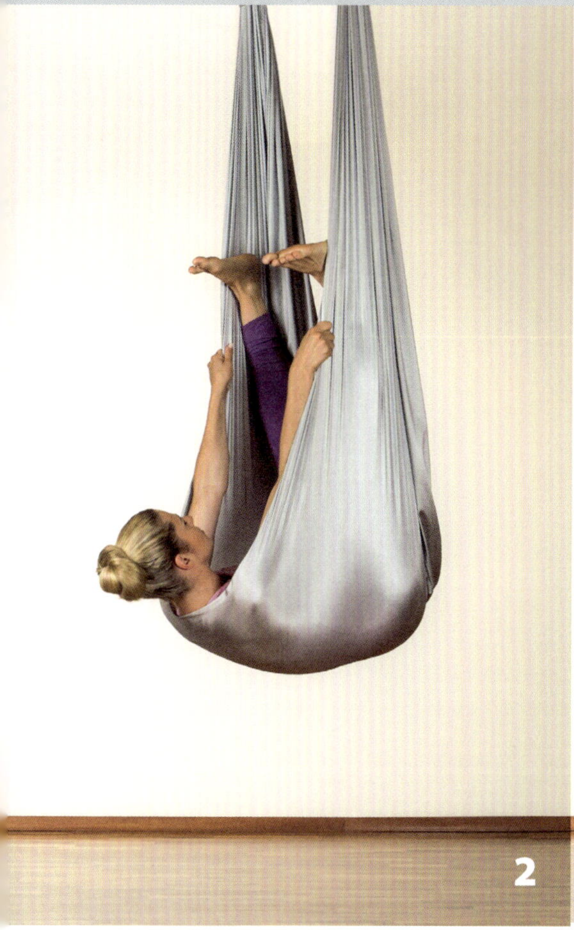

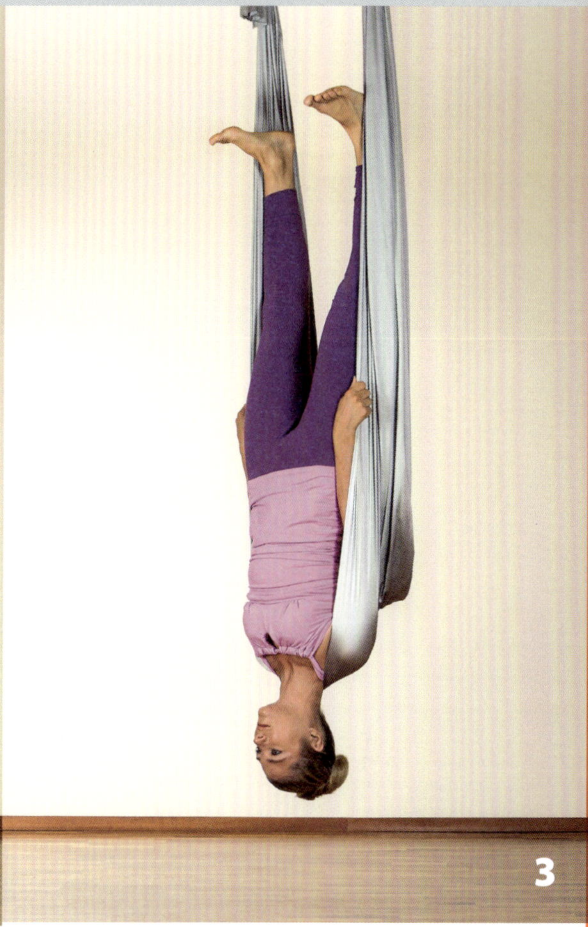

2 Strecken Sie die Arme nach oben aus, und greifen Sie fest in die vordere Stoffkante. Nun heben Sie die Beine möglichst gestreckt nach oben zur Decke an. Gleiten Sie mit den Fußaußenkanten an den fest gespannten Stoffkanten nach oben zur Decke. Wenn die Beine nach oben gestreckt sind, heben Sie als Nächstes das Becken und dann den ganzen Rücken, bis Sie den gesamten Rumpf nach oben gestreckt haben.

3 Das Gewicht wird nun über die Schultern in das Tuch abgegeben. Drücken Sie die angezogenen Füße (Flex-Position) von innen an die festen Stoffkanten des Tuches. Halten Sie sich zur Stabilisierung weiterhin mit den Händen an der Stoffkante fest. Verweilen Sie bis zu 20 Atemzüge in der Haltung. Die umgekehrte Reihenfolge der beschriebenen Einzelschritte führt Sie leicht wieder zur Ausgangsposition zurück.

HANGING BAT
Variationen

EXPERTENHINWEIS

Der Schulterstand im Hatha Yoga
Salamba Sarvangasana gehört in der Yoga-Praxis zu den wichtigsten Übungen. Dem Schulterstand werden verschiedene positive körperliche und geistige Wirkungen zugeschrieben. Leider ist diese wunderbare Haltung nicht für jeden uneingeschränkt durchführbar. Die starke Beugung im Bereich der Halswirbelsäule in Kombination mit dem Druck, den das Körpergewicht erzeugt, ist für Menschen mit Hals-Nacken-Problemen oder mangelnder Beweglichkeit in der Halswirbelsäule äußerst problematisch.

In der Aerial-Variante findet diese Beugung nicht statt – ganz im Gegenteil, die Wirbelsäule bleibt vom Becken bis zum Kopf druckfrei und lang gestreckt. Das Körpergewicht wird komfortabel über die Schultern abgeleitet, sodass Hanging Bat und seine Variationen für jeden Übenden zu einer besonders angenehmen Variante des Schulterstands gestaltet werden können.

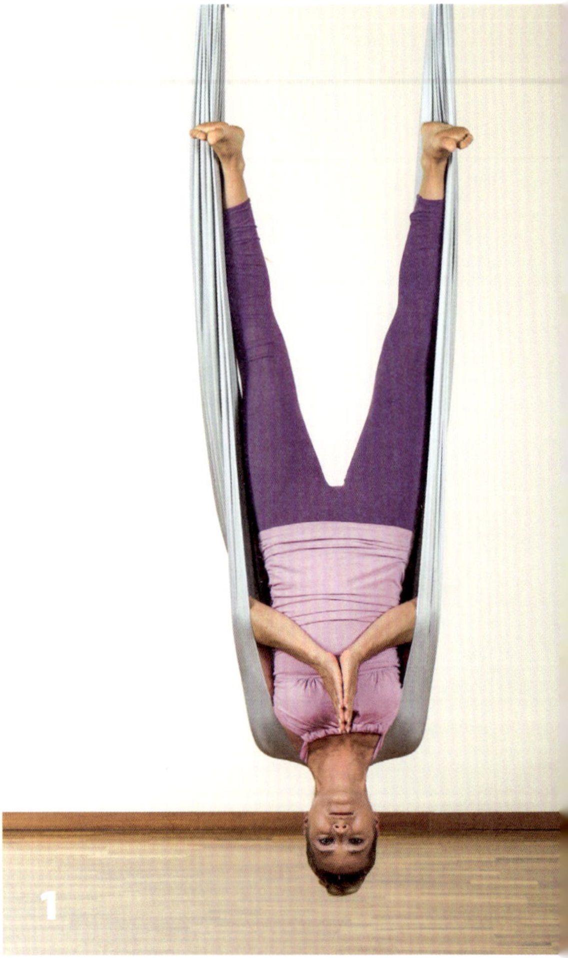

1

NAMASTE

1 In der Namaste-Variante nehmen Sie, ausgehend von der fußunterstützten Hanging-Bat-Position, beide Hände von der Tuchkante weg. Legen Sie die Handflächen vor dem Brustbein aneinander. Führen Sie diese Variante nur aus, wenn Sie sich sicher fixiert fühlen. Wenn Sie beide Füße weiterhin fest von innen nach außen an die Stoffstränge drücken, sollte Ihnen dies leicht gelingen.

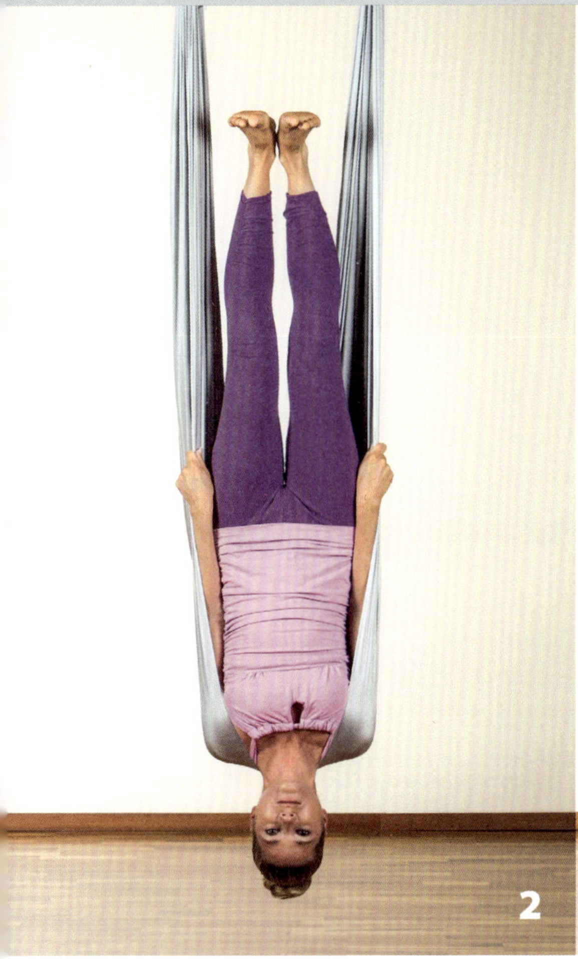

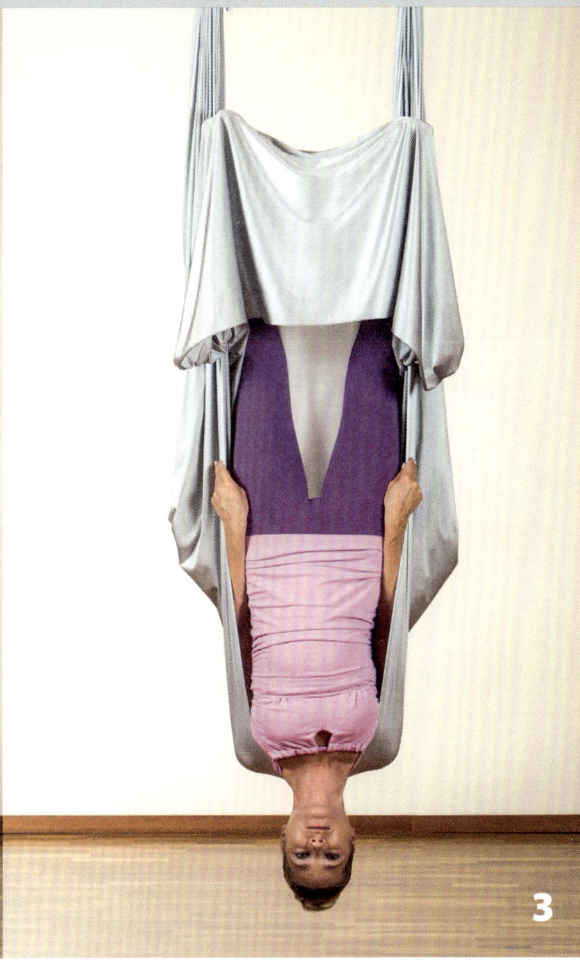

BALANCE

2 Unabhängig davon, ob Sie die Füße mit dem überschüssigen Stoff abdecken oder nicht, lassen sich die Beine geschlossen nach oben strecken. Da Sie dabei den Kontakt der Füße mit den Stoffsträngen auflösen, ist dies eine besondere Herausforderung an Ihre Balance. Halten Sie sich weiterhin mit den Händen im Tuch fest.

FUSSTASCHE

3 Hier ist die Ausführung von Hanging Bat mit einer »Fußtasche« dargestellt. Sie wird dann gebraucht, wenn Sie aus der Hanging-Bat-Haltung direkt in die Vampire-Haltung gelangen möchten. Der Ablauf wird im Vampire Flow (Seite 182) beschrieben.

EXIT FLIP

Ausstieg aus Shavasana

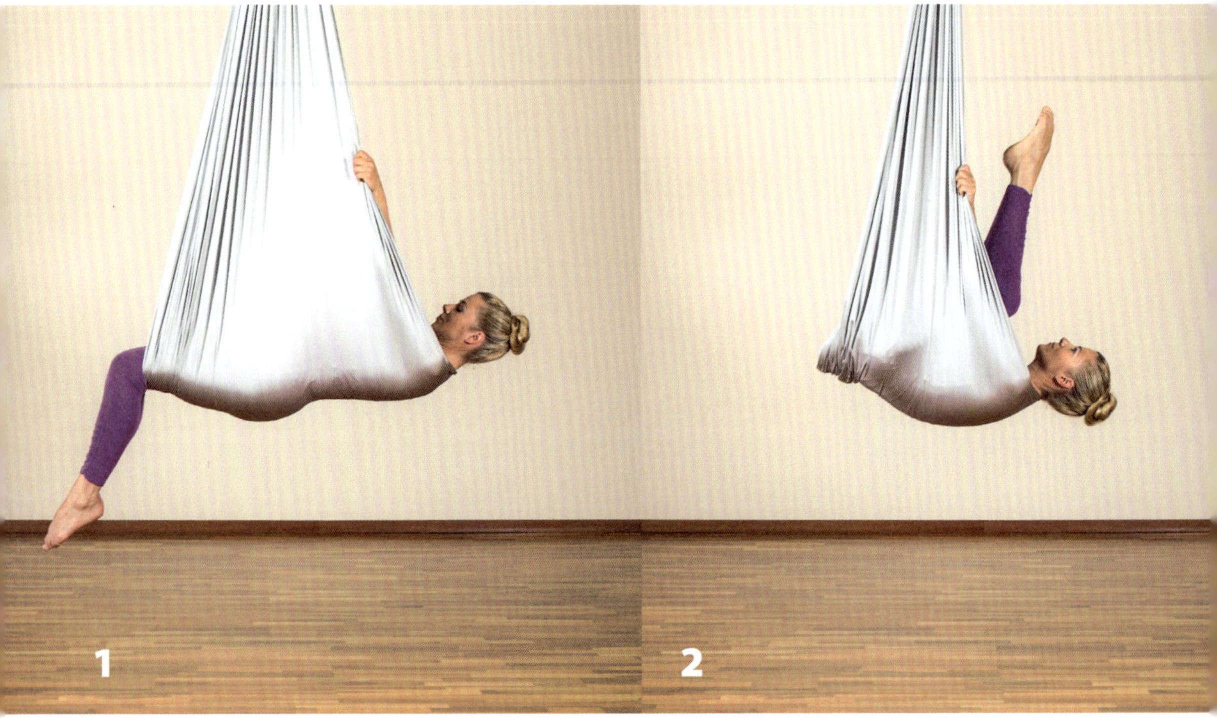

TUCH
- Hüfthoch
- Offen

WIRKUNG
- Verbesserung der Koordination von Bewegungsabläufen
- Sensibilisierung für die Orientierung im Raum
- Verbesserung der Schulterbeweglichkeit

BESONDERHEITEN
- Schnell und elegant aus dem Tuch aussteigen

ÜBEN SIE VORSICHTIG BEI
- Schulter- und Ellenbogenproblemen

1 Ausgangsposition ist die Rückenlage im Tuch, zum Beispiel im Anschluss an die Entspannung Floating Relaxation (Seite 160). Lassen Sie die Unterschenkel aus dem Tuch hängen, strecken Sie den Kopf aus dem Tuch heraus, und halten Sie sich mit gestreckten Armen an der vorderen Tuchkante fest.

2 Spannen Sie den Bauch an, und ziehen Sie die Beine zu sich heran. Sobald Ihre Beine ungefähr über dem Brustkorb ankommen, können Sie auch das Becken anheben.

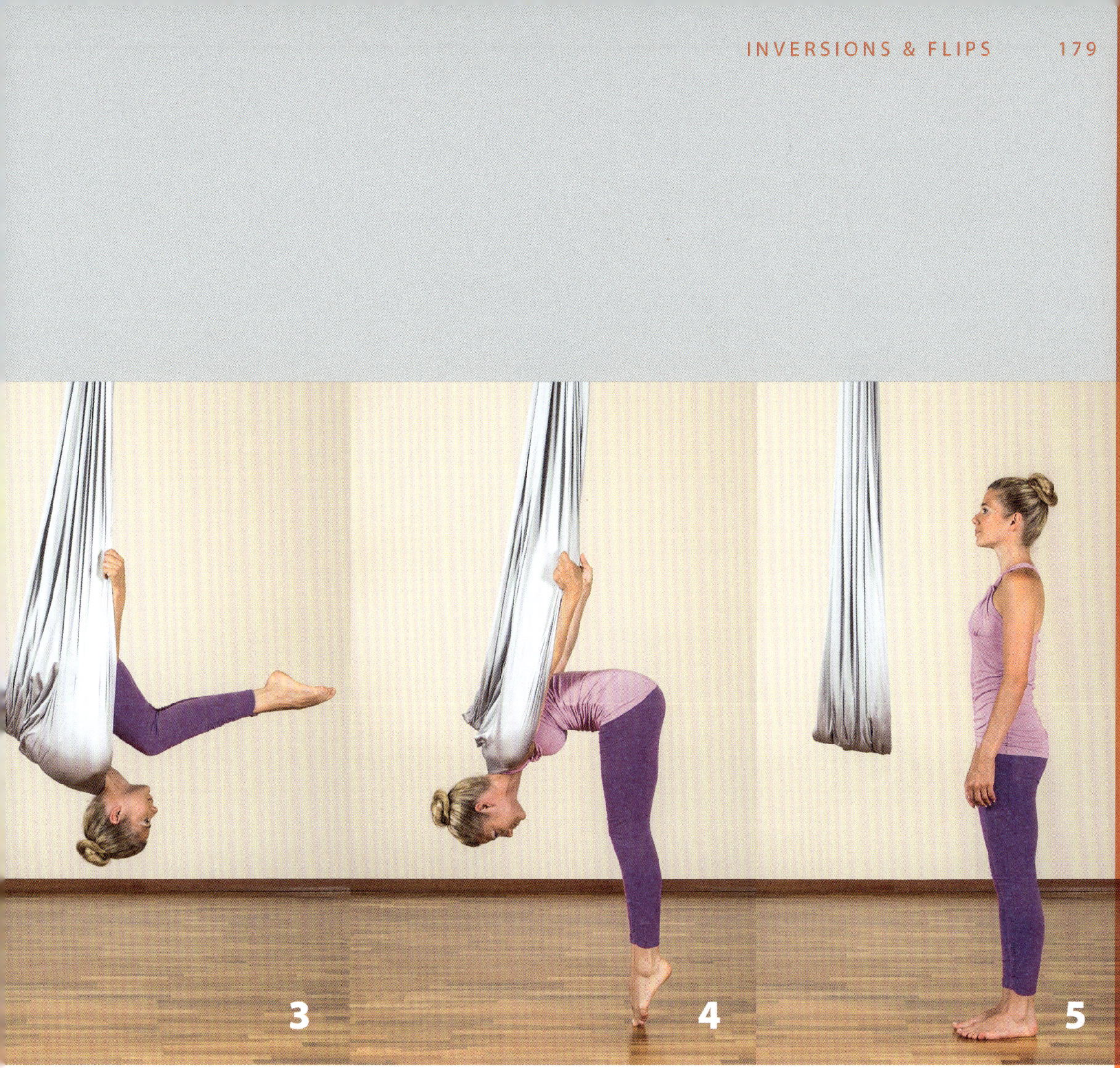

3 Sobald sich das Becken über Ihrem Kopf befindet, löst sich der Körper aus dem Tuch, und das Körpergewicht wird nur noch von den Händen gehalten.

4 Das Gewicht der Beine zieht Sie in Richtung Boden. Versuchen Sie die Bewegung langsam und kontrolliert zu beenden. Die Füße kommen möglichst behutsam auf dem Boden auf.

5 Nachdem die Füße vollen Bodenkontakt bekommen haben, richten Sie den Oberkörper auf, und Sie stehen hinter dem Tuch.

ÜBUNGSTIPP

Flip and Flow

Die Flips gehören zu den akrobatischen Extras, die im Aerial Yoga zwar nur einen kleinen Teil der Übungen ausmachen, aber dennoch verhältnismäßig viel Aufmerksamkeit auf sich ziehen. Der hier dargestellte Exit Flip ist im Grunde genommen eine unterstützte Rückwärtsrolle und eignet sich ideal, um nach der Schlussentspannung dynamisch aufzustehen und den Geist wieder zu erfrischen.

Flips können auch als Übergangs- oder Abschlusselemente von Aerial Yoga Flows fungieren, wie zum Beispiel beim Vampire Flow auf Seite 182.

VAMPIRE

TUCH
- Hüfthoch
- Offen

WIRKUNG
- Verbesserung der Koordination von Bewegungsabläufen
- Verbesserung des Körpergefühls
- Verbesserung der allgemeinen Körperstabilität
- Erhöhung der Haltekraft in Schultern, Armen und Händen

BESONDERS GEEIGNET ...
- für alle, die »fliegen« möchten
- für alle, die sich etwas zutrauen

ÜBEN SIE VORSICHTIG BEI
- Nackenproblemen
- Problemen mit den Schultergelenken

ÜBUNGSTIPP

Mut, Freude und Inspiration durch den Vampir
Wegen der Rückwärtsrolle brauchen Sie ein bisschen Mut für diese Übung. Lassen Sie sich genügend Zeit, und üben Sie eventuell mehrmals nur bis Schritt 5, bevor Sie in die komplette Streckung gehen. Achten Sie darauf, dass Sie das Tuch stets festhalten und in der Endphase den Körper wie ein Brett stabil ausstrecken.
Der Vampir macht einfach Spaß! Hier geht es vornehmlich darum, das Körpergefühl zu verbessern und zu erleben, wie kreativ man mit dem Aerial-Tuch üben kann. Lassen Sie Ihrer Fantasie freien Lauf. Stellen Sie sich vor, wie Sie in der frei schwebenden Vampir-Haltung weit über der Erde fliegen und sich von jeglicher Fremdbestimmung in Ihrem Alltag lösen.

SO KOMMEN SIE AUS DER HALTUNG HERAUS
Sie lösen diese Haltung auf, indem Sie die Hüfte beugen, das Gesäß anheben und den Oberkörper zu den Beinen führen. Sie machen quasi eine Vorwärtsrolle und landen wieder mit dem Rücken im Tuch.

1 Stellen Sie sich vor das Tuch und greifen es rückwärts mit beiden Händen an der vorderen Kante. Nun raffen sie diese Kante zu einem Stoffbündel zusammen, indem Sie 6- bis 8-mal in den Stoff greifen. Halten Sie dieses Stoffbündel fest, und ziehen Sie es ein wenig nach unten.

2 Um sich in das Tuch hineinzusetzen, gehen Sie zunächst in den Zehenstand. Ziehen Sie das Tuch unter Ihr Gesäß, und setzen Sie sich hinein.

3 Während Sie das Tuch an der hinteren Kante festhalten, lehnen Sie sich zurück. Mit den Füßen schieben Sie das Tuch nach vorn. Bei diesem Teilschritt ist der Kopf frei, der Körper gestreckt, und die Unterschenkel sind mit dem überstehenden Stoff wie mit einer Bettdecke zugedeckt. Die Schultern sind gleichmäßig mit Stoff bedeckt.

4 Der Rumpf liegt mit seinem gesamten Gewicht im Tuch. Nun heben Sie die gestreckten Beine so weit an, bis sich die Füße in etwa über Ihrem Kopf befinden. Die Füße sind geschlossen, die Oberschenkel fest angespannt.

5 Halten Sie das Tuch gut mit beiden Händen fest. Bewegen Sie sich nun langsam in eine Art kontrollierte Rückwärtsrolle, indem Sie gleichzeitig das Gesäß anheben, die Beine gestreckt halten und nach hinten führen. In diesem Übungsschritt können Sie gut kontrollieren, ob die Füße korrekt in der Fußtasche platziert sind.

6 Und jetzt zum Finale! Führen Sie diese Rückwärtsbewegung weiter, und strecken Sie den gesamten Körper lang aus. Hierbei das Tuch weiterhin fest mit den Händen halten. Beine anspannen, Körpermitte durch ein aktives Powerhouse in der Streckung fixieren, Brustkorb etwas weiten. Bleiben Sie bis zu 10 Atemzüge in der Haltung.

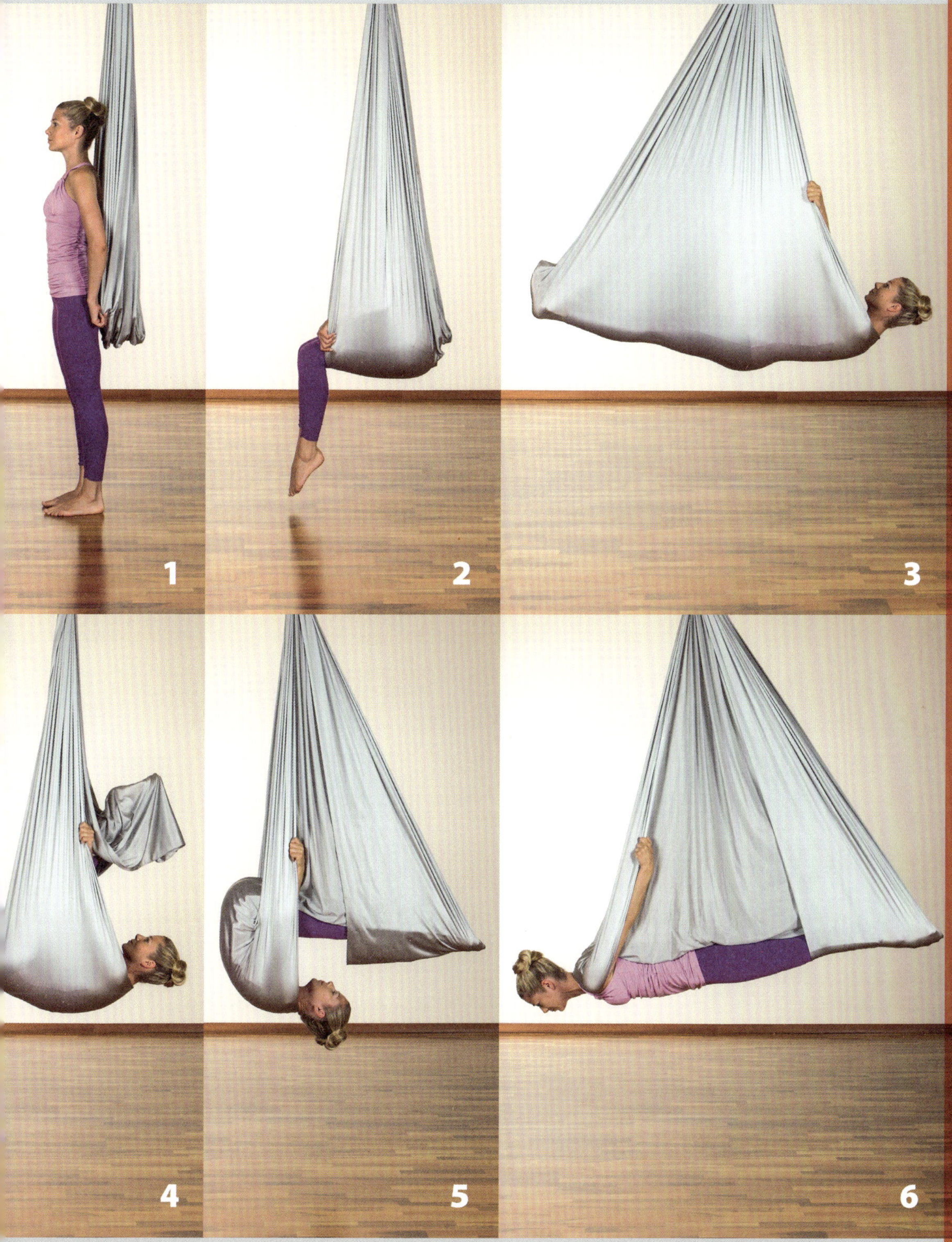
1
2
3
4
5
6

VAMPIRE FLOW
mit Hanging Bat

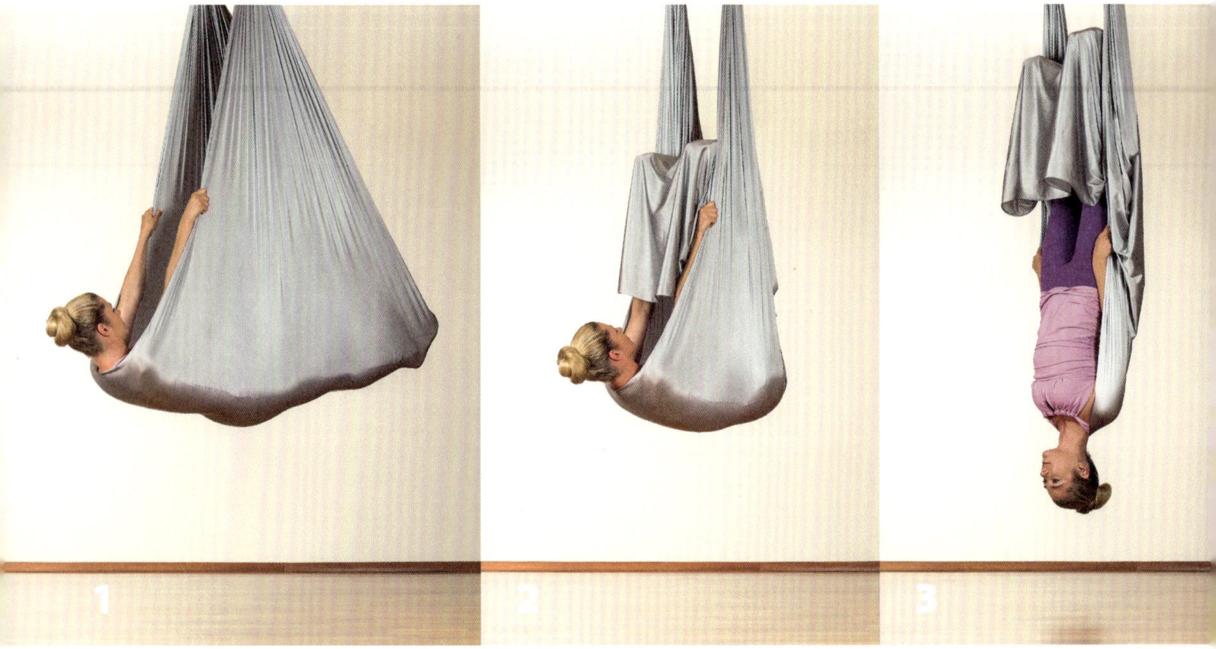

1 Richten Sie sich ein wie in der Ausgangsposition für Hanging Bat mit »Fußtasche« (Seite 177, Bild 3).

2 Halten Sie sich mit gestreckten Armen am Tuch fest. Heben Sie Beine und Becken nach oben an.

3 Kommen Sie nun in die Hanging-Bat-Position. Strecken Sie den Körper von den Schultern bis zu den Füßen.

4 Senken Sie die gestreckten Beine so weit ab, bis die Füße von der Fußtasche getragen werden. Dabei lassen Sie den Oberkörper noch in der aufrechten Position.

5 Wenn die Füße in der Fußtasche Halt gefunden haben, strecken Sie den Körper komplett für die Vampire-Haltung aus. Heben Sie den Kopf an, und halten Sie sich mit den Händen weiterhin an den Tuchkanten fest.

6 Beugen Sie die Hüfte ein, und rollen Sie den Rücken in das Tuch zurück. Strecken Sie die Beine dabei im Tuch nach oben zur Decke.

7 Legen Sie die Beine in das Tuch, und lassen Sie die Unterschenkel aus dem Tuch heraushängen.

8 Von hier aus starten Sie einen Exit Flip (Seite 178) und ziehen dazu die Beine zum Oberkörper an.

9 Vollenden Sie den Exit Flip, und landen Sie zum Abschluss mit den Füßen auf dem Boden – et voilà!

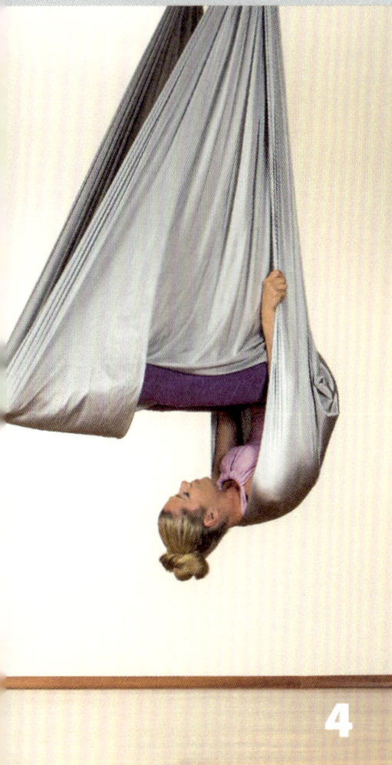
4

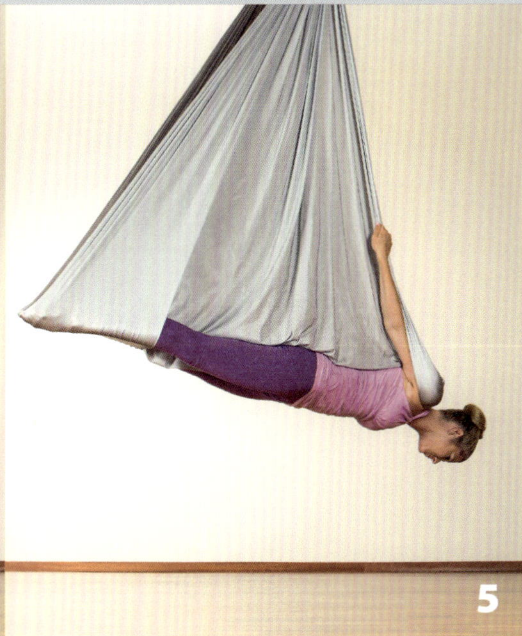
5

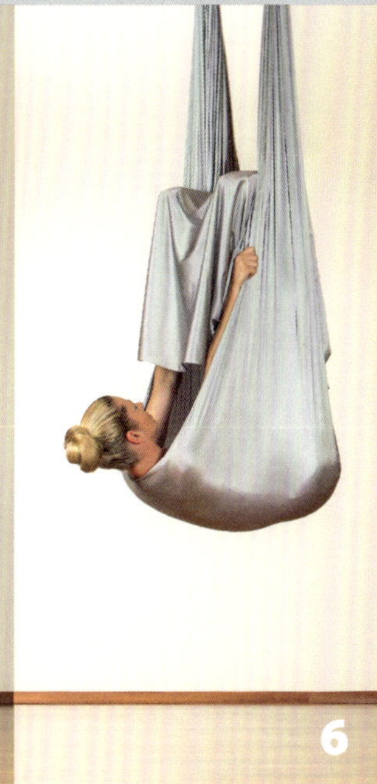
6

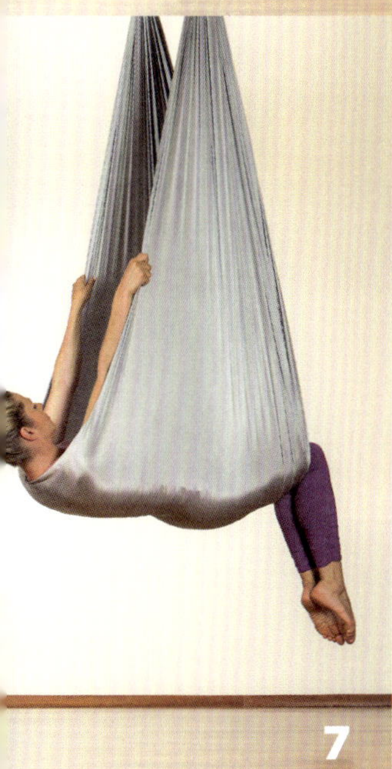
7

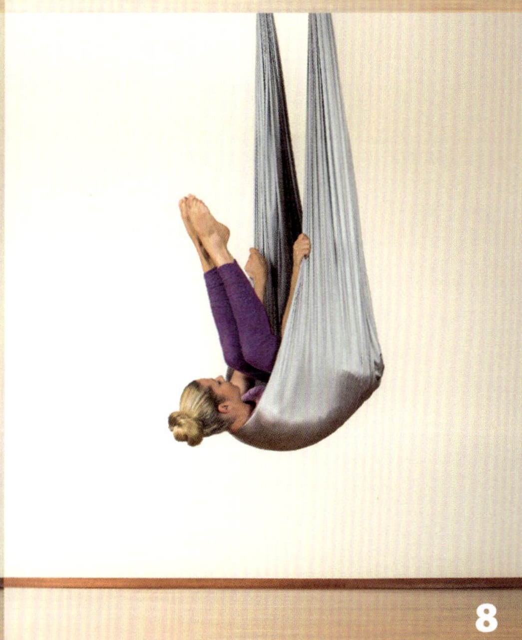
8

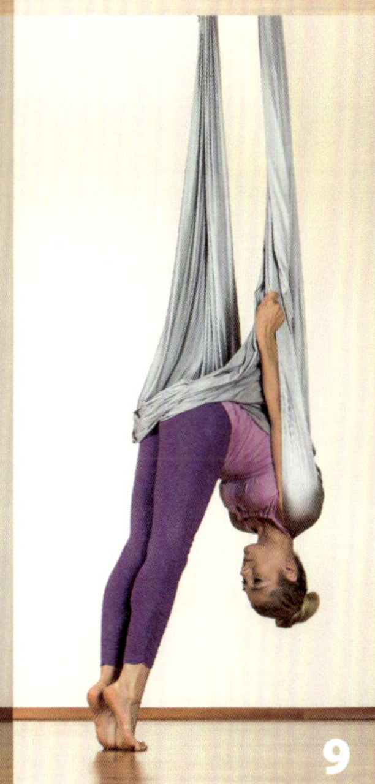
9

AROUND THE WORLD

Der langsame Salto mit Tuch

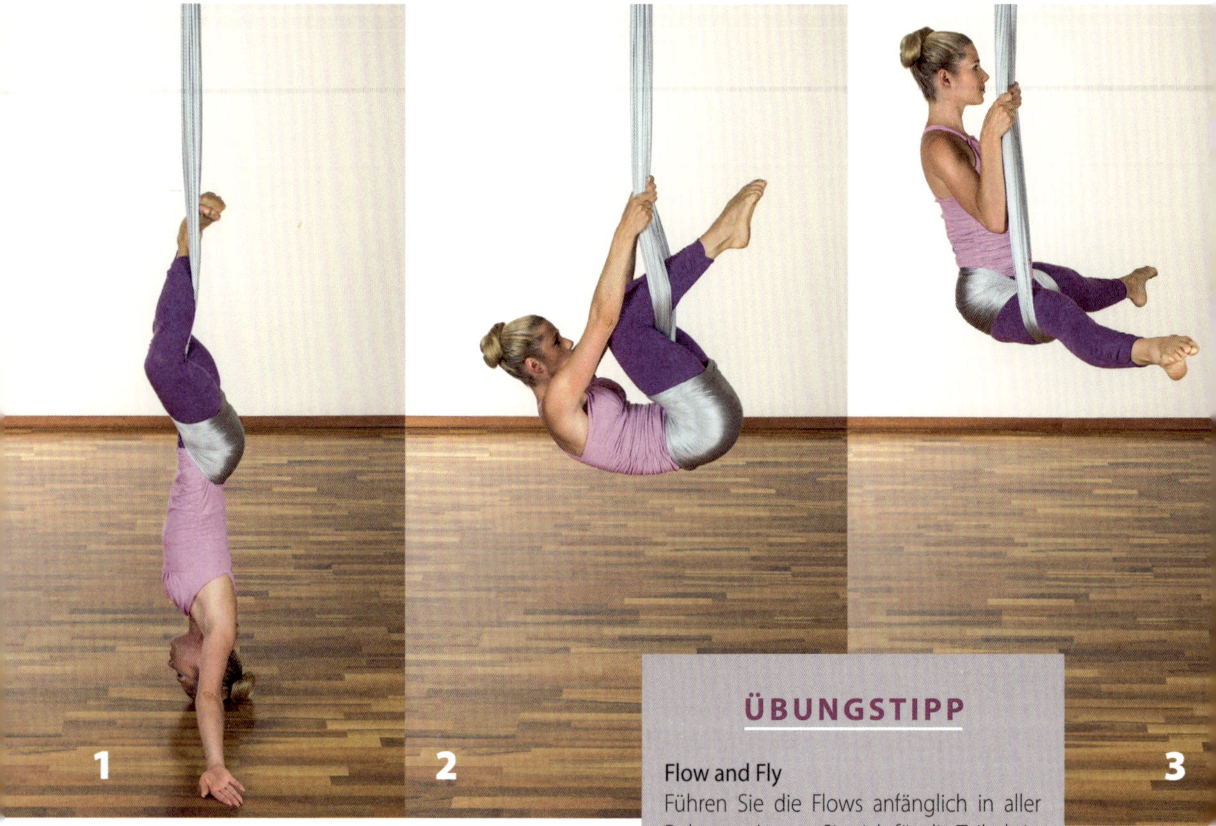

1 Beginnen Sie in der Hip Wrap Inversion (Seite 166).

2 Heben Sie den Oberkörper so weit wie möglich nach oben und halten sich mit den Händen an den Stoffsträngen. Hangeln Sie sich weiter nach oben, bis Sie sich mit den Händen oberhalb der Füße am Tuch festhalten können.

3 Ziehen Sie nun mit den Armen den Oberkörper nach. Dadurch kommen Sie automatisch in eine Sitzposition. Halten Sie die Beine in dieser Phase fest angespannt und gegrätscht!

ÜBUNGSTIPP

Flow and Fly
Führen Sie die Flows anfänglich in aller Ruhe aus. Lassen Sie sich für die Teilschritte und Zwischenpositionen genügend Zeit. Wenn Sie nach einer Weile immer mehr Routine erlangen, bleiben Sie dennoch mit Konzentration und Genauigkeit in der Ausführung bei der Sache, denn Ihre eigene Sicherheit sollte immer Priorität haben.

Mit etwas Übung werden die Bewegungsabläufe schon bald fließend und harmonisch. Mit Erlernen der Aerial Flows erreichen Sie den krönenden Abschluss der in diesem Buch vorgestellten Übungspraxis. In diesem Sinne wünschen wir Ihnen: FLOW GENTLY AND FLY HIGH!

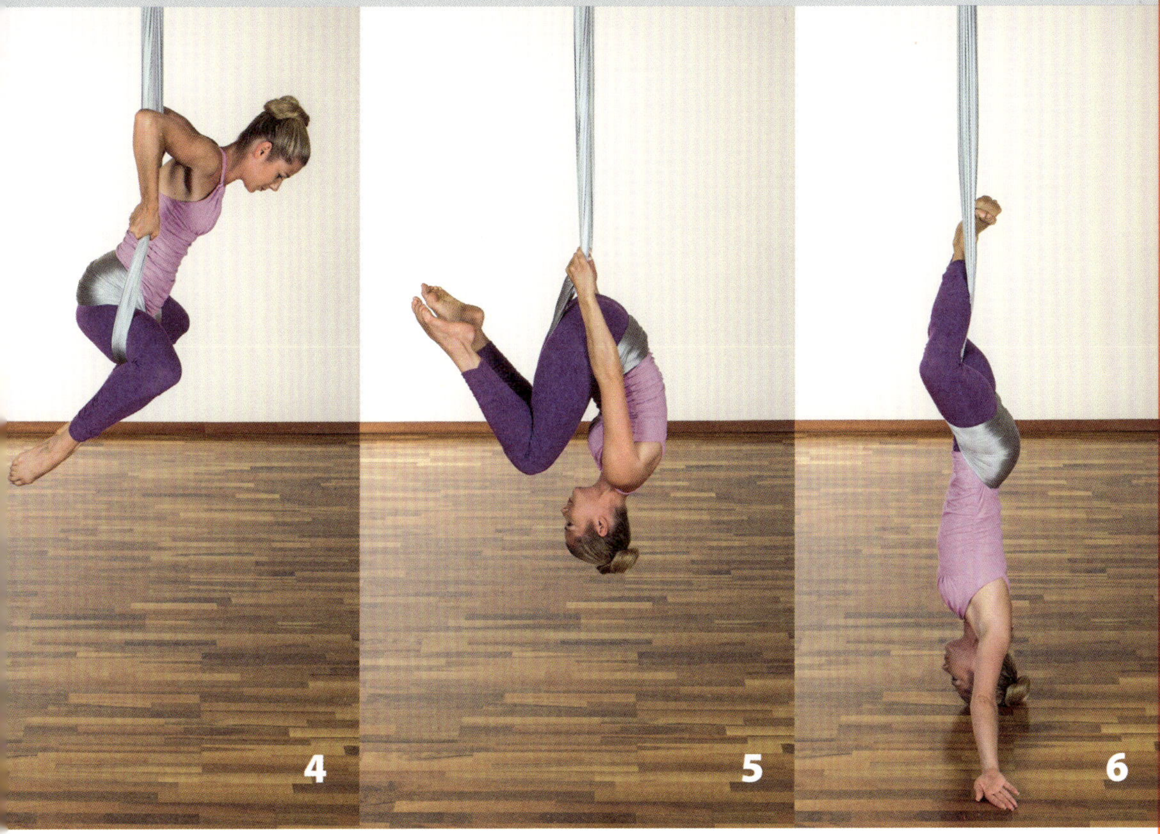

4 Legen Sie den Oberkörper nun ganz leicht durch das Tuch nach vorn und setzen die Hände einzeln so um, dass Sie das Tuch quasi von vorn nach hinten festhalten können.

5 Jetzt geht es abwärts! Schwingen Sie den Oberkörper nach vorn und lassen ihn durch die Schwerkraft nach unten sinken. Halten Sie sich mit den Händen fest. Wichtig: Beugen Sie sich dabei mit dem Oberkörper zu den Beinen – nicht die Hüfte strecken! Dann wird alles Weitere seinen Lauf nehmen und fast von allein funktionieren!

6 Während Sie sich weiterhin mit den Händen festhalten, verhaken Sie die Füße wieder mit dem Tuch und lösen dann langsam eine Hand nach der anderen, sodass der Rumpf nach unten sinken kann.

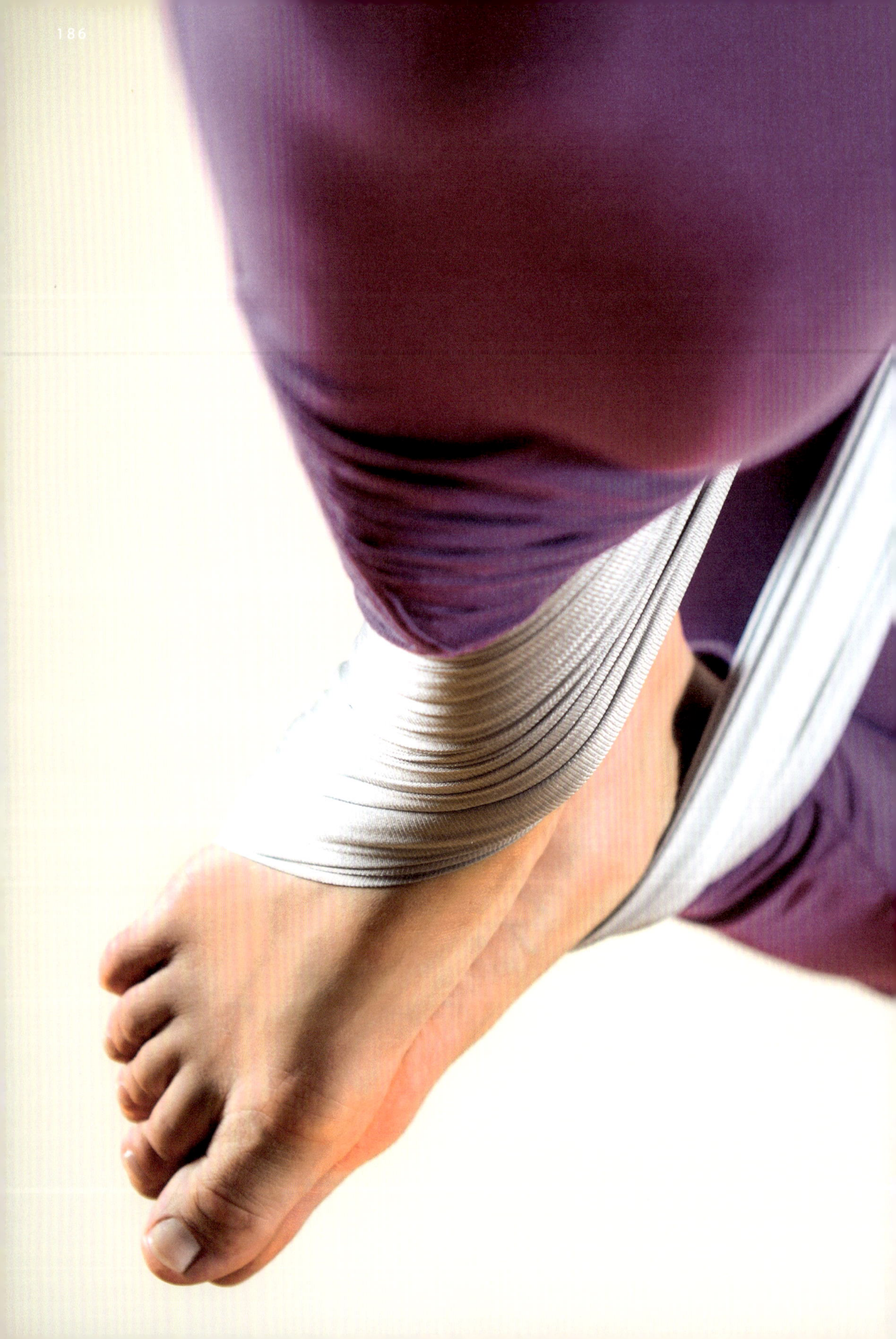

ÜBUNGSPROGRAMME

Im letzten Abschnitt dieses Buches möchten wir Ihnen verschiedene Programme vorstellen. So oder ähnlich unterrichten wir Aerial Yoga auch im Gruppenunterricht. Die Übungsfolgen ab Seite 188 sind bei unseren Schülern besonders beliebt.
Wenn Sie Ihr eigenes Tuch zu Hause installiert haben und praktisch üben können, wann und was Sie gerade brauchen oder mögen, können Sie natürlich Ihre Übungen individuell zusammenstellen. Doch gerade zu Beginn der »Aerial-Karriere« ist es hilfreich, ein paar Vorschläge zu bekommen. Hierfür eignen sich die Programme auf den kommenden Seiten ganz hervorragend. Mit der Zeit werden Sie ein gutes Gefühl für Dauer und Intensität der einzelnen Haltungen entwickeln und können sich dann eigene Übungsroutinen nach persönlichem Geschmack kreieren.

Die nachfolgenden Programme folgen ganz bestimmten Unterrichtsschwerpunkten und sind für Einsteiger wie auch für Geübte geeignet. Programmtitel wie Gutes für den Rücken, Energie für den Tag, Geschmeidig wie eine Katze, Loslassen leicht gemacht und Pure Stabilität lassen die Inhalte bereits im Vorfeld erahnen.

HINWEISE ZU DEN ÜBUNGSPROGRAMMEN

- Es übt sich leichter, wenn Sie die Basics auf den Seiten 37 bis 49 verinnerlicht haben. Diese Grundlagen benötigen Sie zum Üben.
- Die Programme sind lediglich Vorschläge. Sie können jederzeit Übungen weglassen oder hinzufügen. Auch die Änderung der Übungsreihenfolge kann relativ flexibel gestaltet werden. Sinnvoll ist es, wenn Sie mit einer Einstimmung beginnen, einen aktiveren Übungshauptteil folgen lassen und eine Routine mit einer Entspannung ausklingen lassen.
- Lassen Sie sich grundsätzlich genügend Zeit beim Üben, und hetzen Sie nicht durch die Programme. Aerial Yoga ist kein Wettlauf, sondern Genuss pur!
- Zeitlich betrachtet, sollten Sie Ihrem Körper die Möglichkeit geben, sich über einen längeren Prozess hinweg an die neuen positiven Trainingsbelastungen anzupassen. Es braucht eine Weile, bis man merkt, dass man kräftiger und flexibler wird. Wenn Sie achtsam üben und sich Zeit lassen, in Ihren Körper hineinzufühlen, beugen Sie auch möglichen Verletzungen vor und profitieren insgesamt mehr von Ihrem Training.
- Wenn Sie einmal weniger Zeit zur Verfügung haben und trotzdem eines der folgenden Programme üben möchten, lassen Sie einfach ein paar Übungen weg.
- Versuchen Sie Ihre Übungspraxis zu einem regelmäßigen Ritual werden zu lassen. Kontinuität ist der Schlüssel zu Ihrem Erfolg. Täglich ein paar Minuten sind viel besser, als alle zwei Wochen ein Marathonprogramm zu absolvieren.
- Wenn Sie sich eigene Übungssequenzen zusammenstellen möchten, ist es für einen harmonischen Übungsfluss praktisch, sich für eine Tuchhöhe (knie- oder hüfthoch) zu entscheiden. Und: Verbessern Sie nicht nur Ihre Stärken, sondern üben Sie auch Haltungen, die ein wenig an Ihren Schwächen »kratzen«.

Wir wünschen Ihnen ganz viel Spaß beim Üben!

PROGRAMM 1
Gutes für den Rücken

SCHWIERIGKEIT
- Für alle Levels geeignet

DAUER
- 25–30 Minuten

TUCH
- Einstellung auf Kniehöhe

BESONDERHEITEN
- Präventivprogramm zur Gesunderhaltung des Rückens
- Auch geeignet bei Bandscheibenproblemen nach Abschluss von physiotherapeutischen Maßnahmen

WIRKUNG
- Kräftigung der Stützmuskulatur des Rumpfes, insbesondere Bauch, Rücken und Schultergürtel
- Mobilisierung und Beweglichhaltung der Wirbelsäule
- Beseitigung von muskulären Verspannungen

ÜBUNGSHINWEISE

- Bevor Sie beginnen, nehmen Sie sich bitte kurz Zeit, und verschaffen Sie sich einen Überblick über die einzelnen Übungen.
- Versuchen Sie, auch wenn es in der Beschreibung nicht extra angegeben ist, die Übungen mit einer langsamen, dynamischen Bewegung durchzuführen. Vor allem bei bestehenden Rücken-Nacken-Verspannungen ist rhythmisches Bewegen geeigneter als statisches Ausharren in einer Haltung.
- Finden Sie einen eigenen Atemrhythmus, der sich gut für Sie anfühlt.
- Nach der Entspannung in Floating Relaxation ziehen Sie sich am Tuch nach oben zum Sitzen und verweilen noch einige Atemzüge, bevor Sie aus dem Tuch aussteigen.
- Achten Sie insbesondere darauf, ob sich eventuell vorhandene Beschwerden während des Übens bis hin zu zwei Tage danach nicht verschlimmern. Ansonsten verringern Sie Intensität und Durchführungsdauer der einzelnen Übungen.

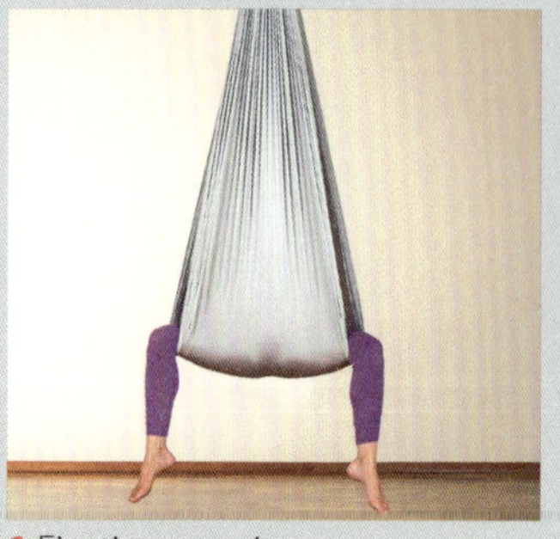

1 Einstimmung im John-Wayne-Sitz, Seite 48

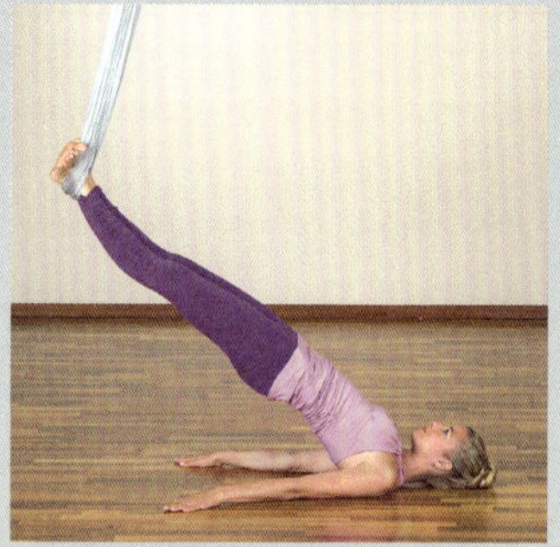

4 Reverse Plank, Seite 74

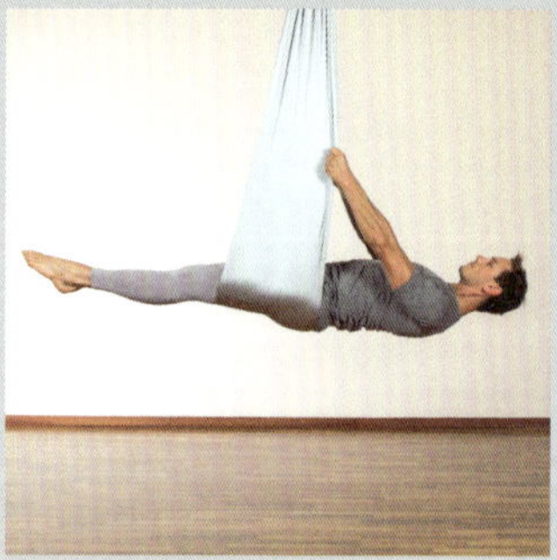

7 Table Top, Seite 152

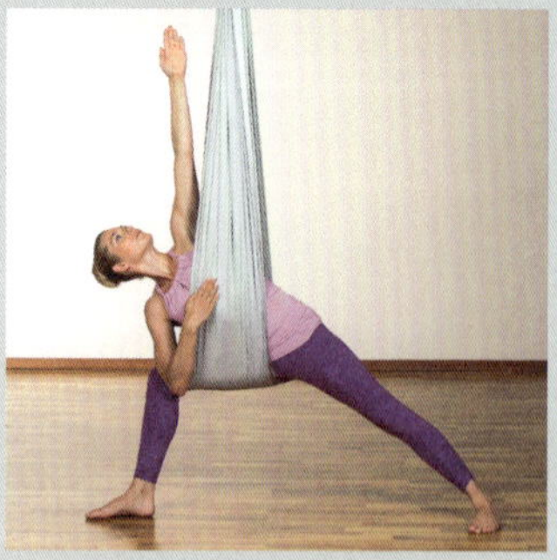

10 Runners Twist, Seite 136

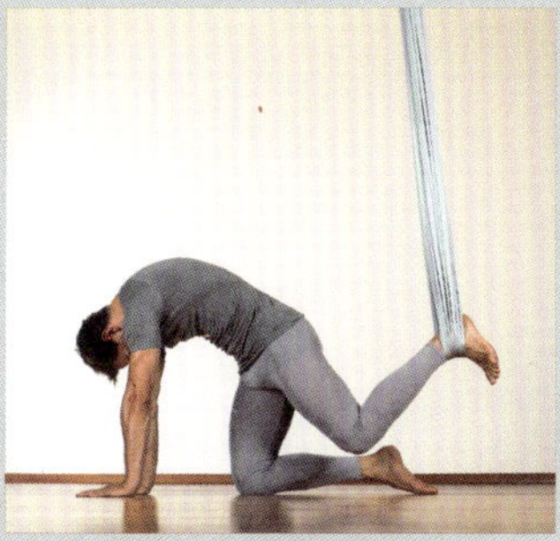

2 Cat & Cow, Seite 58

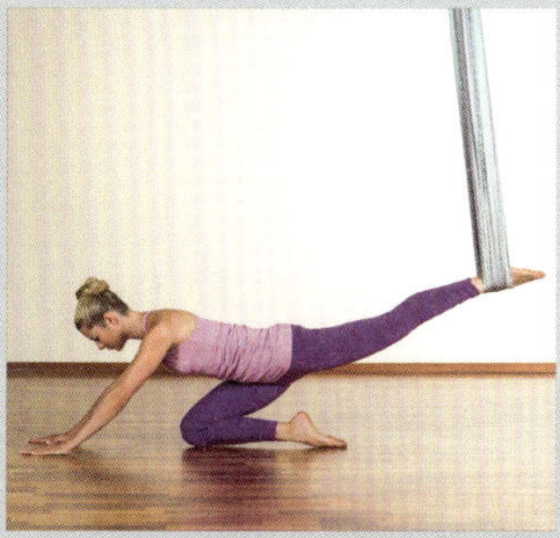

3 Cat & Cow mit Slide Back, Seite 60

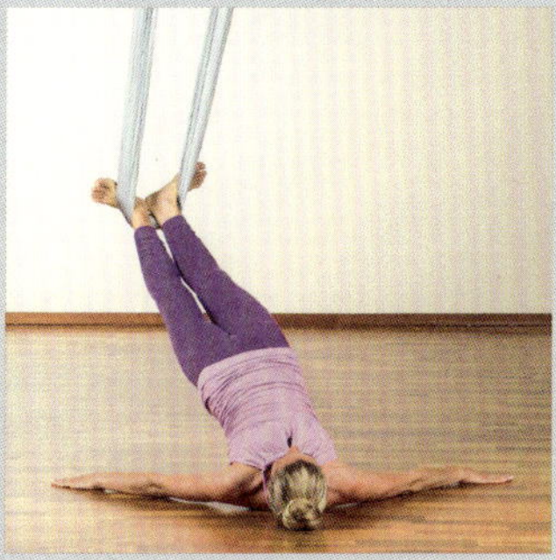

5 Reverse Plank mit Side Swing, Seite 76

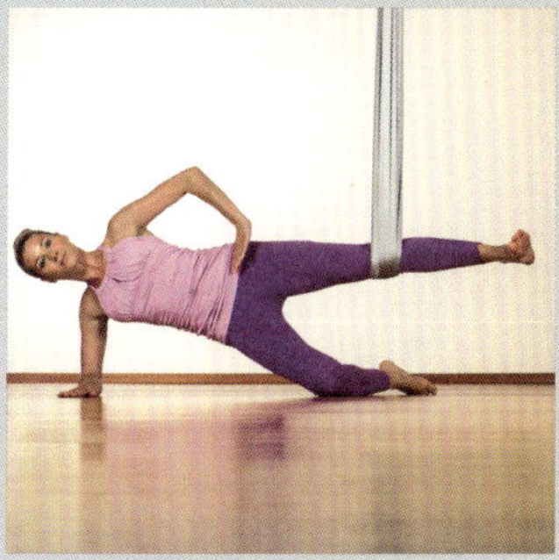

6 Side Plank Simple Edition, Seite 90

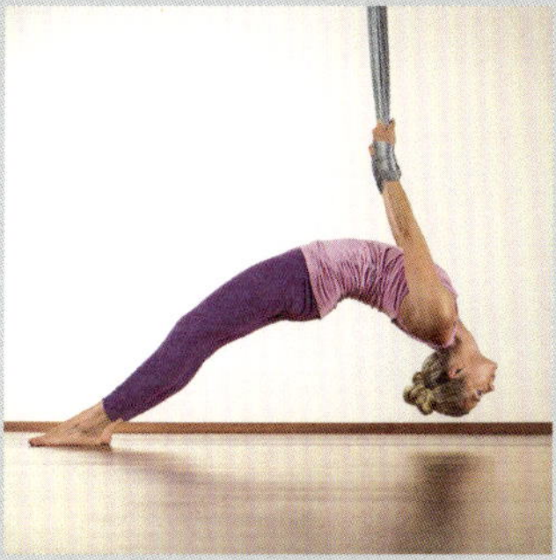

8 Lifted Fish, Seite 126

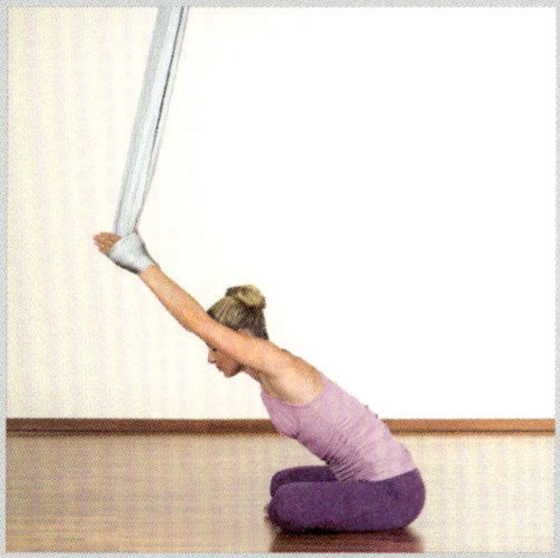

9 Seated Series, Stretched Tailors Seat, Seite 52

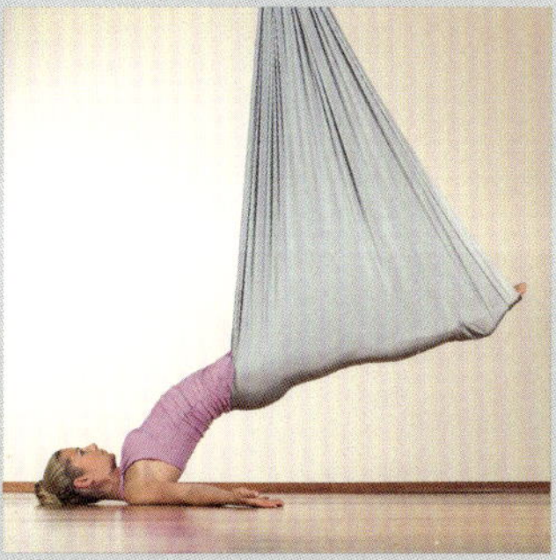

11 Waterfall, Seite 96

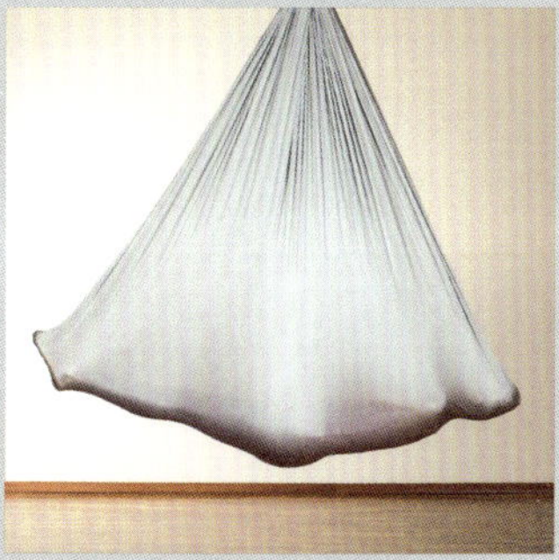

12 Floating Relaxation, Seite 160

PROGRAMM 2

Energie für den Tag

SCHWIERIGKEIT
- Für alle Levels geeignet

DAUER
- 25–30 Minuten

TUCH
- Einstellung auf Hüfthöhe

BESONDERHEITEN
- Ein Allroundprogramm für jeden Tag

WIRKUNG
- Wegen der Mischung aus verschiedenen Übungen mit ganz unterschiedlichen Ansprüchen sind die Wirkungen entsprechend vielfältig. Letztendlich macht dieses Programm wach und sicher auch glücklich. Schwebend glücklich!

ÜBUNGSHINWEISE

- Dieses Programm kann man immer dann üben, wenn man das Bedürfnis nach einem schnell wirksamen Energieschub hat. Es eignet sich besonders gut am Morgen zum Aufwecken des müden Körpers.
- Wir haben in dieser Sequenz für Sie abwechslungsreiche Übungen mit ganz unterschiedlichen Anforderungen zusammengestellt. Von allem ist etwas dabei: Kraft und Beweglichkeit, Statik und Dynamik, Inversions und Flips und eine kleine Ruhephase am Ende der Einheit.
- Wenn Sie dieses Programm am Morgen üben, halten Sie die Entspannungsphase am Ende der Übungseinheit bitte recht kurz. Sie wollen anschließend ja aktiv sein und nicht wieder einschlafen. Statt in Floating Relaxation zu entspannen, können Sie auch für einige Atemzüge im Floating Tailors Seat die Wirkung der Übungen auf Körper und Geist nachspüren.
- Ansonsten gilt wie immer: Lassen Sie weg, was Ihnen nicht gefällt, nehmen Sie hinzu, was Sie gerne mögen!

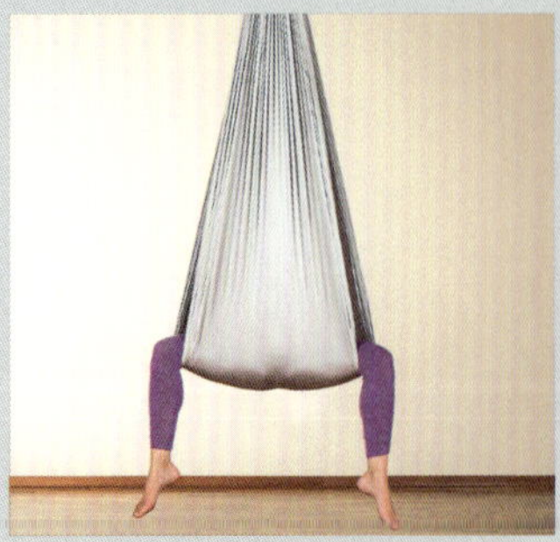

1 Kurze Einstimmung im John-Wayne-Sitz, Seite 48

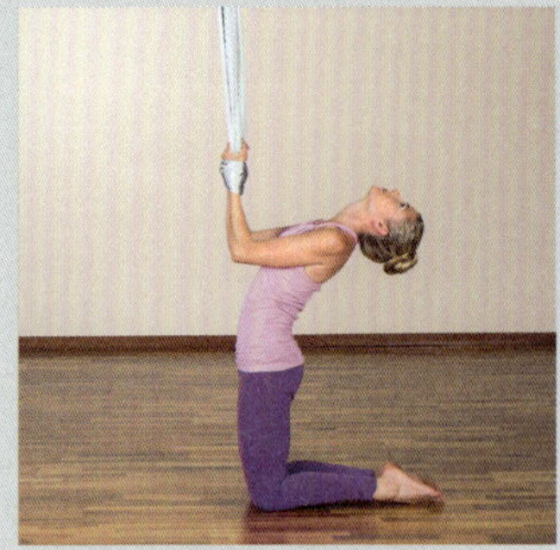

4 Camel Pose I, Seite 68

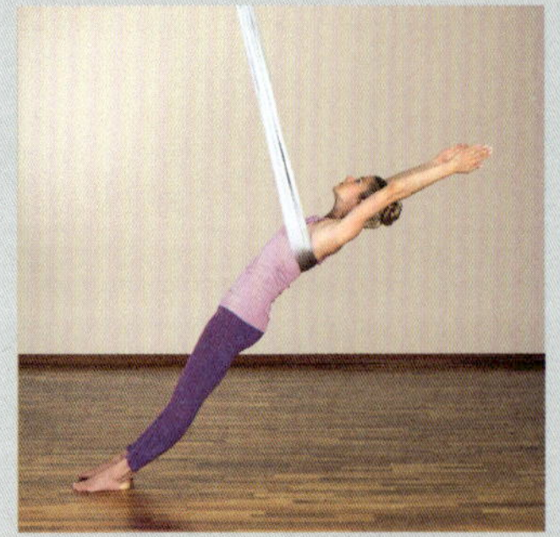

7 Leaning Plank, Seite 116

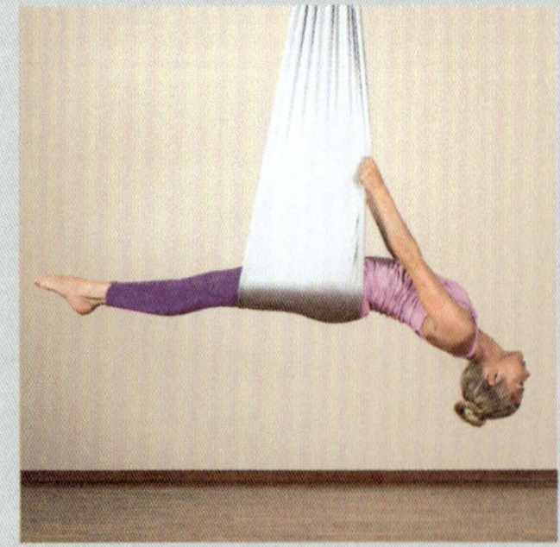

10 Floating Fish, Seite 154

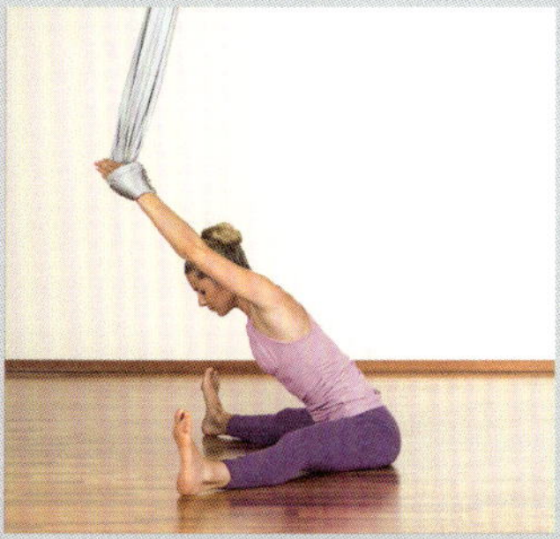

2 Seated Series, Body Floating Straddle, Seite 54

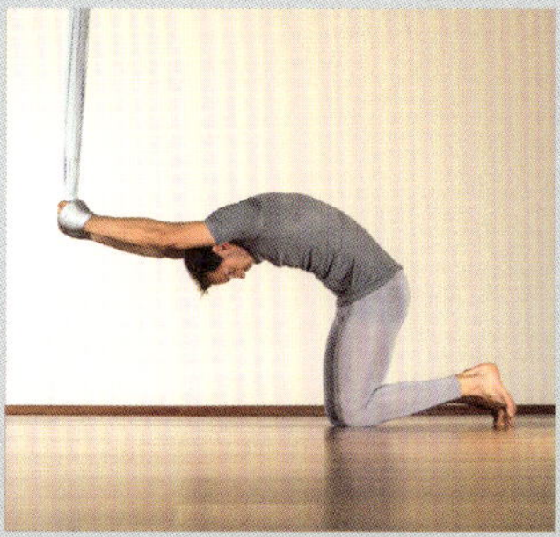

3 Cat & Cow mit Suspended Arms, Seite 62

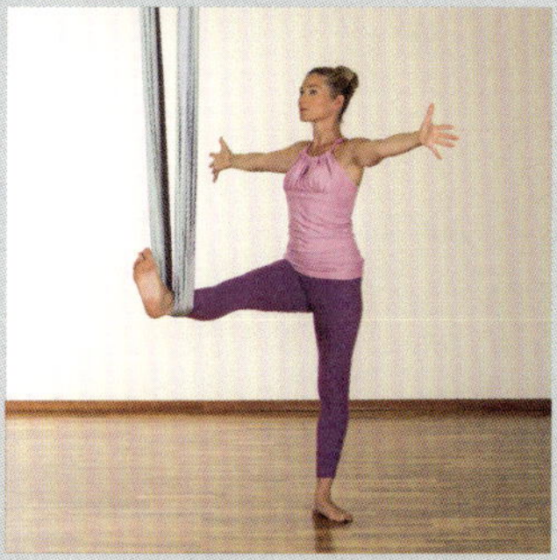

5 Leg Swing, Variation, Seite 101

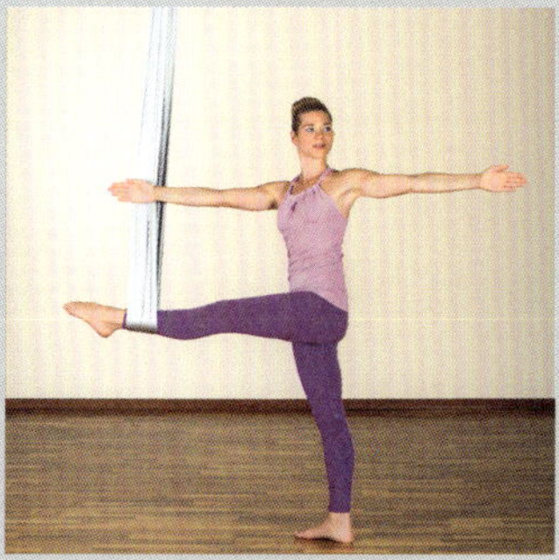

6 Leg Stretch Spinal Twist, Dynamic Twist, Seite 106

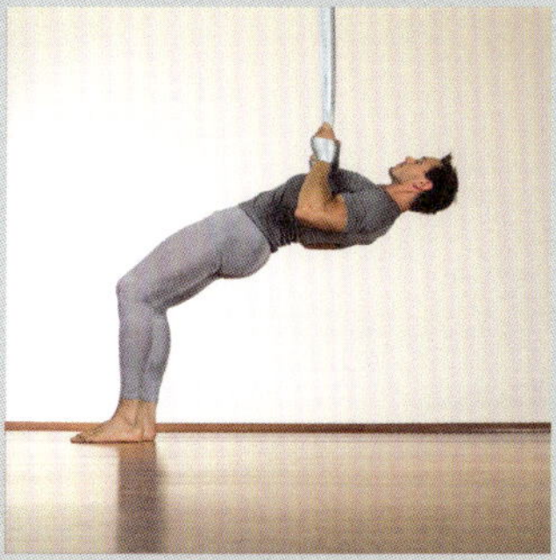

8 Suspended Chin Ups, Seite 122 oder Variationen, Seite 124

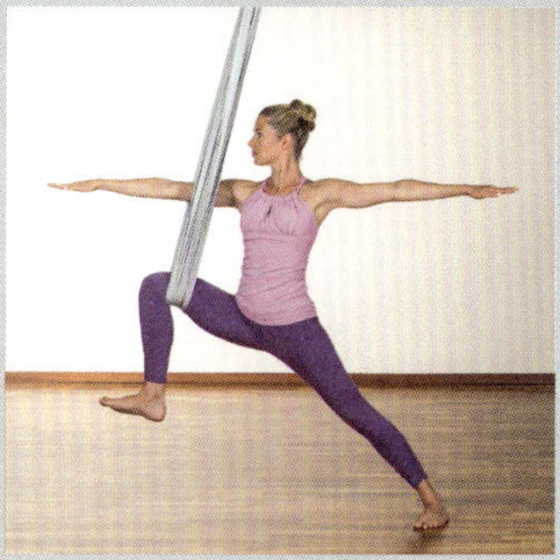

9 Warrior II, Variation, Seite 134

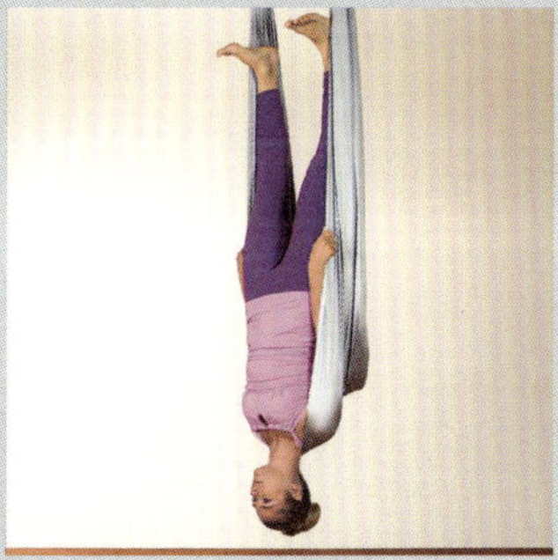

11 Hanging Bat, Seite 174

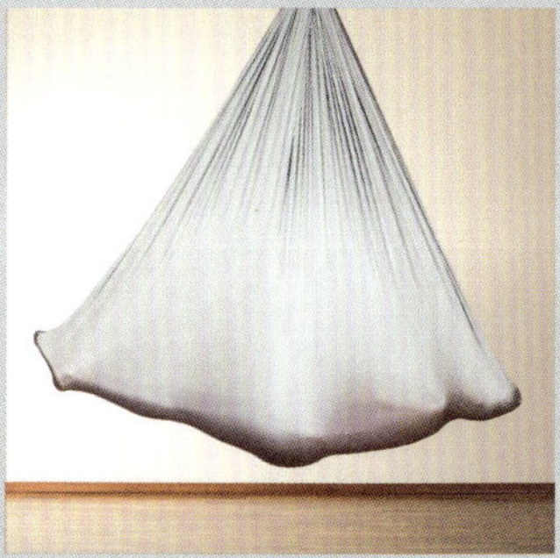

12 Floating Relaxation, Seite 160

PROGRAMM 3

Geschmeidig wie eine Katze

SCHWIERIGKEIT
- Einsteiger und Geübte

DAUER
- 45–60 Minuten

TUCH
- Einstellung auf Hüfthöhe

BESONDERHEITEN
- Übungsprogramm mit Schwerpunkt »Dehnung« und Faszientraining

WIRKUNG
- Verbesserung der Gelenkbeweglichkeit
- Verbesserung der Muskelflexibilität
- Training der Faszien (siehe Informationen zum Faszientraining auf Seite 26)
- Beseitigung muskulär bedingter Verspannungen
- Verbesserung der körpereigenen Wahrnehmung
- Steigerung der Konzentrationsfähigkeit

ÜBUNGSHINWEISE

- Dieses Übungsprogramm gibt Ihnen bei entsprechend konzentrierter Übungsweise die Möglichkeit, sich bewusst mit Ihrem Körper zu verbinden und seine tiefen Strukturen wahrzunehmen.
- Achtsames Üben lässt Sie Ihre eigenen Grenzen spüren. So lernen Sie auch im Alltag, Grenzen wahrzunehmen und entsprechend behutsam mit sich selbst umzugehen.
- Üben Sie langsam. Eile wäre fehl am Platz! Wenn Sie weniger Zeit haben, dann lassen Sie besser einige der vorgeschlagenen Übungen weg, als gestresst durch das Programm zu hetzen.
- Gerade die Übungen im Aerial Yoga, die auf Dehnung ausgerichtet sind und die eigenen verspannten Strukturen im Körper aufdecken und erkennen lassen, sind sehr wohltuend. Wenn Sie also bei einer bestimmten Übung ein besonders angenehmes Empfinden haben, dann üben Sie diese gern mehrmals.
- Üben Sie die rechte und linke Körperseite möglichst gleich lang.

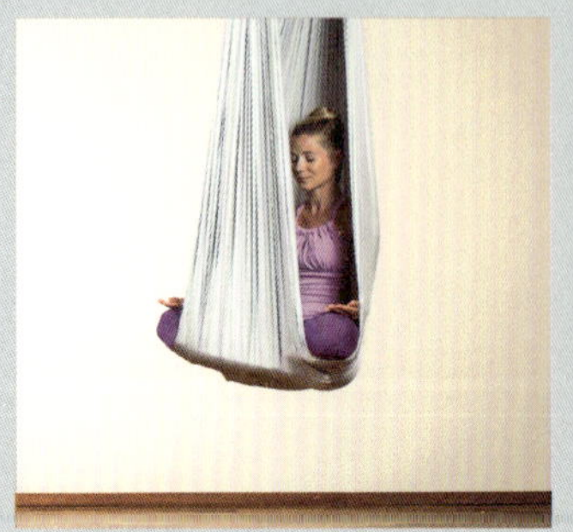

1 Einstimmung in Floating Tailors Seat, Seite 48

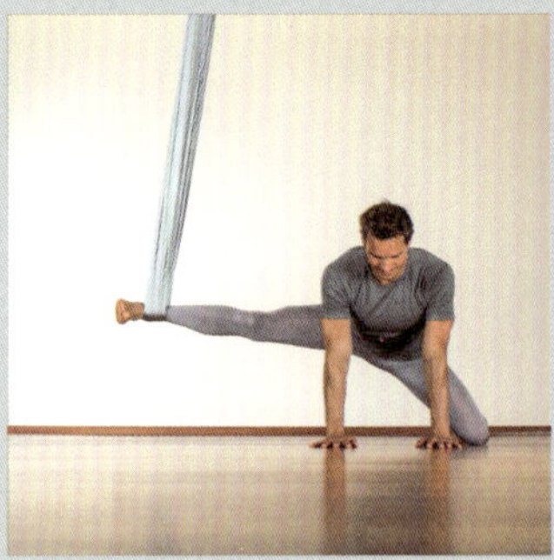

5 Half Horse, Seite 64

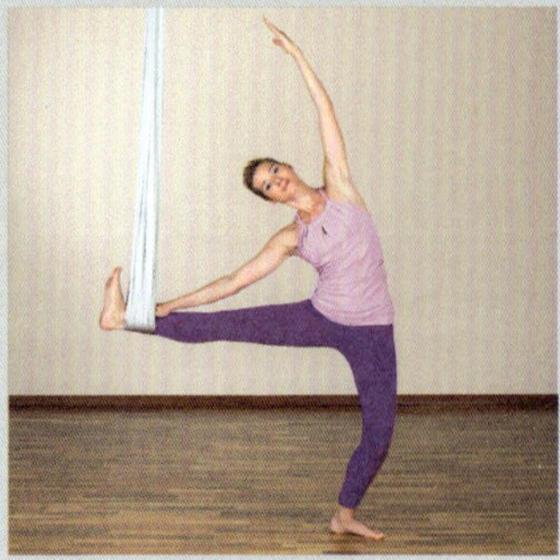

9 Dancers Series Part II, Lateral Stretch, Seite 112

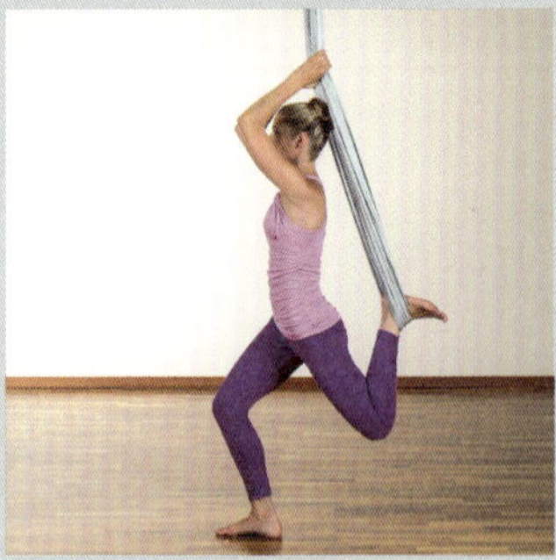

13 Quad Stretch, Seite 140

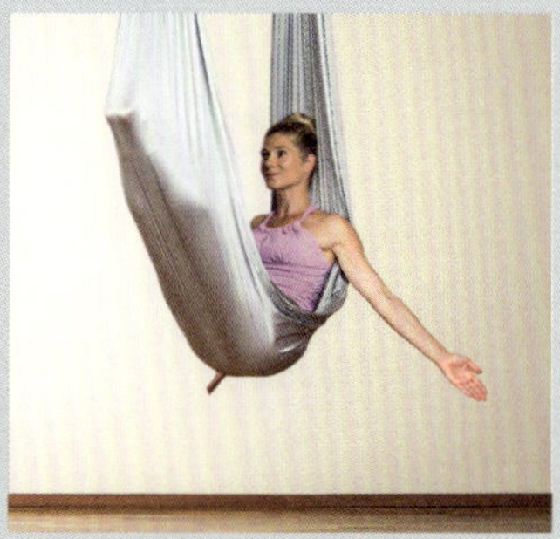

2 Pre Stretch Hamstrings, Seite 146

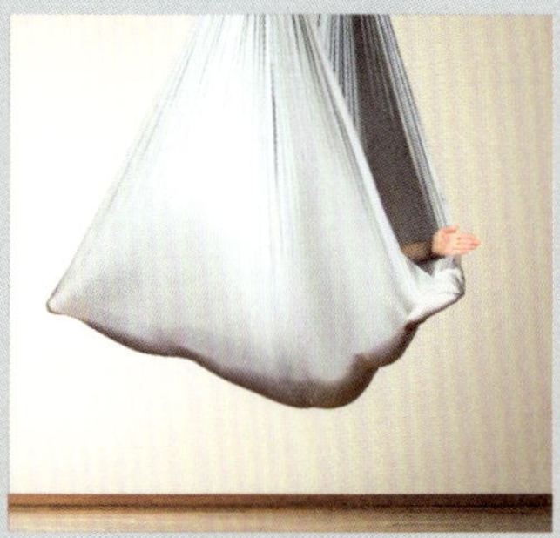

3 Pre Stretch Adduktoren, Seite 150

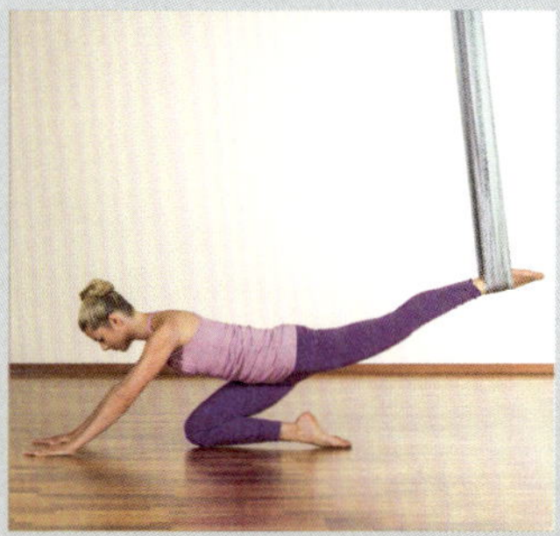

4 Cat & Cow mit Slide Back, Seite 60

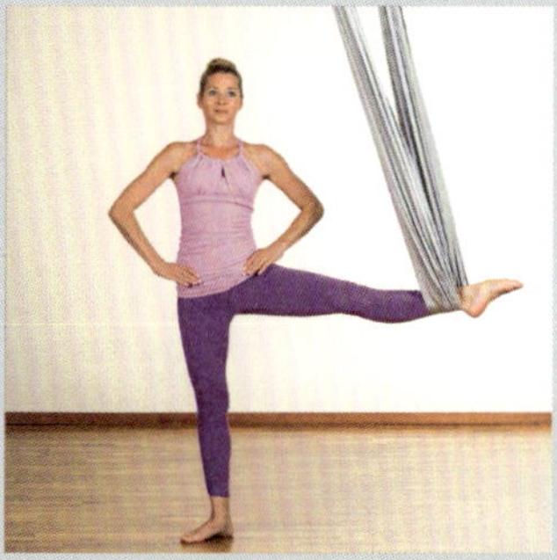

6 Leg Swing, Seite 100

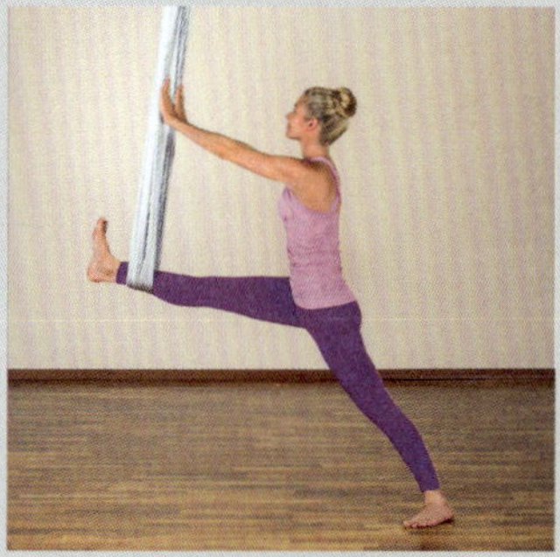

7 Leg Stretch, Slide, Seite 102

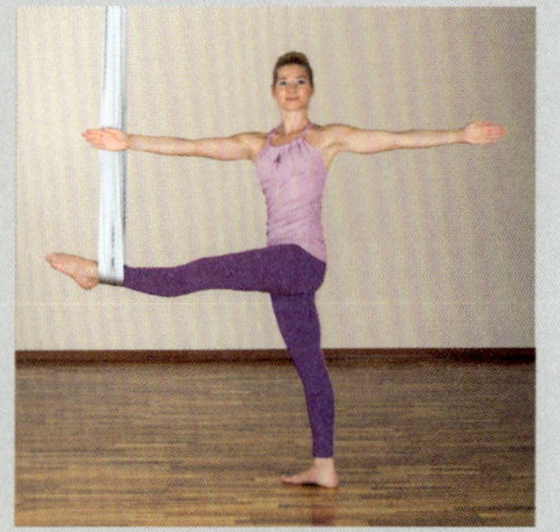

8 Leg Stretch Spinal Twist, Seite 104

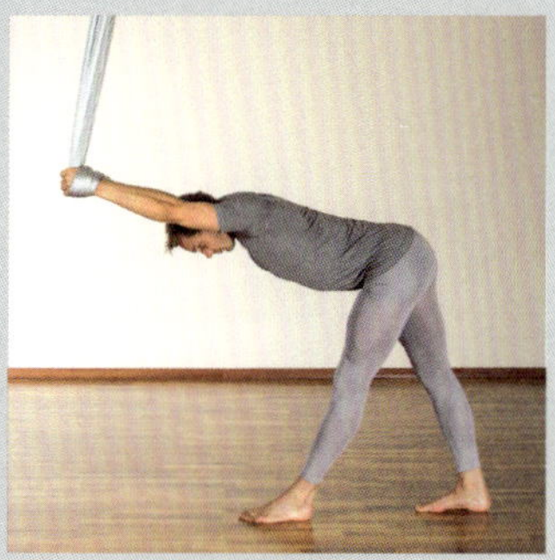

10 Forward Hinge, Parshvottanasana, Seite 115

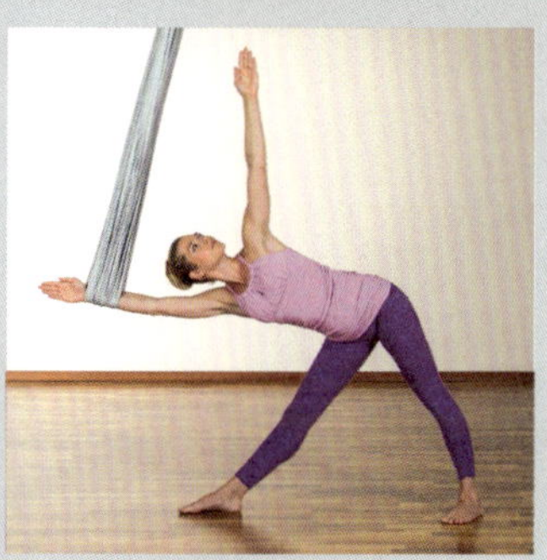

11 Triangle Pose, Seite 132

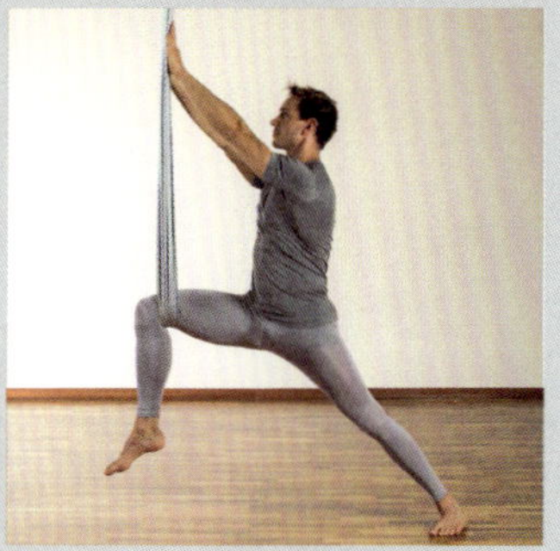

12 Warrior I, Variation, Seite 138

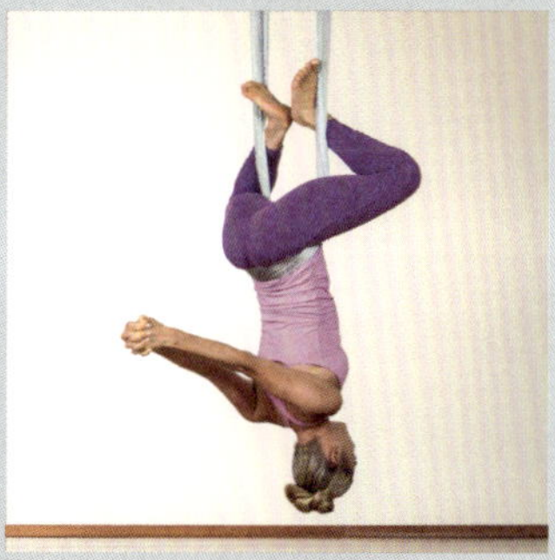

14 Hip Wrap Inversion, Straight Arms, Seite 168

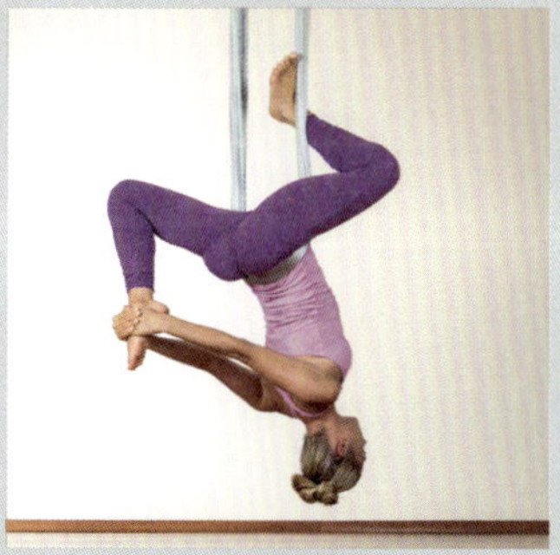

15 Hip Wrap Inversion, Inverted Pidgeon, Seite 169

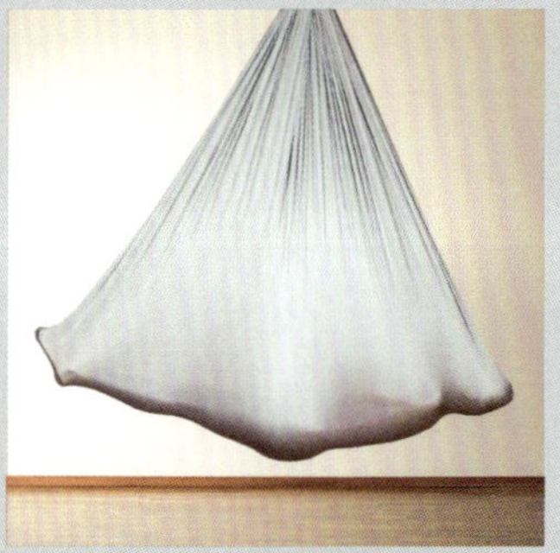

16 Floating Relaxation, Seite 160

PROGRAMM 4
Loslassen leicht gemacht

SCHWIERIGKEIT
- Einsteiger und Geübte

DAUER
- Etwa 60 Minuten

TUCH
- Einstellung auf Hüfthöhe

BESONDERHEITEN
- Den Spannungen des Alltags entgegenwirken

WIRKUNG
- Verbesserung der Beweglichkeit in Bezug auf Muskeln, Gelenke und Faszien
- Beseitigung von Muskelverspannungen
- Loslösen vom Alltag und Rückzug zu sich selbst
- Geistiges Sortieren von Gedanken, Wünschen und Zielen
- Mentale und körperliche Entspannung

ÜBUNGSHINWEISE

- Die meisten Menschen halten fest an Dingen, an anderen Menschen, an Gedanken, an Einstellungen, an Ritualen und vielem mehr. Manchmal bringt uns Festhalten im Leben vorwärts, etwa wenn wir ein persönliches Ziel verfolgen oder wenn uns bestimmte Rituale eine gewisse Ordnung geben und Sicherheit verleihen. In anderen Aspekten wiederum kann uns Festhalten enorm blockieren, wenn es beispielsweise um das Horten und Halten von Gegenständen geht oder uns festgefahrene Vorstellungen und Gedanken nicht mehr weiterbringen. Dann hilft Abgeben und Loslassen oder zumindest ein geschützter Raum, der Selbstreflexion möglich macht. Mit dem Aerial-Tuch ist das besonders gut möglich, vor allem wenn Sie sich viel Zeit beim Üben lassen und vielleicht auch jede Übung ein bisschen länger durchführen als in der Beschreibung angegeben.

- Wenn Übungen als dynamische Bewegung beschrieben sind, können Sie dennoch gern ein paar Atemzüge in einer bestimmten Dehnstellung verweilen und das Gefühl des Loslassens bewusst genießen.

- Aus der Entspannungsposition am Ende des Übungsprogramms ziehen Sie sich entweder zum Sitzen nach oben oder verlassen das Tuch mit einem Exit Flip (Seite 178).

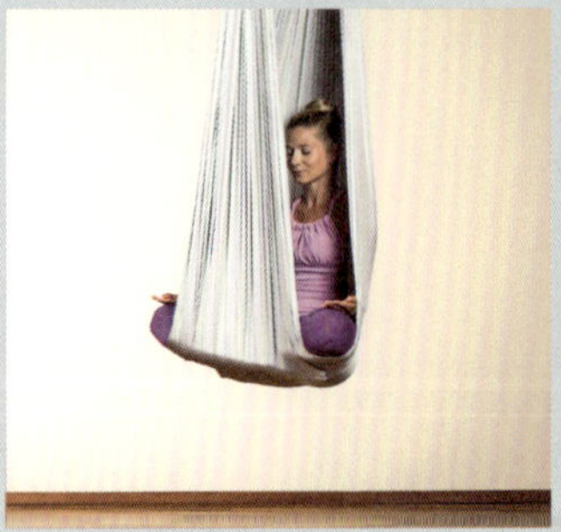

1 Einstimmung in Floating Tailors Seat, Seite 48

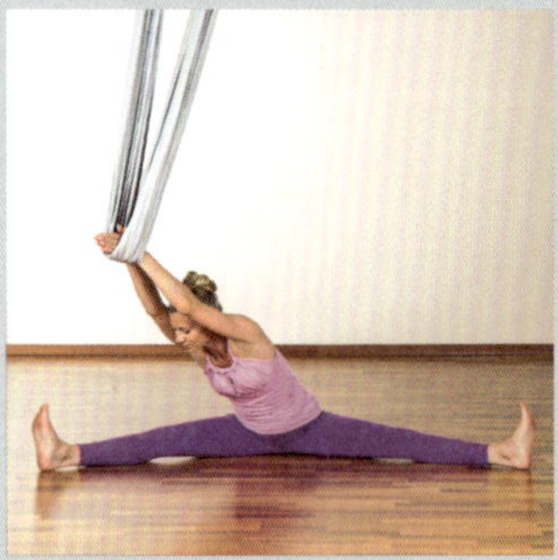

5 Seated Series, Seated Side Swing, Seite 56

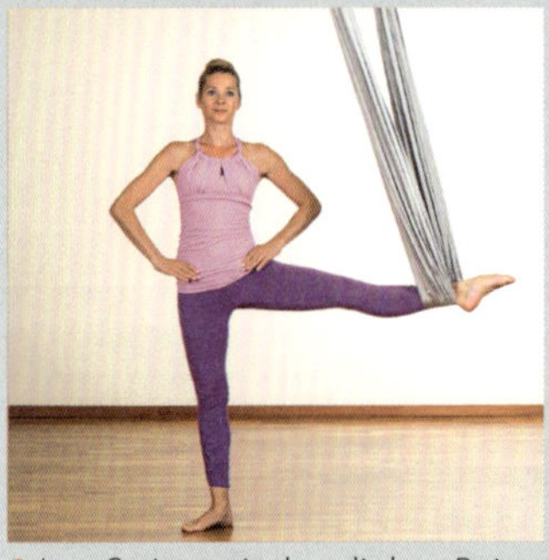

9 Leg Swing mit dem linken Bein im Tuch, Seite 100

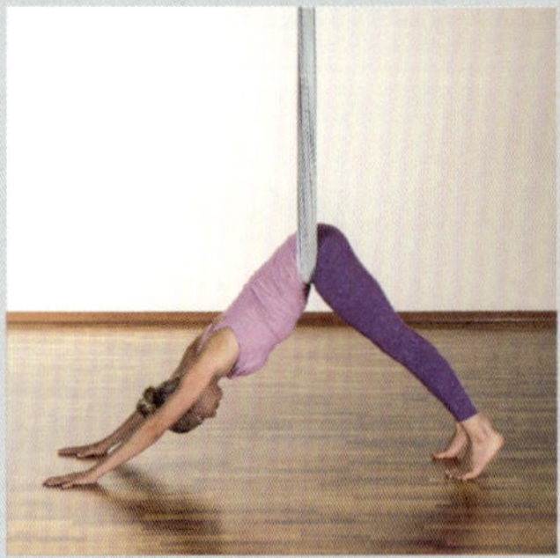

13 Downward Dog, Seite 142

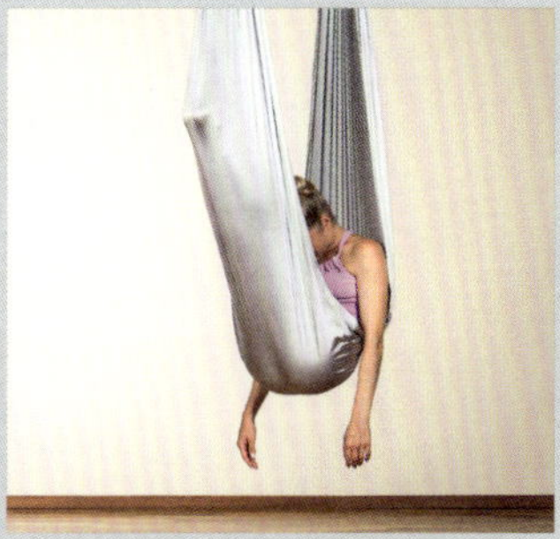

2 Pre Stretch Hamstrings, Floating Pashchimottanasana, Seite 148

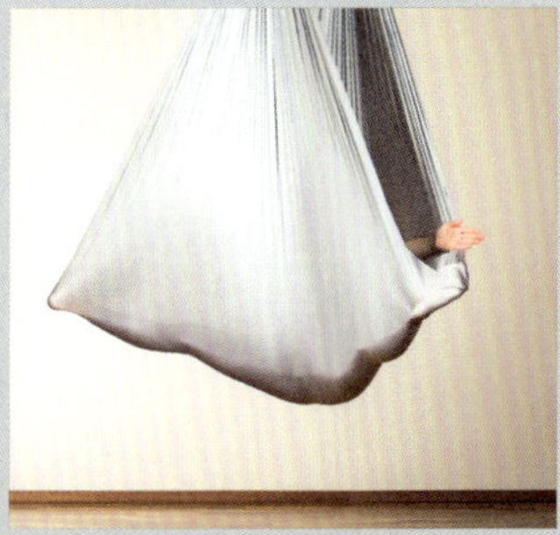

3 Pre Stretch Adduktoren, Seite 150

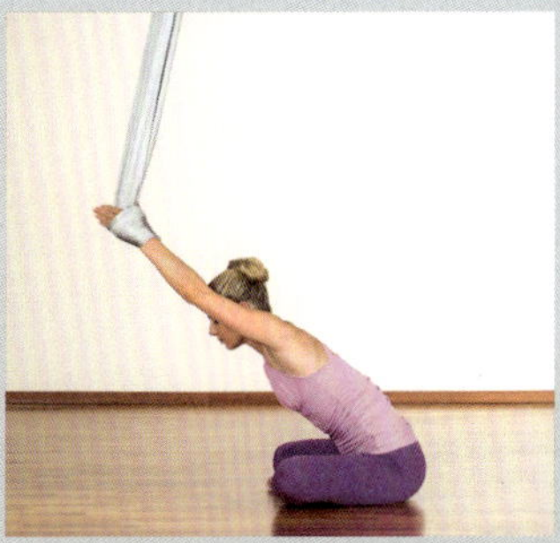

4 Seated Series, Stretched Tailors Seat, Seite 52

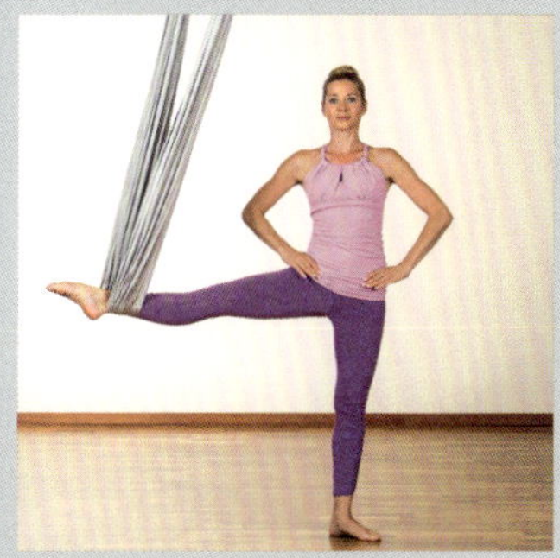

6 Leg Swing mit dem rechten Bein im Tuch, Seite 100

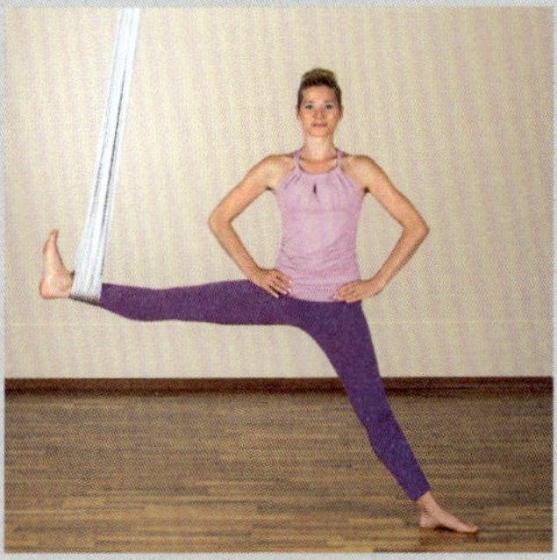

7 Dancers Series Part I, Slide mit rechtem Bein im Tuch, Seite 110

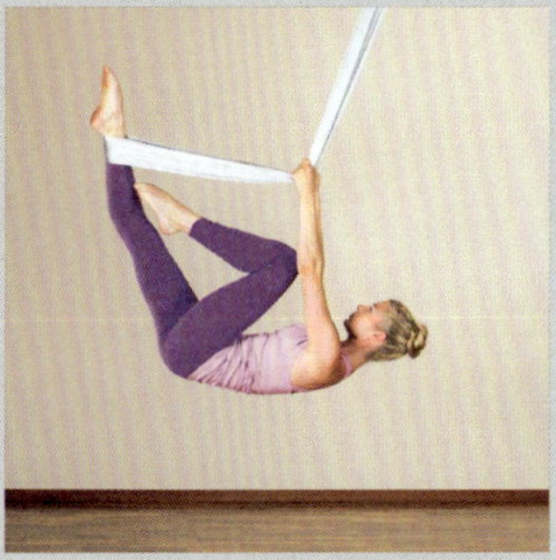

8 Leg Change Flow zum Wechsel des Übungsbeins, Seite 108

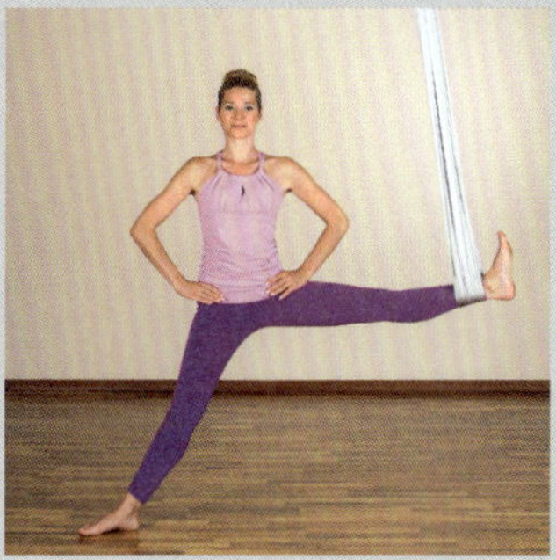

10 Dancers Series Part I, Slide mit linkem Bein im Tuch, Seite 110

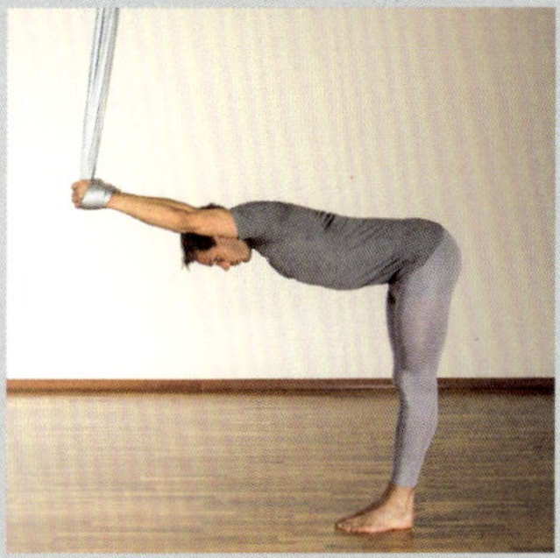

11 Forward Hinge, Seite 114

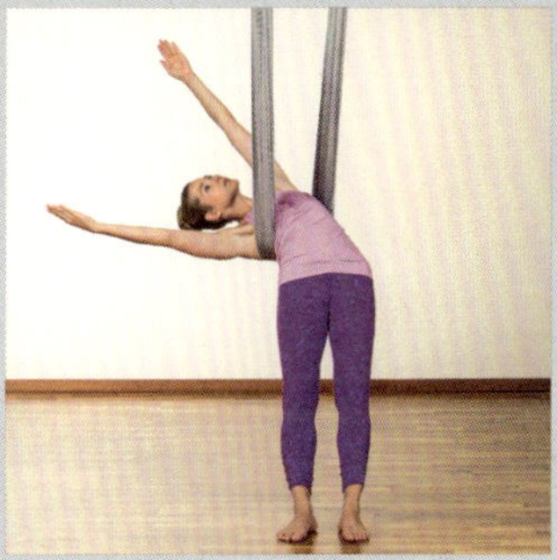

12 Leaning Plank, Dynamic Swing, Seite 118

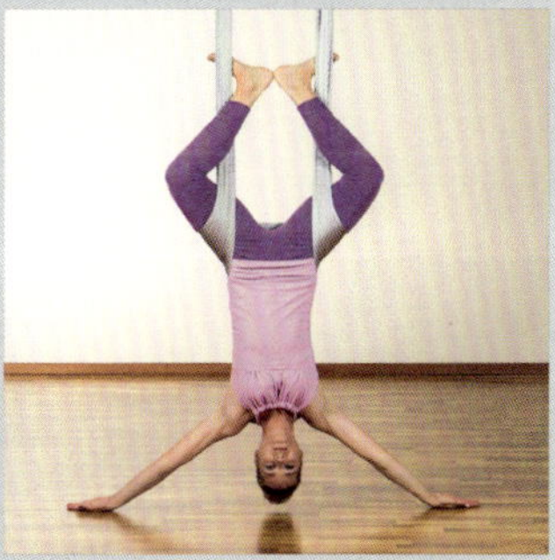

14 Hip Wrap Inversion, Seite 166

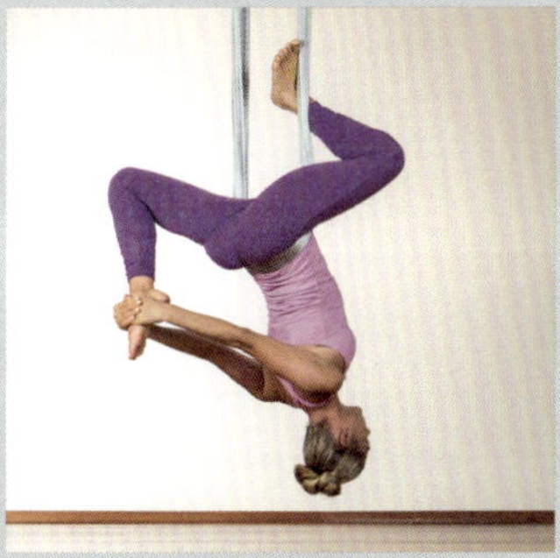

15 Hip Wrap Inversion, Inverted Pidgeon, Seite 169

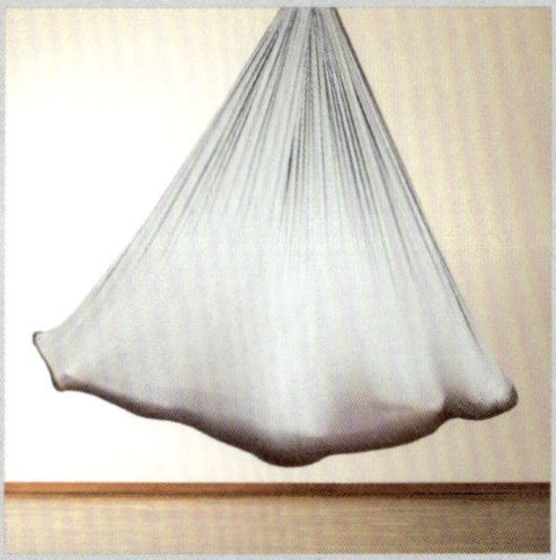

16 Floating Relaxation, Seite 160

PROGRAMM **5**
Pure Stabilität

SCHWIERIGKEIT
- Geübte

DAUER
- Etwa 75 Minuten

TUCH
- Einstellung auf Hüfthöhe

BESONDERHEITEN
- Aktives Training der lokalen und globalen Skelettmuskulatur

WIRKUNG
- Verbesserung der Muskelleistungsfähigkeit
- Ausgleich von muskulären Dysbalancen
- Verbesserung der allgemeinen Körperhaltung
- Kräftigung der stabilisierenden Tiefenmuskulatur
- Steigerung des Selbstbewusstseins
- Stressabbau
- Geistige Frische, mentale Stärke

ÜBUNGSHINWEISE

- Dieses Programm haben wir nach den Aspekten der aktiven Muskelarbeit zusammengestellt. Es wird Sie fordern, aber auch in Bezug auf Ihre körperliche Leistungsfähigkeit voranbringen. Wenn Sie auftauchendem Stress gern mit Aktivität entgegenwirken, ist das Programm besonders für Sie geeignet.
- Um sich wirklich weiterzuentwickeln, sollten Sie über Ihre »Komfortzone« hinausgehen. Glauben Sie uns: Wir alle können mehr leisten, als uns unser Verstand im ersten Moment versucht weiszumachen. Halten Sie also einen Atemzug länger durch.
- Achten Sie auf eine gute Übungstechnik, und seien Sie ruhig penibel mit Ihrer körperlichen Ausrichtung (Alignment), denn dies aktiviert in besonderem Maße Ihre Tiefenmuskulatur, die zur Stabilisierung der Gelenke und zur Verbesserung der Körperhaltung beiträgt.

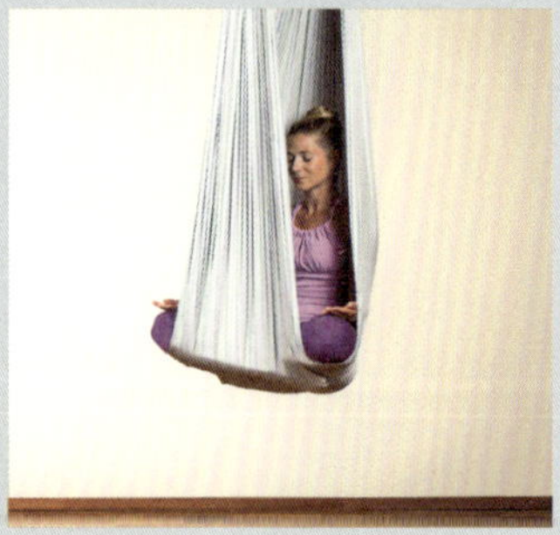

1 Einstimmung in Floating Tailors Seat, Seite 48

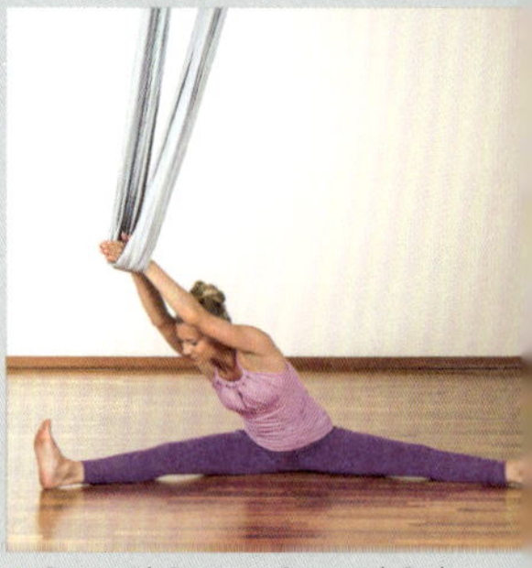

2 Seated Series, Seated Side Swing, Seite 56

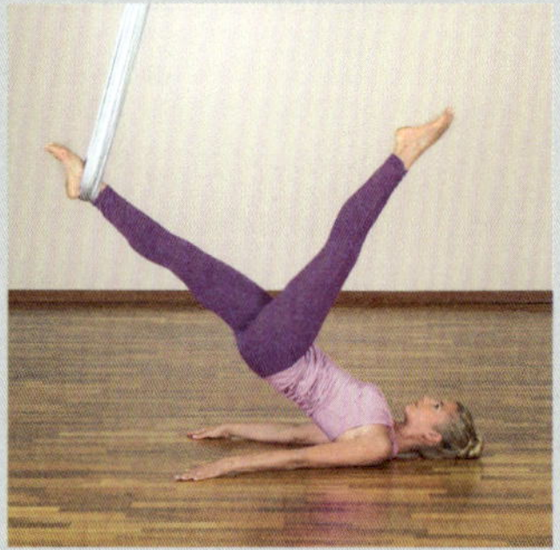

6 Reverse Plank mit Leg Lift, Seite 78

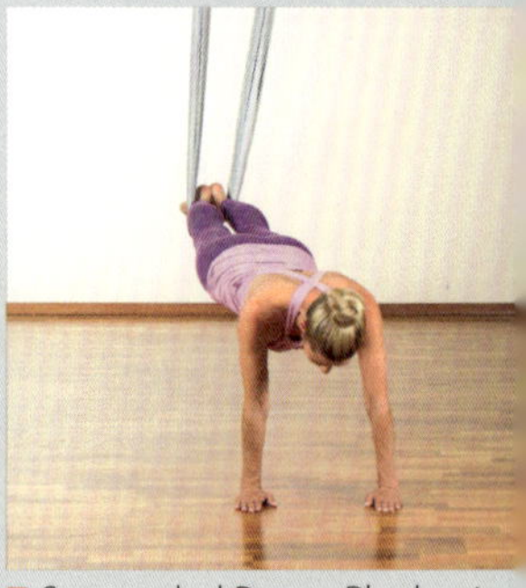

7 Suspended Power Plank mit Side Swing, Seite 82

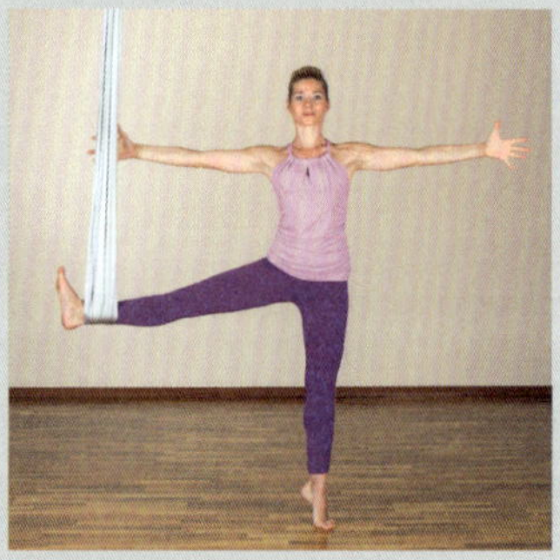

11 Dancers Series Part II, Relevée, Seite 112

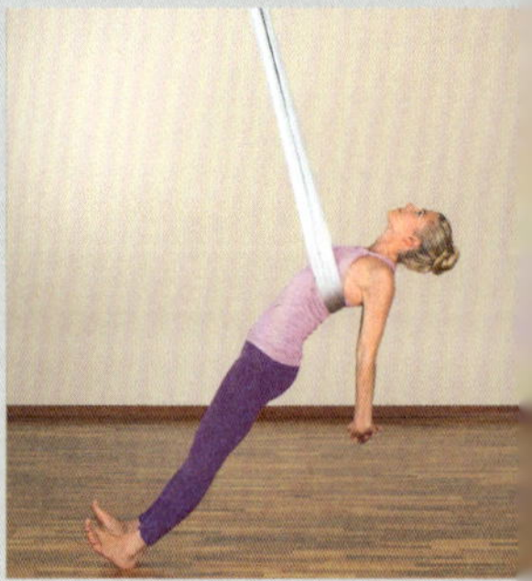

12 Leaning Plank, Active Backbend, Seite 118

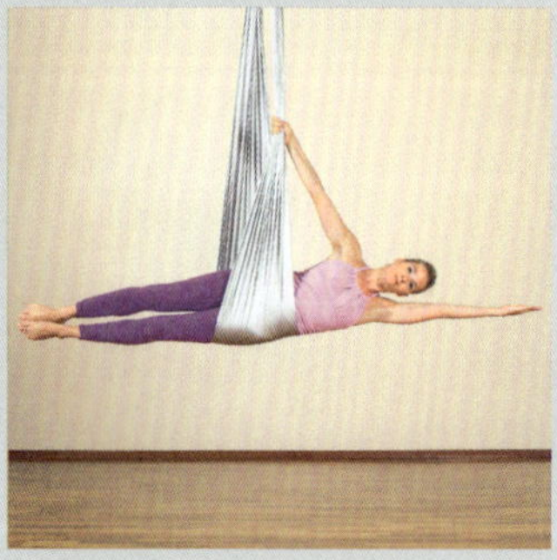

16 Side Lean, Seite 156

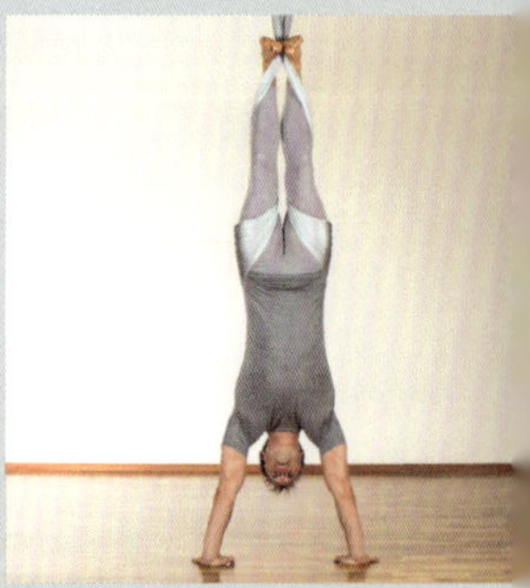

17 Handstand, Seite 170

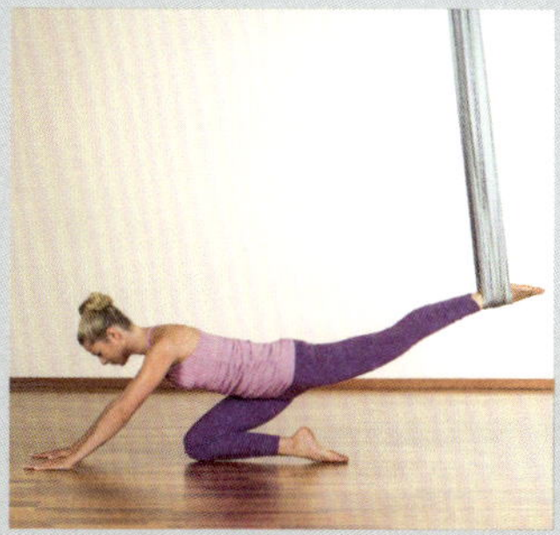

3 Cat & Cow, Slide Back, Seite 60

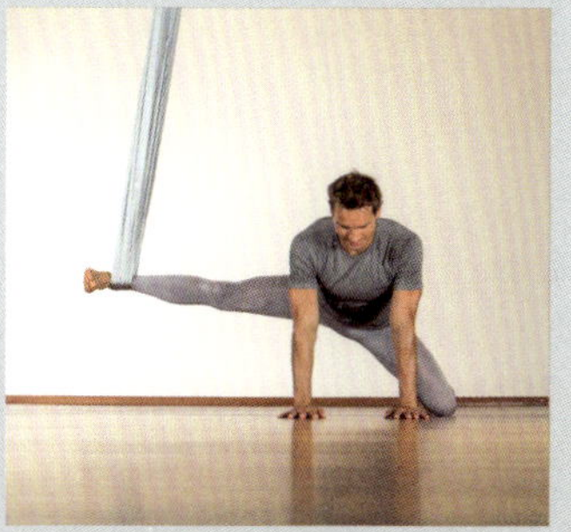

4 Half Horse, Seite 64

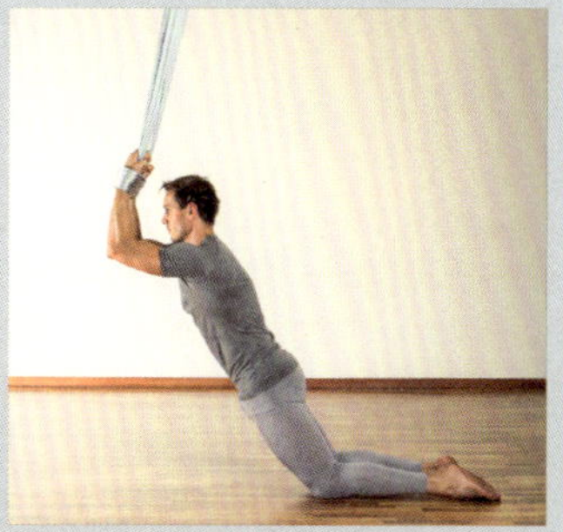

5 Power Plank, Seite 70

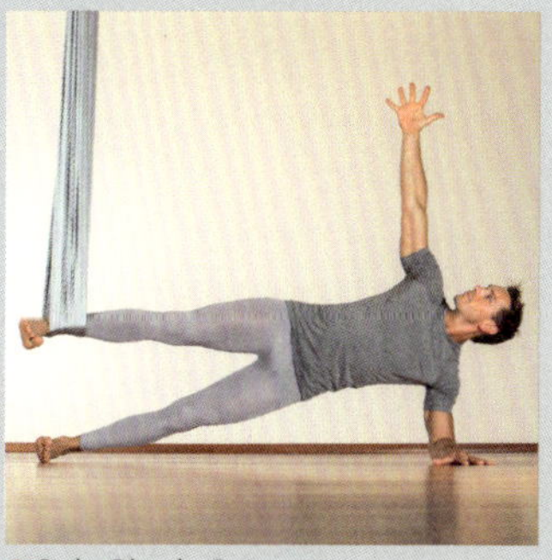

8 Side Plank, Seite 88

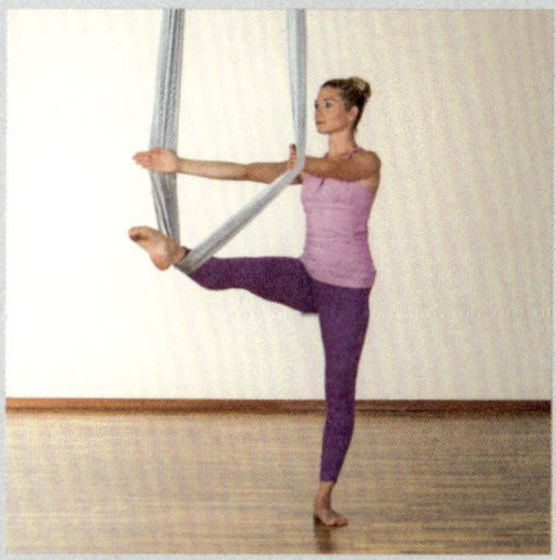

9 Leg Stretch, Arm Supported, Seite 102

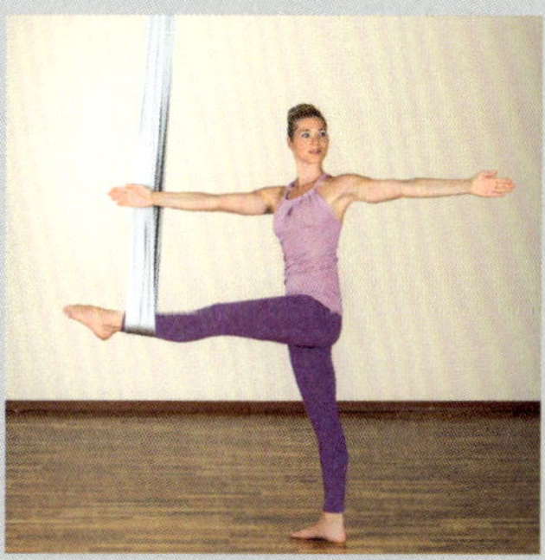

10 Leg Stretch Spinal Twist, Dynamic Twist, Seite 106

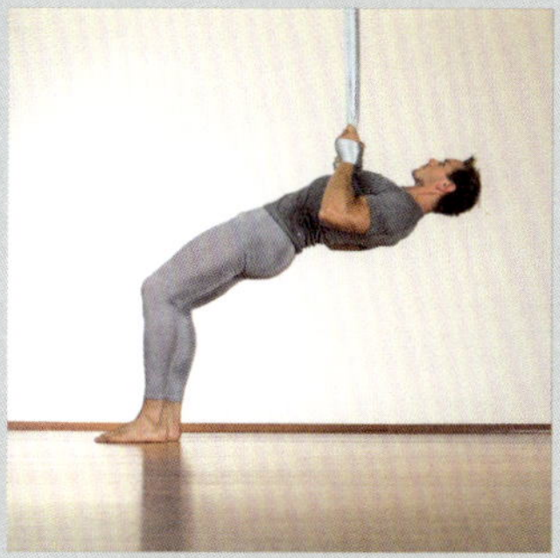

13 Suspended Chin Ups, Seite 122

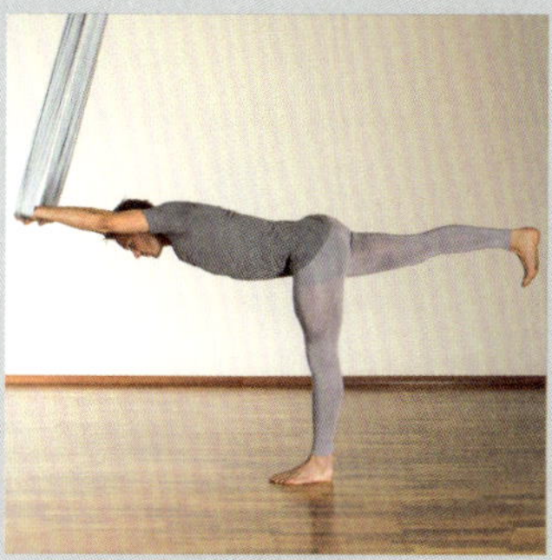

14 Warrior III, Seite 128

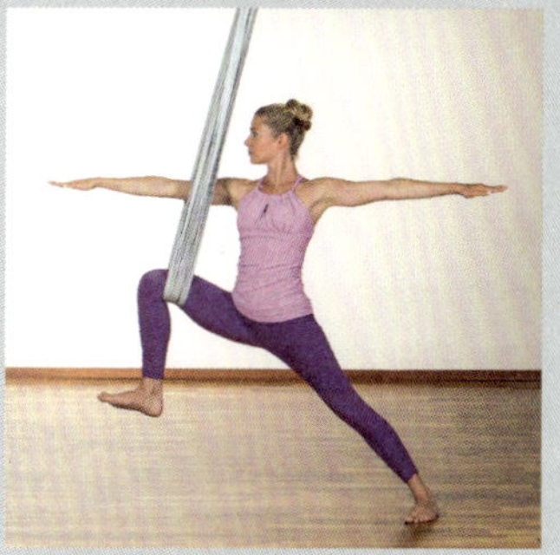

15 Warrior II, Variation, Seite 134

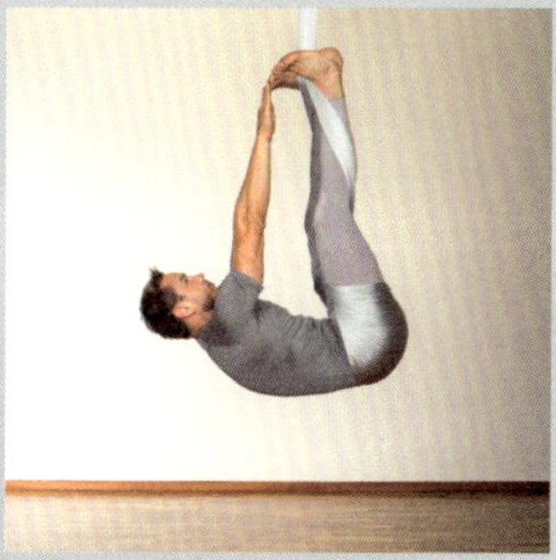

18 Handstand, Inverted Sit Ups, Seite 173

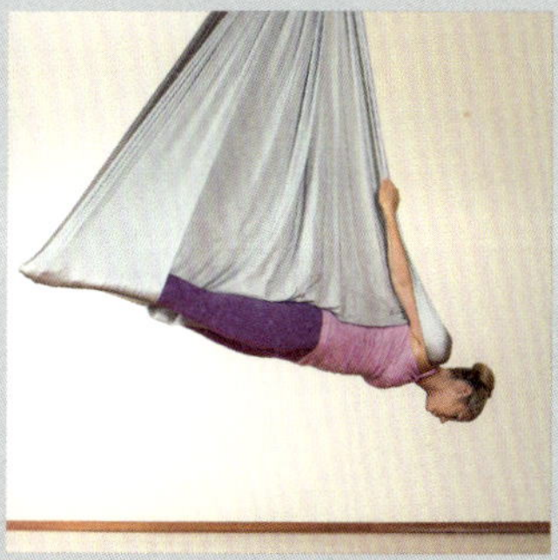

19 Vampire Flow, Seite 182

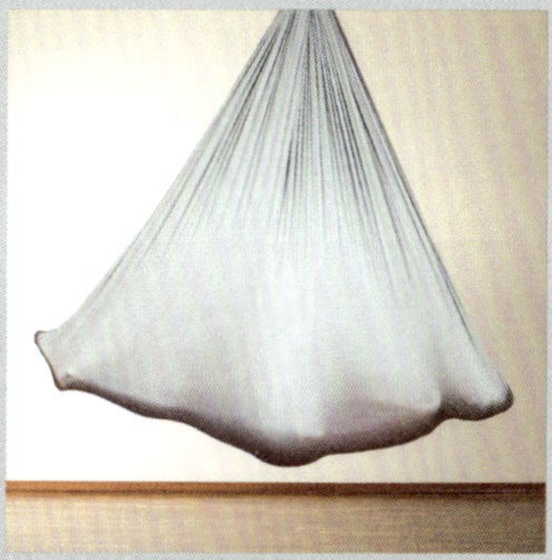

20 Floating Relaxation, Seite 160

DANKE

Man glaubt gar nicht, wie viele engagierte Menschen es braucht, um ein Buch dieser Art entstehen zu lassen. Zunächst möchten wir Angela Kuepper danken, freiberufliche Lektorin und Aerial-Yoga-Schülerin der ersten Minute, die mit der Idee auf uns zukam, ein Buch über dieses Thema zu schreiben. Sie stellte den Kontakt zum Verlag her und betreute uns voller Hingabe während der Zeit des Schreibens.
Ein großer Dank geht an Christian Strasser, Vollblutverleger und Visionär. Er hatte den emotionalen Willen und auch den nötigen wirtschaftlichen Mut, dieses Buch mit uns als Autoren zu produzieren. In diesem Zusammenhang danken wir auch der Verlagsleitung Dagmar Olzog und den involvierten Mitarbeiterinnen, Caroline Colsman, Franziska Mohrfeldt und Angela Hermann-Heene, die uns in vielen Dingen gefordert, aber vor allem mit ihrer Kompetenz zum Gelingen dieses Projekts beigetragen haben. Danke auch für die Geduld unserer Grafikerinnen Isabel Wintterlin und Eva-Maria Stadler, die mit ihren Layoutvorschlägen letztendlich zur ästhetischen Gestaltung des Buches zum wesentlichen Teil beigetragen haben.
Einen echten Glückstreffer hatten wir mit unserem weiblichen Model Julia Diane Fegert, Tanzlehrerin und Aerial-Yoga-Lehrerin mit eigener Schule in Penzberg. Ihr hoher Anspruch an technisch einwandfreier Bewegung kam unseren Vorstellungen sehr entgegen. Mehr noch: Mit ihren kritischen Kontrollen der entstandenen Bilder forderte sie uns liebevoll auf, manches neu zu fotografieren. Liebe Julia, vielen Dank! Wir sind froh, dass du dabei warst.
Auch Daniel Gärtner, der kürzlich seinen Doktor rer. nat. im Fachbereich Biomechanik erfolgreich absolviert hat, gilt ein großer Dank. Er ist für uns das Bewegungstalent par excellence. Von Beginn an war uns klar, dass er der Richtige ist, zumal er nicht nur Profi in Sachen Sport und Bewegung und ein begnadeter Pädagoge ist, sondern bereits jahrelange Erfahrung als Sportmodel hat. Wir sind sehr glücklich, dass wir ihn als männliches Model gewinnen konnten.
Eine ganz wichtige Person für uns war auch Sonja Söder, Yoga-Lehrerin und Inhaberin der WOYO-Akademie, die nicht nur immer wieder einige Passagen des sich entwickelnden Buches quergelesen hat und sich im Vorfeld um die Outfits der Models kümmerte, sondern auch eine wichtige Unterstützung während der Shootings war. Sie zupfte an Hosen und Shirts, puderte glänzende Haut nach und beruhigte das schwingende Tuch, in dem unsere Models hingen und ihre Übungen für die Fotos darstellten. Zudem stand sie uns mit ihrer wertvollen und zugleich wertfreien Meinung zur Seite, wenn es um Bildaufbau, Lichtgestaltung und Ausführungstechnik der Übungen ging. Vielen Dank!
Als leidenschaftliche Lehrer haben wir vor allem unseren Schülern zu danken. Letztendlich sind sie es, die es uns ermöglichen, unsere Berufung seit mehr als 25 Jahren auszuführen und zu leben. Mit ihnen zusammen wachsen und entwickeln wir uns stetig weiter. Ihr konstruktives Feedback zu den Unterrichtsstunden trug letztendlich zur Reifung der tatsächlichen Aerial-Praxis bei und ermöglichte uns zu entscheiden, welche Inhalte dieses Buch haben soll und muss. Danke und toll, dass es euch gibt!

Wolfgang Mießner und Peter Schlösser, Herbst 2014

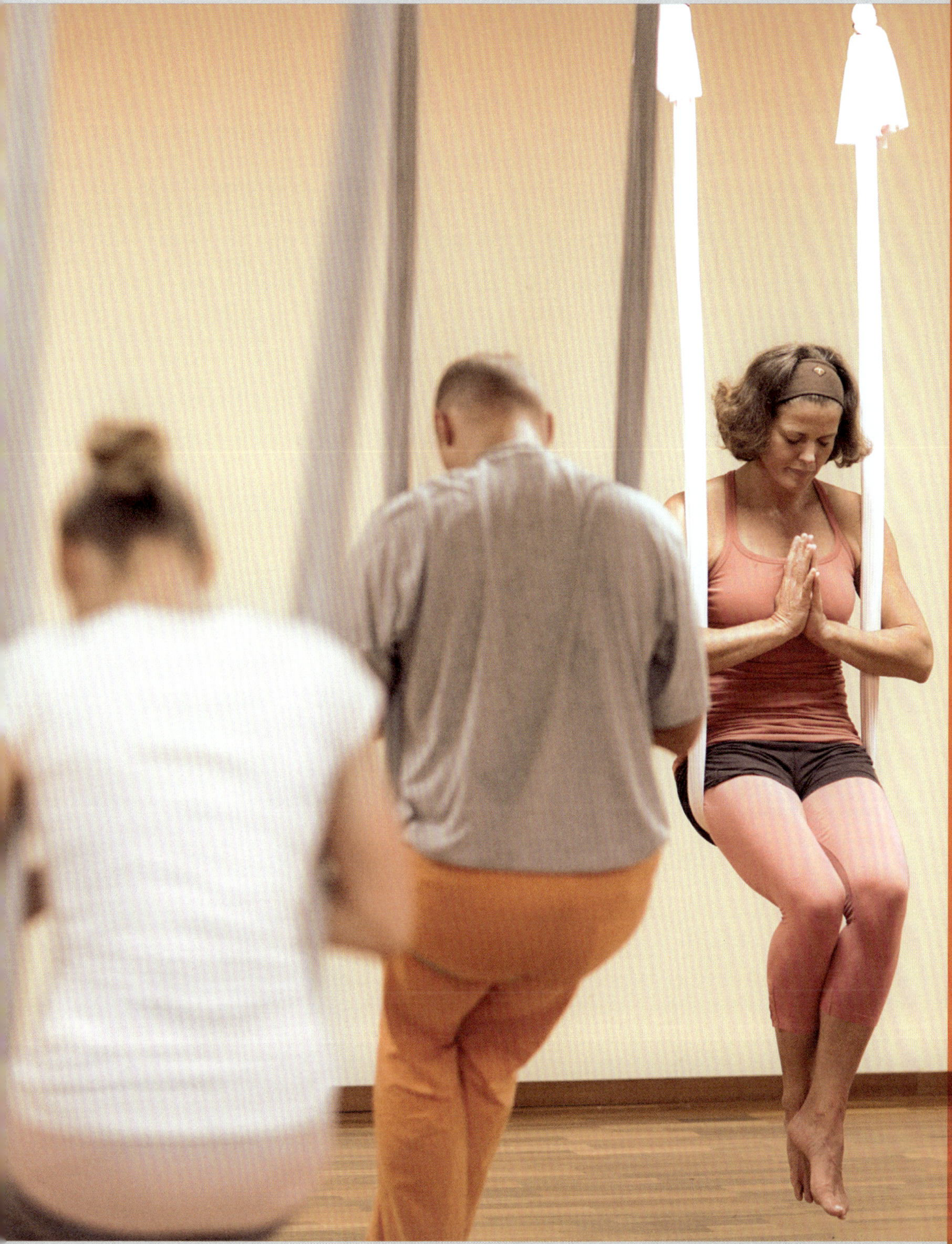

ÜBUNGEN IN ALPHABETISCHER REIHENFOLGE

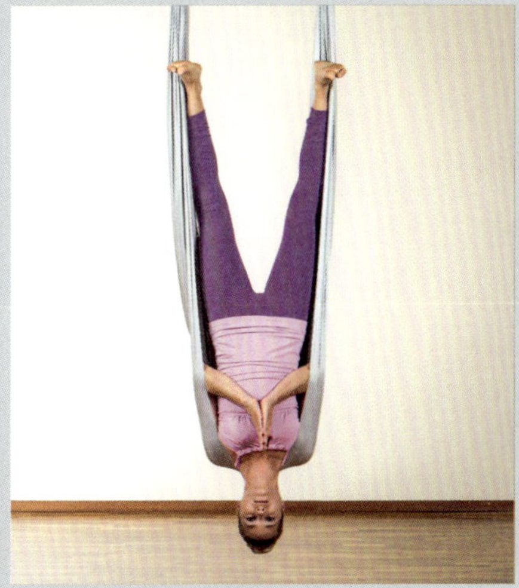

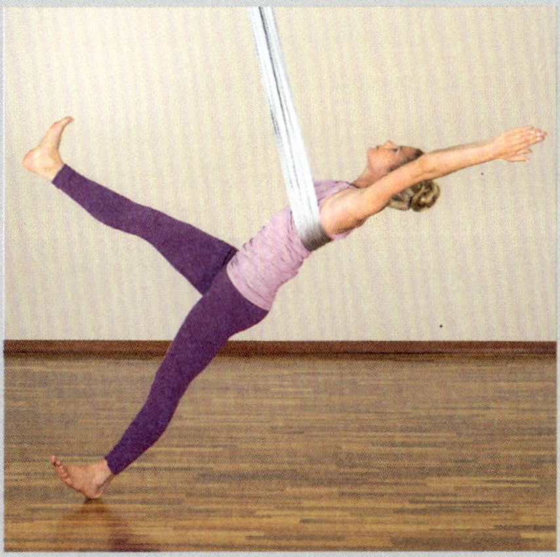

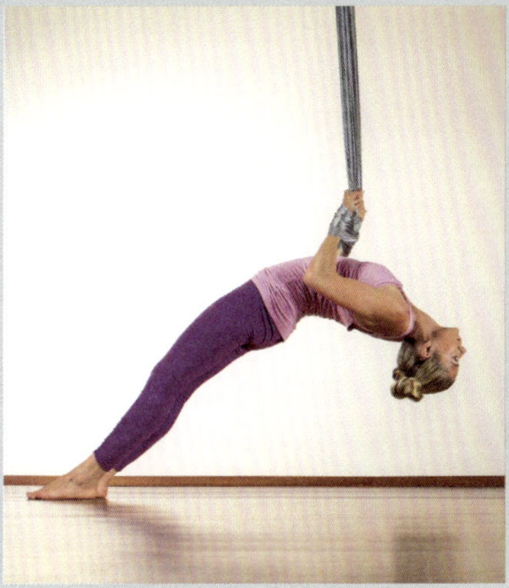

ÜBUNGEN IN ALPHABETISCHER REIHENFOLGE

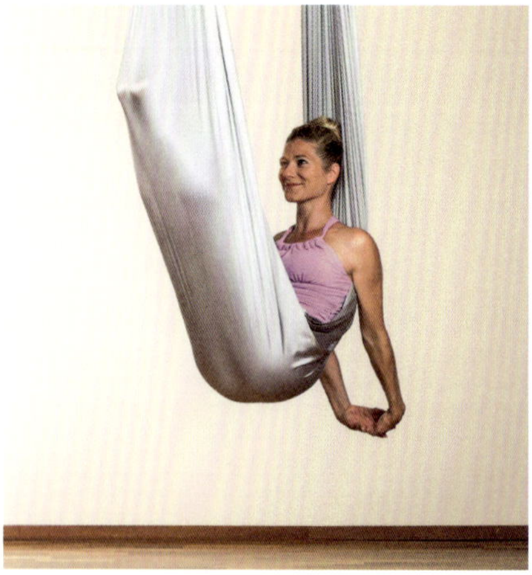

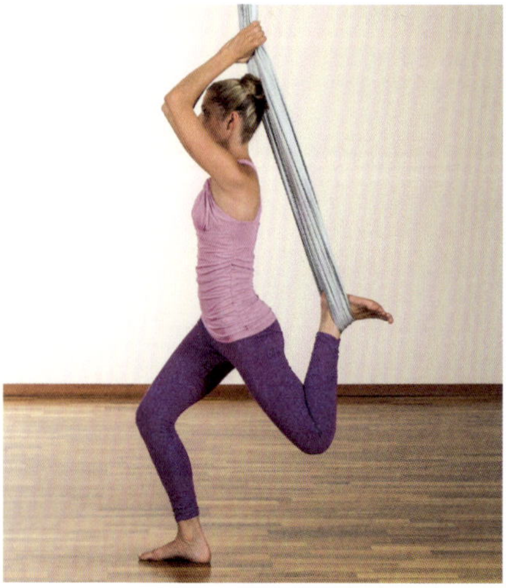

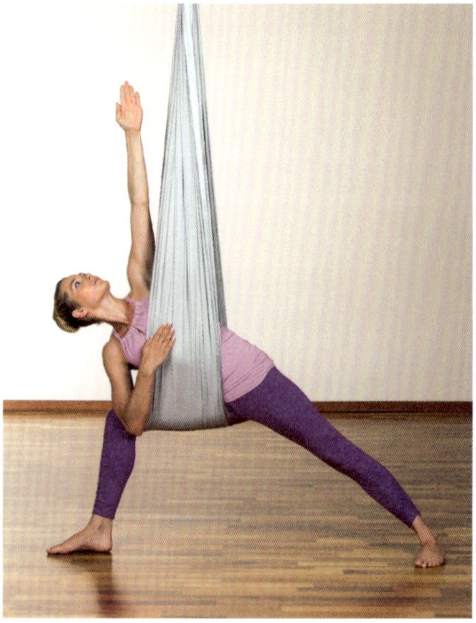

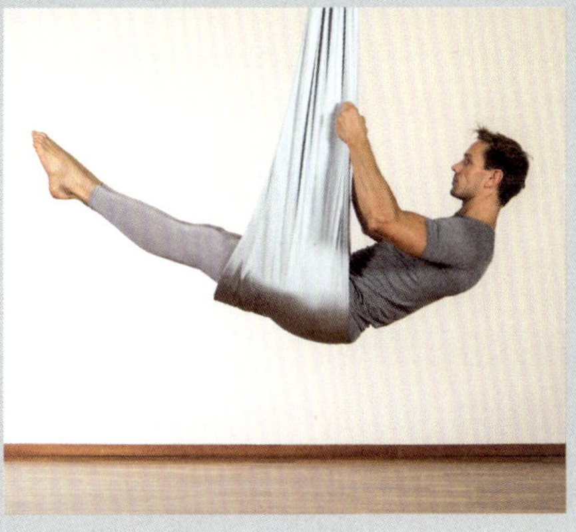

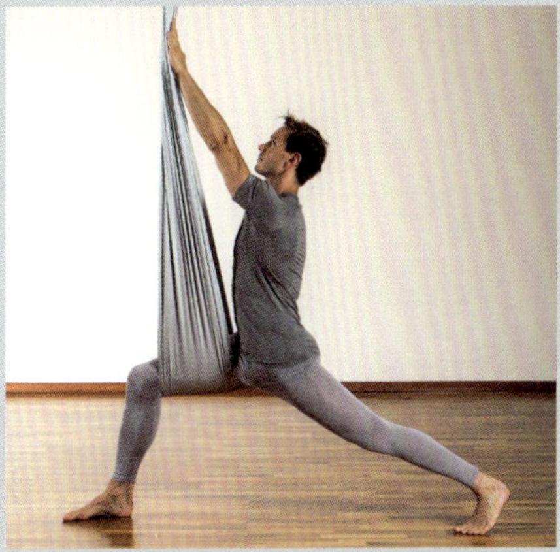

REGISTER

HINWEISE FÜR UNSERE LESER

ÜBUNGSNAMEN IN SANSKRIT

Bei der grammatikalischen Schreibweise der Übungen in Sanskrit haben wir uns am Buch »Licht auf Yoga« von B. K. S. Iyengar orientiert.

AERIAL YOGA ÜBEN

Sie möchten Aerial Yoga kennenlernen und Ihre ersten Schritte mit einem Lehrer gehen? Im »Orange Room« in München, der seit 2021 der Nachfolger unserer ehemaligen Wirkstätte »Woyo Club« ist, finden Sie auf 200 qm reiner Übungsfläche viel Platz zum Wohlfühlen, Üben, Trainieren, Spielen. Informieren Sie sich über das Angebot auf www.orange-room.de

Außerdem finden Sie Angebote in vielen deutschen und österreichischen Groß- und Kleinstädten sowie in Zürich. Erkundigen Sie sich am besten im Netz nach dem nächstgelegenen Studio.

Unser Model Julia ist ebenfalls eine qualifizierte Lehrerin mit eigener Schule für Tanz und Yoga in Penzberg. Sie kommen aus dieser Gegend und suchen dort einen Lehrer? Informieren Sie sich auf ihrer Homepage unter www.tanzraum-penzberg.de

IMPRESSUM

Bildnachweis

Alle Fotos:	© Wolfgang Mießner, München, mit Ausnahme von S. 7 und 199: © Peter Schlösser, München
Videos:	Peter Schlösser, München
Umschlagfotos:	Wolfgang Mießner, München

Haftungsausschluss

Die hier in diesem Buch vorgestellten Informationen sowie alle Techniken und Übungen sind nach bestem Wissen und Gewissen zusammengestellt und geprüft. Die Übungen haben sich in der Praxis als sicher und effektiv bewährt. Dennoch übernehmen weder die Autoren noch der Verlag und seine Beauftragten eine Haftung für Schäden irgendeiner Art, die sich direkt oder indirekt mit der Nutzung dieser Informationen, Techniken oder Übungen ergeben. Die Verwendung der Übungen in diesem Buch und in den Videos, die unter dem QR-Code in der vorderen Klappe des Buches abgerufen werden können, geschieht freiwillig und auf eigene Gefahr. Die Übungen und Informationen in diesem Buch sind kein Ersatz für eine ärztliche, heilpraktische oder therapeutische Behandlung bei ernsthaften Beschwerden.

Eine Haftung der Autoren bzw. des Verlages und seiner Beauftragten für Personen-, Sach- oder Vermögensschäden aus dem Gebrauch oder dem Missbrauch der in diesem Buch und in den Videos erläuterten Techniken und Übungen ist ausgeschlossen.

Dieses Buch enthält Links zu externen Webseiten Dritter, auf deren Inhalte der Scorpio Verlag keinen Einfluss hat. Deshalb können wir für diese fremden Inhalte auch keine Haftung übernehmen. Für die Inhalte der verlinkten Seiten ist stets der jeweilige Anbieter oder Betreiber der Seiten verantwortlich. Die verlinkten Seiten wurden zum Zeitpunkt der Verlinkung auf mögliche Rechtsverstöße überprüft, rechtswidrige Inhalte waren nicht erkennbar. Bei Bekanntwerden von Rechtsverletzungen werden wir derartige Links umgehend entfernen.

Aktualisierte Neuausgabe 2024

Umschlaggestaltung: Graphit, Germering, unter Verwendung von Motiven von © Wolfgang Mießner
Layout und Satz: Graphit, Germering
Druck und Bindung: Gugler GmbH, Melk

ISBN 978-3-95803-605-5

Scorpio-Newsletter:
Mehr zu unseren Büchern und Autoren kostenlos per E-Mail!
www.scorpio-verlag.de

CERTIFIED cradle to cradle SILVER
C2C SILBER
drucksinn.at

MIX
Papier aus verantwortungsvollen Quellen
FSC www.fsc.org FSC® C005108

print 4 climate®
klimafreundlich gedruckt

UW-Nr. 609